不調がどんどん消えてゆく

お悩み別

食薬ごはん便利帖

薬剤師、国際中医美容師
大久保 愛

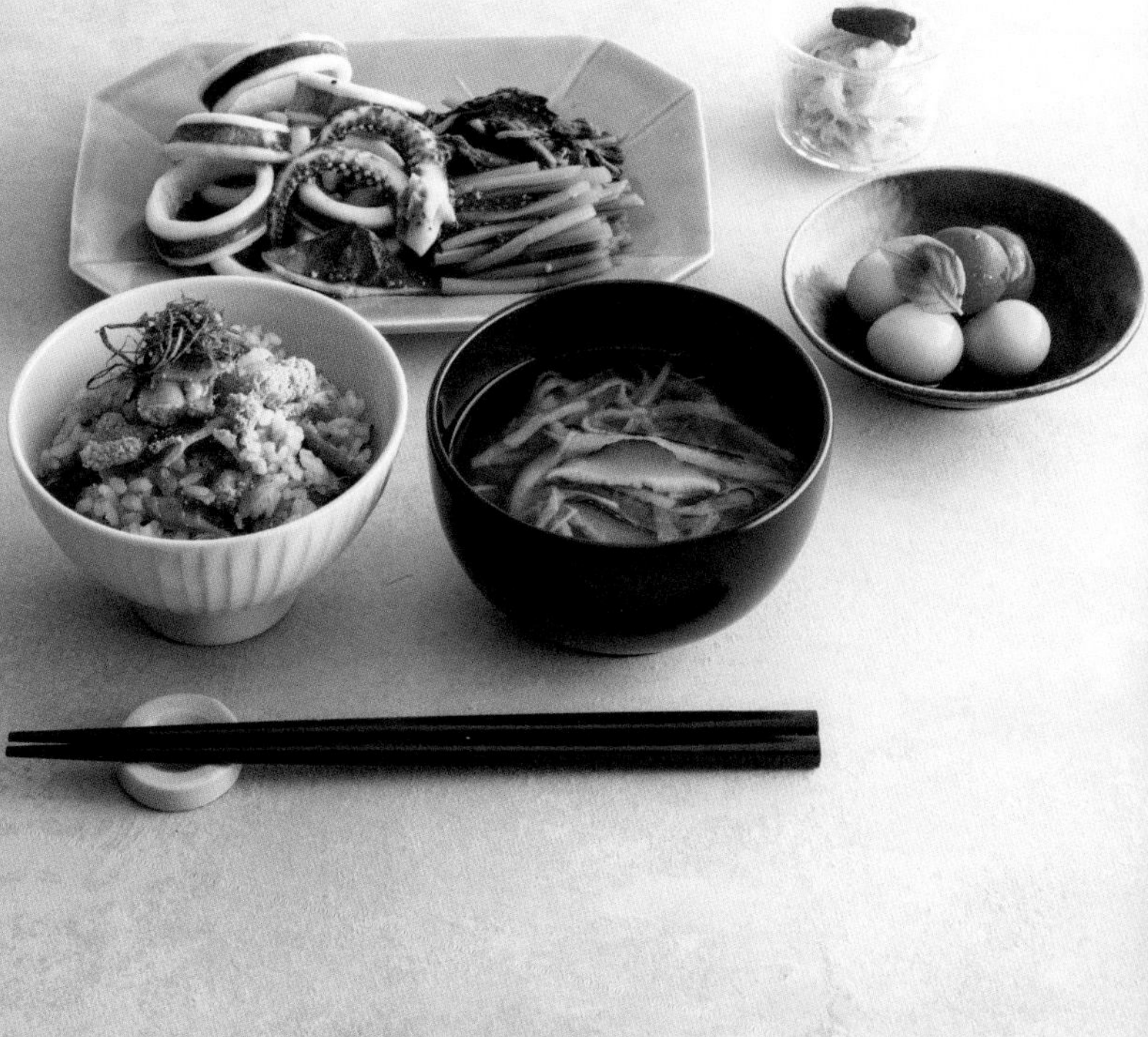

はじめに

突然ですが、体によい食事って何かご存じですか？

発酵調味料を使った食事、オーガニックぽいプレートランチ、不摂生をした翌日の野菜が多い食事、健康診断前の質素な料理、糖質脂質オフのサラダチキン、たまにファスティングして飲む酵素ドリンク、毎朝飲むプロテインドリンク、食事を食べ損ねたときに食べるプロテインバー、朝食のヨーグルトとグラノーラ……

何を思い浮かべたでしょうか。健康のために体によいものを食べたいとき、もしもこの『体によい食事』の定義が間違っていたら健康とはかけ離れてしまいますよね。

実は、私は定義を間違っていた経験があります。私は子どものころから23歳くらいまで、かなりひどいアトピー性皮膚炎でした。どうにか薬にたよらず自然に治そうと試み、家族みんなで色々な方法を試していました。その一つとして生まれが自然豊かな秋田なこともあり、山で薬草、山菜、木の実などをとったりして、本格薬膳をナチュラルに実行していました。薬草を煎じてお茶にしたり、入浴剤にしたり、軟膏を作ったりというものが今の薬剤師となり漢方の専門家になったルーツです。ですが、おそらく子どものころアレルギー症状で悩んだご家庭のかたは私と同じようなことを試された方は多いのではないでしょうか。そして、当時アトピー性皮膚炎は良くならならなかったのですが、『体によい食事』の定義を間違えていたからだと思います。というのも、毎日お菓子を思う存分食べながら、山でとった薬草に加え、お水にこだわってみたり、酵母をとったり、肝油をとったり、えごま油をとりいれたり、ミキサーでつくった野菜ジュースを飲んだりと様々なことをしていたのです。

いくら体によいと考えるものをとっていても、お菓子を食べすぎると体が「糖化」、「酸化」そして「腸内環境の悪化」が絶対的にベースとして存在してしまうので、症状はよくなりません。この健康を害するベースを理解していなかったことが間違いを生んでいました。「糖化・酸化・腸内環境の悪化」が過剰に起こると健康ではいられないのですが、この言葉については本文でご紹介します。

そして、私はさらに追及するために薬学部に入り生薬学・植物薬品科学研究室で漢方を学び、薬剤師となり漢方相談をはじめました。患者さんへのアドバイスのために食事や運動などを研究し体によいと思われるものを片っ端から試していきました。そして、23歳のころ私のひどいアトピー性皮膚炎がピタッと治まりました。そのときの方法が1週間に1玉キャベツを食べきることでした。3か月くらい続けたのですが、赤みかゆみ硬化した皮膚もよくなり、むしろ肌がきれいになりました。それまで、便秘ぎみのことも舌苔（東洋医学で体調の指標としてみるもの）の状態も悪いこともありましたが、改善しました。複数の巷で言われる体によいことから、今まで学んだことを生かして発見した方法を試しましたが、子どものころから考えるとこの時点で20年は試行錯誤しています。定義が分かっていないと『体によい食事』に辿り着くのは至難の業でした。

みなさんも感覚やSNSや噂などの情報をもとに体によいことを知り試してみることもあると思いますが、運よく一発で自分にあった『体によい食事』に辿り着くこともありますが、基本的な体の知識がなければ『体によい食事』を実行することは難しいことなのだと思います。

そこで、この本では体の仕組み、体によい食材、調理法を自分で応用できるようにお伝えしていきます。さらに、漢方の考え方を使い最短で健康的な心と体になるために必要な方法をお伝えしていきます。

漢方的に考えると体と心が健康であるために必要なものを「気・血・水」と呼ぶのですが、健康のためには〝「気・血・水」が充実していること〟↓〝胃腸をサポートすること〟↓〝炎症があればそれをなくすこと〟↓〝毒素がたまっていればそれをとりのぞくこと〟↓〝血流をよくすること〟と言うような順番で優先順位をつけていくと効率よく健康に近づくことができると考えます。そのため、この本ではレシピの並びをはじめから読み進めていくと、この優先順位の通りにページが構成されているのでどんどん体調がよくなるようになっています。もちろん、症状からレシピを検索して事典のように使っても大丈夫です。

食事は選択によっては食べる薬と言っても過言ではないものとなりますが、私のように選択を間違えると害にもなります。毎日生きている限り食事は続けるものなので、日々の積み重ねにより自分の食べ癖が良くも悪くも体に現れてきます。ただ、食事は習慣的なものなので、一度頑張って体によい食事のポイントを習慣に取り入れてしまえばその後努力はいりません。この本が、食習慣を少しでもよい方向へ変化させるものとなると嬉しいです。

大久保愛

もくじ

なぜ食薬なのか

『体によい食事』をこの本では、漢方の考え方、腸を整える考え方、栄養学の考え方の3つの柱を使って構築した『食薬』と呼んでいます。さっそく、この食薬を実行するときの4つのポイントを説明していきますね。

食薬ポイント①体を動かすために十分な栄養をとること

体も心も全身を動かすエンジンとなっている器官にミトコンドリアというものがあります。ミトコンドリアは全身の細胞の中に存在するので、ミトコンドリアに必要な栄養が不足すると全身的に不調な症状が現れます。

心の状態をコントロールするものに脳の神経伝達物質があります。脳の神経細胞同士は神経伝達物質を使って情報のやり取りをしています。神経伝達物質には、やる気を出したり、精神を安定させたり、睡眠の質を上げたり、記憶力をつけたりするものなど様々な種類があります。それぞれに対して必要な栄養素が存在します。そのため、神経伝達物質に必要な栄養が不足すると精神的に問題が生じます。

↓ミトコンドリアと神経伝達物質に必要な栄養素は、ビタミンB群、マグネシウム、鉄・タンパク質、オメガ3脂肪酸です。

食薬ポイント②腸内の細菌が健やかに過ごせるように食事をとること

漢方の考え方には、「整体観念」と言って人は自然界の一部であり、自然の変化に影響を受けるという考えがあります。そのため、人は季節の変わり目に体調を崩したり、そのシーズンの不調を感じたりすることは当然なことなのですが、人は細菌やウイルスも大量に保有しているので、自分の中にいる細菌の影響も受けます。人の体は、人の細胞の数より多い数の細菌を保有しています。そう考えると細菌が人に影響を与えることは明らかですよね。

細菌は、消化管、皮膚、鼻腔、口腔内、目、泌尿生殖器など全身に点在しています。その中でも細菌が多く存在するのが腸です。私たちは、自分のために食事を選んで取り入れることは当たり前ですが、〝腸に存在する細菌のための餌〟〝細菌が暮らしやすい環境を作る〟ためにも私たちは食事を選んでいかなければならないということです。まれに悪玉菌であるカンジダ菌などは私たちに甘いものを食べたくなるように働いたりはしますが、菌は自分で食事を選ぶことができないので、

〝自分の栄養〟と〝腸内の細菌のため〟の2つのことを考えて食事をとることが必要になります。

そして、腸の細菌の状態は、栄養の吸収、毒素の排泄、免疫の状態、精神的な状態、炎症の状態など多岐にわたり影響してくるので、健康に与える影響がかなり大きいと言えます。

↓腸内環境に必要なのは発酵食品、食物繊維です。

食薬ポイント③炎症を起こすような食事を控える

食事の中には体にプラスに働くものもあれば、マイナスに働くものもあります。特に普段から食事は単純に空腹を満たすものと捉えていると、忙しかったりストレスが多かったり、体調が悪かったりすればするほど食事が適当になりがちです。しかし、そんなときこそ食事を有効利用して自分の体を守らないといけません。ただ、急にそんな臨機応変な対応はむずかしいので、日頃から食薬を習慣化しておくことが重要となってきます。

食事の中には、体の老化や生活習慣病を進行させるものがあります。それは、体の酸化や糖化を促したり、腸内で悪玉菌を増やし腸内環境を乱すものです。

体内で活性酸素が過剰に作られると細胞は劣化します。そして、体の多くはタンパク質でできていますがそのタンパク質が糖化することで細胞は劣化します。悪玉菌が増えると善玉菌の仕事である短鎖脂肪酸が作りだす働きが低下し、腸の機能が低下します。

すると、血糖値が上がりやすくなったり、糖化が抑制できなかったり、炎症しやすくなったり、腸内環境が悪化してしまったりしてしまいます。

NGな食材として↓飴、クッキー、チョコレート、ケーキ、パン、ラーメン、うどん、ハンバーガー、ソーセージ、フライドポテト、パンケーキなどの食材があります。

食薬ポイント④炎症を抑えるような食事をとる

体に必要なものだけを限定的して食べ、不要なものを完全に食べないようにすることは、現実的ではありません。美味《お い》しそうなものに限って体に悪そうだったり、どう見ても体に悪そうな食事しかないお店に来てしまったとき、お友達と楽しく食事をして過ごしたいときなど選択の余地がないときってありますよね。そんなときのために炎症を抑える食材を取り入れる習慣をつけておくのがおすすめです。

↓例えば、ハーブ、スパイス、旬の野菜などがあります。

4つの食薬ポイント

①体を動かすために十分な栄養をとる
②腸内の細菌が健やかに過ごせるように食事をとる
③炎症を起こすような食事を控える
④炎症を抑えるような食事をとる

さあ、4つの食薬ポイントをこの本を使いながら実践していきましょう。

ミトコンドリアの働きについて

ミトコンドリアは体を動かすエネルギーを作っている器官です。人のおよそ37兆個ある細胞の一つ一つの細胞の中に平均して300個ものミトコンドリアが存在し、重さにすると体重の10%もあると言われています。このように全身に大量に存在するミトコンドリアは、食べ物に含まれる栄養と呼吸から得られる酸素を原料として全身を動かすエネルギーを作っています。健康のためにコエンザイムQ10やビタミンB群、α-リポ酸、Lカルニチンなどのサプリメントを飲んでいる人がいますが、これらが働いている場所がミトコンドリアの中です。

↓ミトコンドリアに特に必要な栄養素は、鉄、ビタミンB群、マグネシウム、タンパク質です。そして、ミトコンドリアの量を増やし質を高めるためには、食事の量は満腹になるほど食べずにほどほどにし、次の食事のタイミングに空腹を感じ

ることがポイント。また、体を動かさないとミトコンドリアは体に必要な数しか作られなくなっていくので、食事と同様に軽く体を動かすことも忘れないようにしましょう。

そして、ミトコンドリアは、エネルギーを作ると同時に活性酸素も作り出しています。活性酸素が多いと、細胞膜を酸化し、細胞の機能を低下させたりＤＮＡを傷つけてしまうこともあります。ただ、体には抗酸化酵素が存在し、細胞の酸化を防いでくれる機能が備わっています。

しかし、ミトコンドリアは加齢や運動不足、活性酸素などの影響で数が減ったり質が悪くなったりしてしまうと、ミトコンドリアがエネルギーを作るときに活性酸素を大量に作り出すようになってしまいます。これを阻止することも必要になります。

↓大量に発生した活性酸素から細胞を守るには、ファイトケミカルやビタミンC、ビタミンEです。

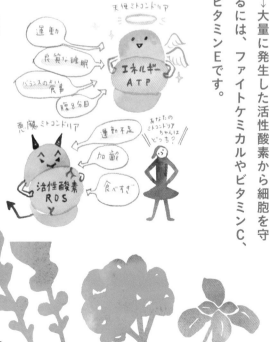

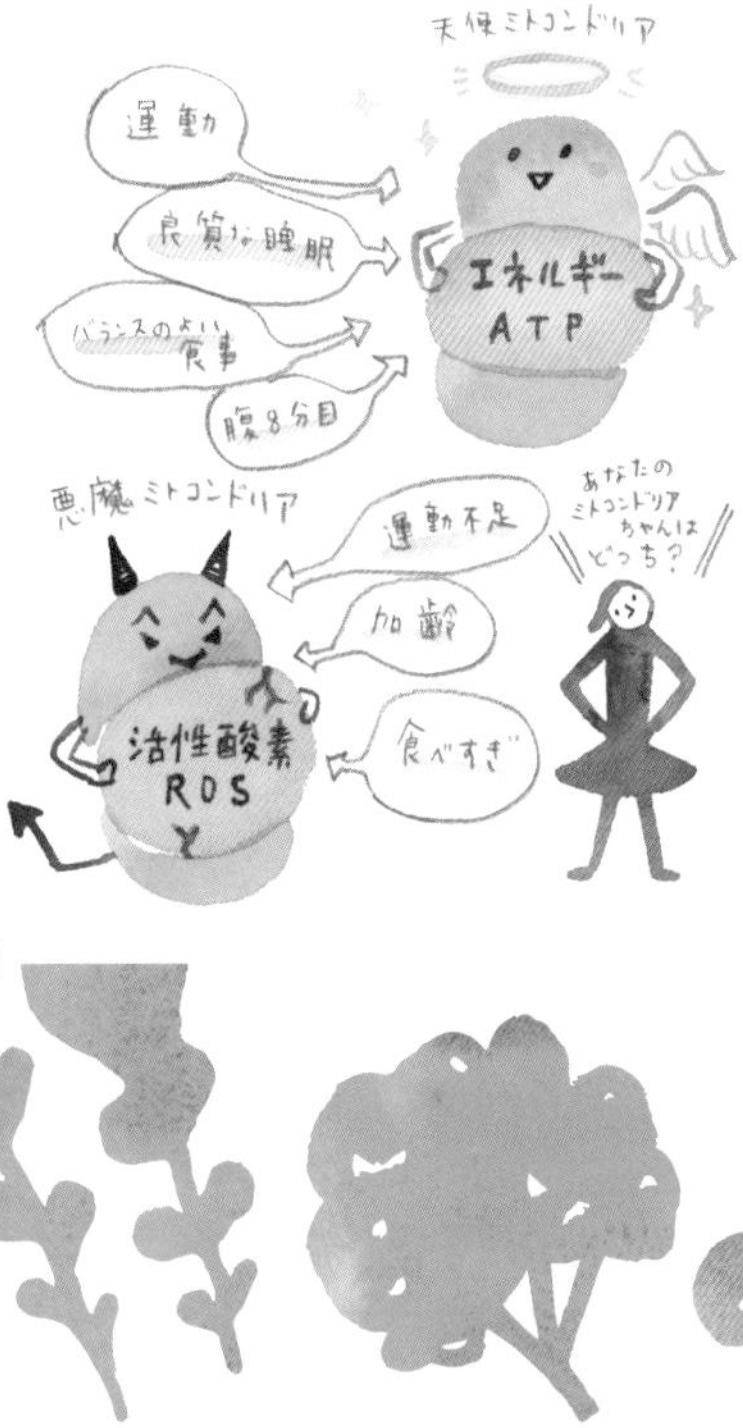

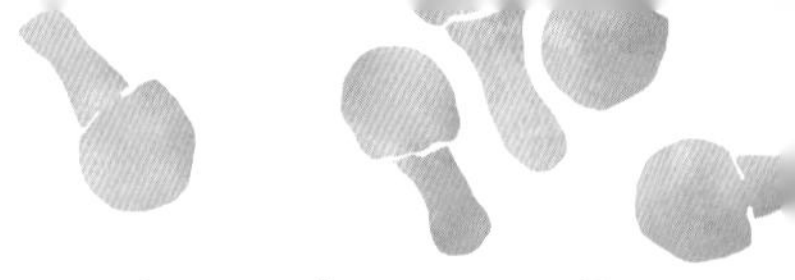

その不調、リーキーガット症候群かも？

腸といえば、免疫細胞のおよそ7割が存在していること、第二の脳と言われることなどが一般的に知られていると思います。

ただ、それ以外にも体にとって重要なことがあります。それは、腸の状態が悪いと全身的に炎症を起こし様々な不調を生むきっかけとなることです。

私たちの体は食べ物をとるとその栄養は小腸にあるフィルターを通して体内に吸収されます。しかし、リーキーガット症候群は小腸のフィルター機能が低下している状態になります。そうすると本来フィルターは通らない未消化物や有害物質、病原菌やウイルス、重金属などが血中に取り込まれてしまいます。体の仕組みとして肝臓により解毒されますが、それが負担になると全身に炎症が慢性的に広がったり、脳に影響したり、アレルギー症状を起こしたりと様々な不調を起こします。この慢性炎症は、急性症状と違い不調に気が付きづらかったり、一見腸と関係ないのでよくわからない不調として放置されることが多いです。慢性炎症としては、皮膚炎、歯周病、片頭痛、膨満感、関節痛、鬱《うつ》、疲労感、脂肪肝、糖尿病、関節リウマチ、多発性硬化症、そのほか自己免疫疾患など多くの症状が考えられます。

そして、この腸のフィルター機能を低

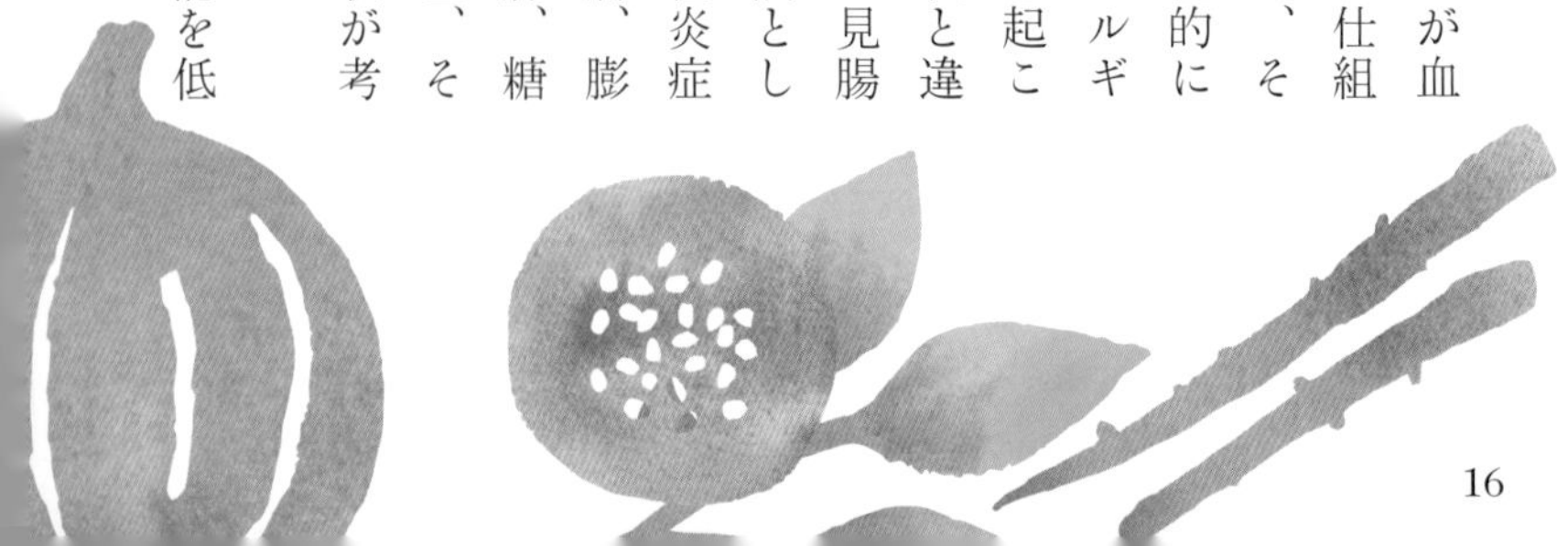

下させる原因はたくさんあります。腸内でカンジダ菌が増殖したり、グルテンやカゼインの過剰摂取があったり、歯の詰め物に含まれる有害ミネラルなどが遠因で腸の粘膜に炎症を起こしたり、胃薬（制酸剤）の慢性的な利用や大腸の細菌の状態が悪かったりすることで小腸内で本来増殖しない細菌が異常増殖したりと様々な原因が腸にダメージを与えています。

また、腸内でカンジダ菌を増殖させる原因として、精製した糖質（砂糖、麺類、パンなど）やアルコールのとりすぎ、抗生物質、ステロイド、ピルの摂取などがあります。

そこでやるべきことは、まずリーキーガットを悪化させる砂糖や小麦でできた食品、乳製品、アルコール、加工食品などを控えることです。

そして、食物繊維、発酵食品などで腸内環境を整えること、ファイトケミカルやビタミンD、亜鉛、マグネシウム、ビタミンC、オメガ3脂肪酸などを摂取して炎症を抑えましょう。

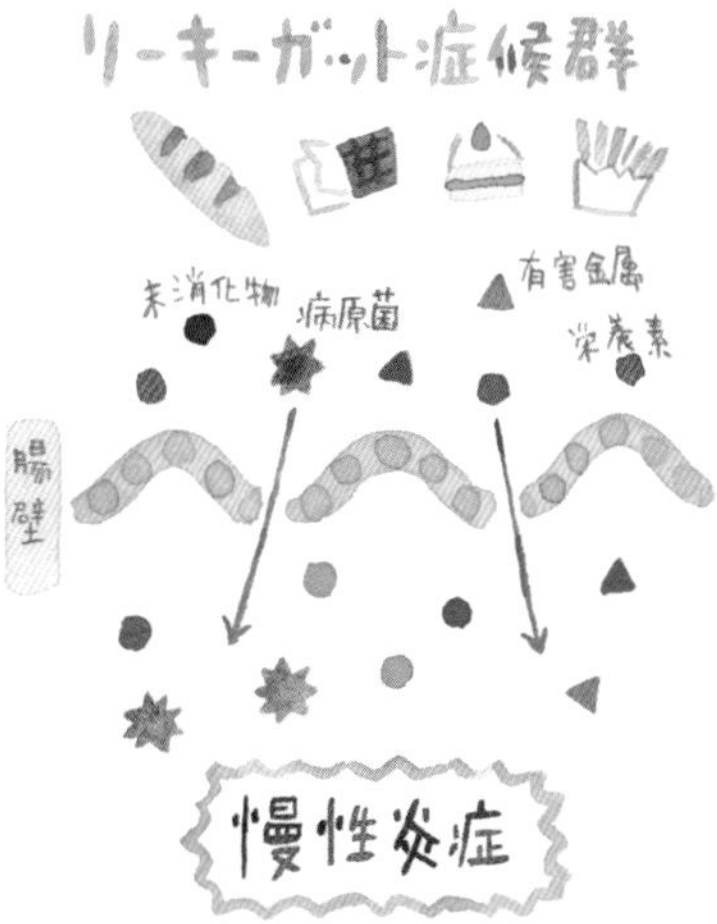

NGな調理

調理方法（AGE発生・糖化）

グリル・フレッシュ・炒める・煮る・茹でる・蒸す・揚げるなど調理方法は様々ですよね。実は食材だけではなく、調理方法によっても老化や不調を加速させてしまうことがあります。どの調理が老化や不調を一番加速させてしまうと思いますか？

答えは、よくないものから順に「揚げる」→「グリル・炒める」→「煮る・茹でる」→「蒸す」→「フレッシュ」です。高温調理になるものほどタンパク質が変性し細胞の劣化の原因となるＡＧＥ（終末糖化産物）という物質を作り出します。ＡＧＥには、「高温調理で作られたＡＧＥ」、「糖質過多により体内で作られたＡＧＥ」の２つのルートでの生成が考えられます。糖質制限を健康のためにしている人でも唐揚げやステーキなどを揚げたり焼いたりする方法をスタンダードとしていたら、スープにしたり、蒸し料理にした方が栄養を取り入れる方法としてベターです。高温調理の中でも肉は特にＡＧＥの発生が多くなります。

料理をしているとどうしても焼いたり、揚げたりすることはあるので、ある程度仕方ないことですが、健康的だと考えて

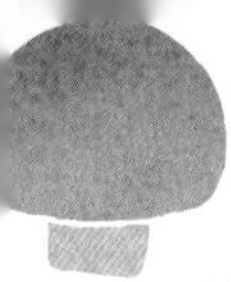

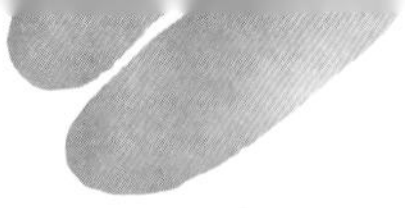

習慣化しているのであれば、もうワンランク上の健康調理があることを頭の片隅に入れていただけるとよいと思います。

そして、AGEは一度作られると長い年月を経てもなかなか元にもどりません。そして、タンパク質と糖がくっついたものがAGEですが、体の多くの細胞がタンパク質でできているので全身に様々な症状が引き起こされます。たとえば、糖尿病、動脈硬化、脳梗塞、心筋梗塞、アルツハイマー型認知症、がん、高血圧などの疾患、肌や髪の毛など見た目でわかる老化現象などです。

→たとえば、こんがり焼いたパン、焼肉、ステーキ、唐揚げ、フライドポテト、ホットケーキ、ベーコン、パスタ、ピザ、チャーハン、てんぷらなどの料理があります。

これらをたくさん食べる人は、糖質やタンパク質の代謝に必要なビタミン群（B_1、B_2）や抗糖化作用のあるハーブや旬の野菜を取り入れて糖化対策を心がけましょう。

油が悪いわけではなく選び方が大事

油には多くの種類があります。選び方を間違わなければ、むしろ取り入れたほうがよいものがあります。油には、飽和脂肪酸と不飽和脂肪酸がありますが、不飽和脂肪酸の中でもオメガ3脂肪酸は取り入れたほうがよい油とされています。

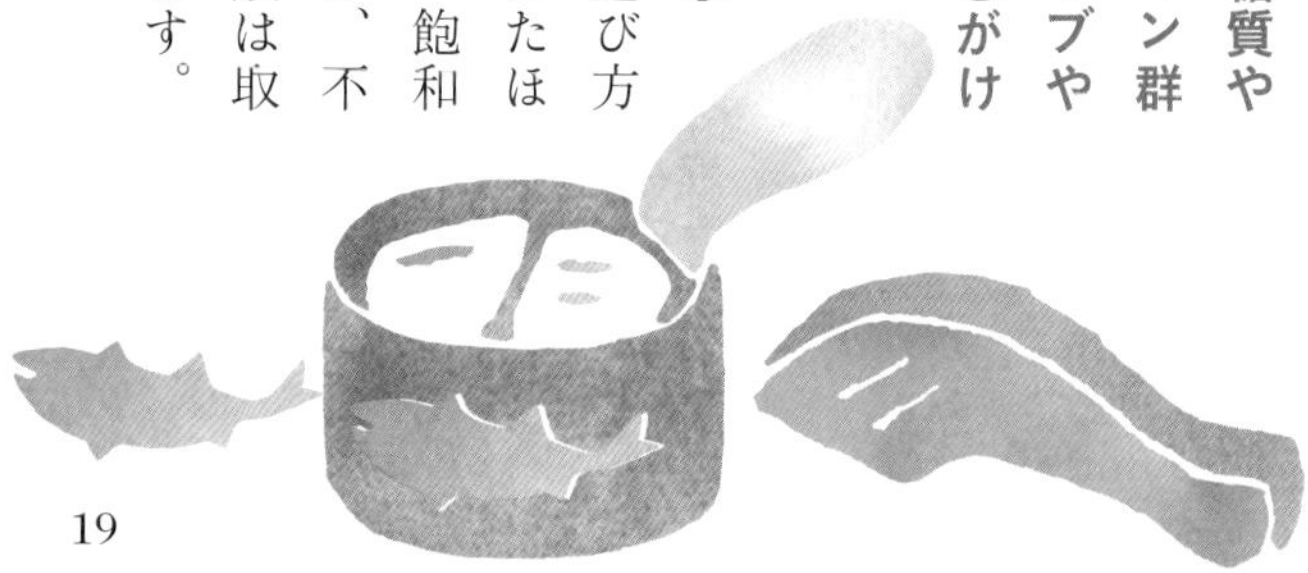

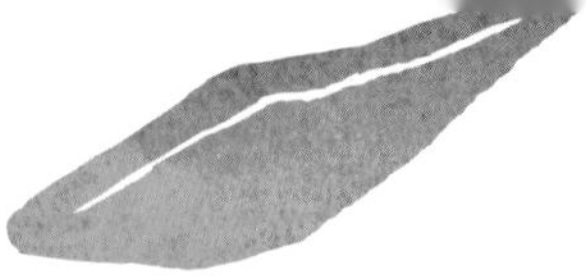

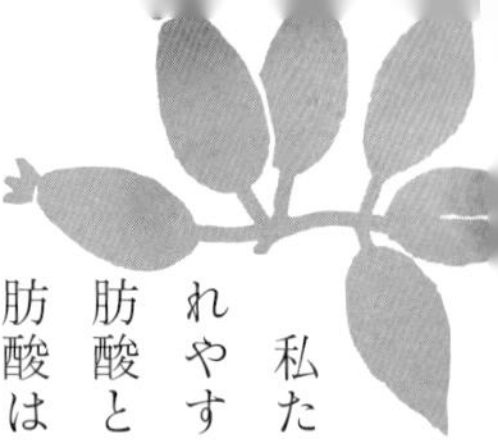

私たちが普通に生活していると取り入れやすい油として多いのが、オメガ6脂肪酸とトランス脂肪酸です。オメガ6脂肪酸は体に必要な油ではあるのですが、とりすぎるとアレルギーや炎症の原因となります。また、油分は、体の中でも油の多い部分にたまりやすい傾向があります。そのためトランス脂肪酸などは油の多い脳などにたまりやすく、炎症を起こしてしまうことがあります。

↓サラダ油、菜種油、コーン油、マーガリン

・オメガ3脂肪酸

意識的にとらないと不足する油です。脳の神経細胞や血管内皮細胞、赤血球などの細胞膜の材料となったり炎症や痛みを抑える物質を作り出したりします。そのため、血行、記憶、頭の回転、アレルギー症状などの改善にも役立ちます。

オメガ6とオメガ3脂肪酸は、摂取する比率が大切で、オメガ3脂肪酸の摂取が少なすぎ、オメガ6脂肪酸の摂取が多いとアレルギー体質やニキビや頭痛、鼻炎などの傾向がある人は、オメガ3脂肪酸が足りていないことがあります。

↓アマニ油・えごま油・グリーンナッツオイル

・中鎖脂肪酸

普通の油は、L-カルニチンがないとエネルギーを作る器官であるミトコンド

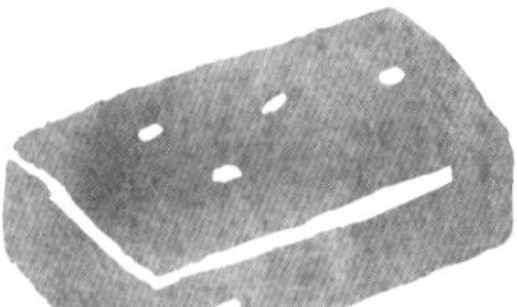

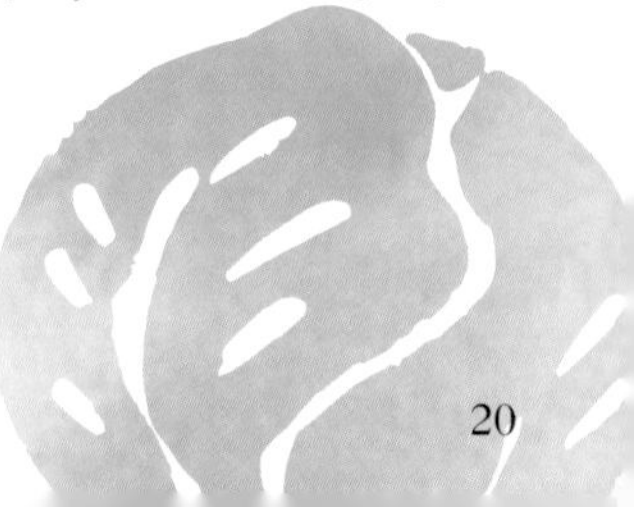

リアの中に入ることはできませんが、中鎖脂肪酸はそのままミトコンドリアに入りエネルギーを作ることができます。そのため、即効性のあるエネルギーとなります。また、脳の栄養は糖のイメージが強いですが、中鎖脂肪酸が体内で変化するケトン体は脳のエネルギーにもなります。

さらに、強い抗菌作用ももつためカンジダ菌など病原菌の対策にもなります。

↓ココナッツオイル、MCTオイル

甘いものはいけないわけではなく選び方が大事

甘いものは体に悪いイメージが定着してきていますが、すべてが悪いわけではありません。重要なのは、甘味料の選び方。精製されたお砂糖は血糖値が急上昇することもあり、体の糖化や心の安定に働く神経伝達物質の分泌を乱したり、代謝にビタミンやミネラルを無駄に消耗してしまったりと心身ともによくありません。さらに腸内で悪玉菌の餌になり腸内環境を乱してしまいます。よいことと言えば一時的な満足感を得られることくらいでしょうか。

でも、甘いものは選び方を間違えなければ血糖値の急上昇が抑えられ、腸内で善玉菌の餌になり腸内環境を整える働きをもつものがあります。それは、オリゴ糖です。オリゴ糖は消化されにくく熱に

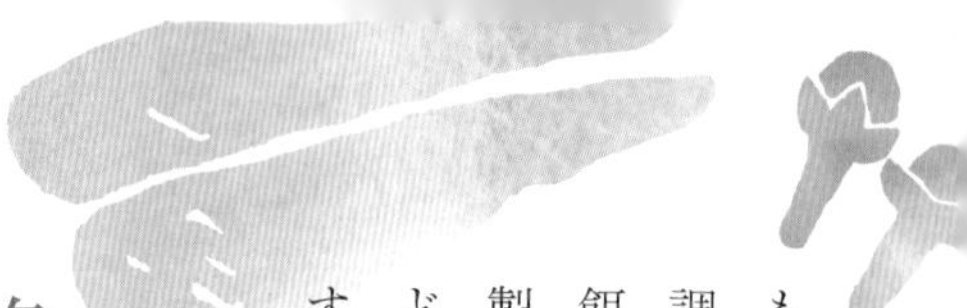

も強い糖質なので、料理やお菓子で加熱調理しても腸まで届き、腸内で善玉菌の餌となってくれます。また、オリゴ糖の製品以外にも、玉ねぎやバナナ、大豆など食材から感じられる甘味もオリゴ糖です。ですから、お菓子作りのときにはバナナをつぶして甘味料として使うのもおすすめです。88ページでもお菓子の甘味料としてバナナを使っています。健康な食事はあれもだめ、これもだめで味気ない食事しか食べられなくなるのではなく、選択を間違わないことが一番大切です。

免疫の話

味覚と健康の話

私たちは食べ物を食べないと生きてはいけないですね。そのため、人間の感情の中でも「何か食べたい」と感じる食欲が一番初めに芽生えたと言われています。

古来私たちは、本能で欲するものを美味しいと感じ、それが体にとってよい食べ物でした。しかし、近年では人工的に作られた味覚を満足させる調味料や、依存性のある食材などがあふれるようになり、

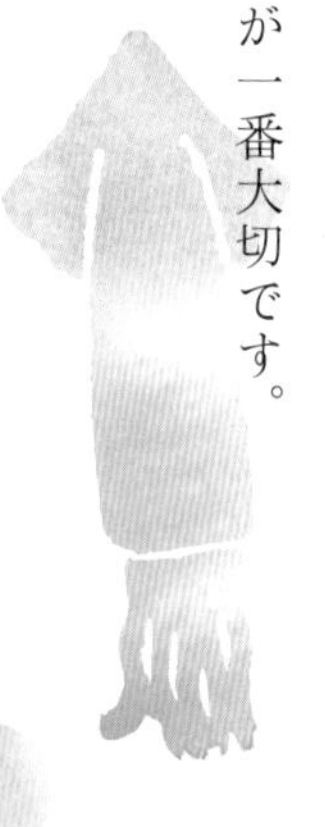

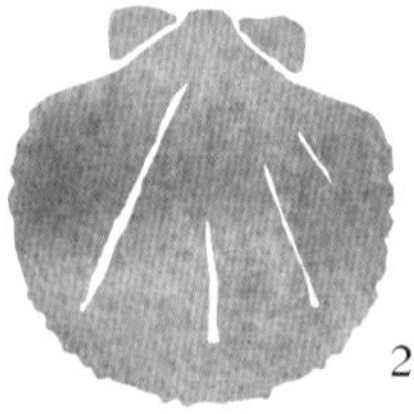

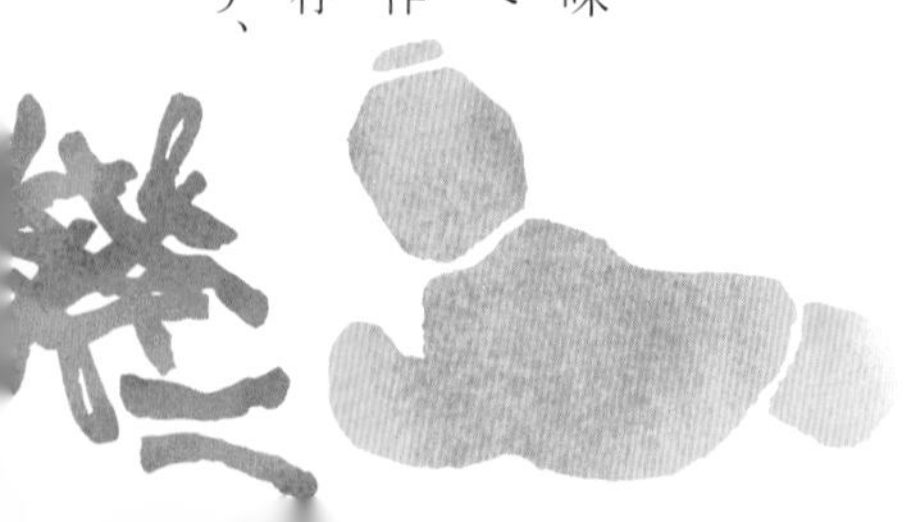

食材に含まれるうまみ成分を利用した天然の調味料やていねいに出汁《だし》をとった料理などを美味しいと感じられなくなっていることが多いです。こうなると欲する食べ物イコール依存傾向のある嗜好品というパターンが多くなっていると思います。インスタント食品や加工食品、唐揚げやポテトチップスなどの高脂肪食品、パンや麺類などの小麦製品、ビスケットやチョコレートなどの砂糖を多く含む菓子、お酒など……。

　お腹すいた、あれ食べよう！が体によいものが浮かぶようになることが理想です。もし、味覚が乱れてしまったときには、この本で紹介する免疫向上出汁や免疫向上調味料などで本来の味覚を取り戻すトレーニングとしてたくさん食べてみてくださいね。おそらく、味覚が乱れているときには、美味しくない、物足りないなどと感じることと思います。美味しいと感じ始めたら合格です。

感染症

　今、最も身につけておくと役立つスキルといえば、自然治癒力ではないでしょうか。極論、人は健康に生きていさえいれば、なんとかなります。一度、大きな病気を患《わずら》ったり、病気の疑いをかけられたりすると、本気で自分の体や人生について考える人は多いと思います。そのときになって後悔したり、焦って体によいことを片っ端から試してみたりするのではなく、自然治癒力を高めることは日頃から鍛錬《たんれん》しておくべきタスクだと思います。体を整える食事は、歯磨きやお風呂と同じくらい日常的で大切なものとして習慣にとりいれてほしいものです。

　さらに今後も新しい病原菌やウイルスによる病気が増えてくる可能性は十分にあります。また、それとはべつに自己免疫疾患、生活習慣病、がんなど様々な病気に罹患する人も増えていくことでしょう。疾病や情報が増えていく昨今、年々正しく自分を守る力を身につけることの必要性が増してきていますよね。生きていると大変なことはたくさんあると思いますが、何よりも優先すべきは健康な毎日を続けることだと思います。

　そして、私たちに細菌やウイルスが侵入する入り口となるのは、粘膜です。粘膜といえば、鼻・口・喉・腸などに存在しますよね。この粘膜のバリア機能を強化し免疫細胞を活性化するのは、ビタミンD、ビタミンA、亜鉛、鉄、タンパク質、ビタミンCです。そもそも防御する抗菌作用・抗ウイルス作用のあるのは、ファイトケミカルを含む旬の野菜やハーブです。

　同時に、免疫機能の7割をになうと言われる腸内環境を整えることも大切です。食物繊維や発酵食品が該当します。

　では、最近の自分の状態を一度振り返ってみましょう。

免疫力低下度チェック

- □気力がない
- □たちくらみがある
- □口内炎ができやすい
- □不眠症ぎみで不安感もある
- □ひどいストレスになることが起きた
- □寝不足が続いている
- □風邪を引きやすく、長引きやすい
- □動悸・息切れを感じる
- □抜け毛が多い
- □爪が割れやすい
- □ちょっとした傷が化膿する
- □体温が36度以下
- □体を動かしていない・座りっぱなしが多い
- □好きなものを好きなだけ飲み食いしている
- □喉が腫れやすい
- □便が便器にはりついたり、黒っぽかったり、ニオイがきつい

3つ以上に該当すると免疫力がピンチかもしれません。食薬を使って、基礎から食事を整えていきましょう。

該当するものがない場合には、今の生活スタイルを維持しながら、さらに自然治癒力を高めエイジングケアのために本書を活用してくださいね。

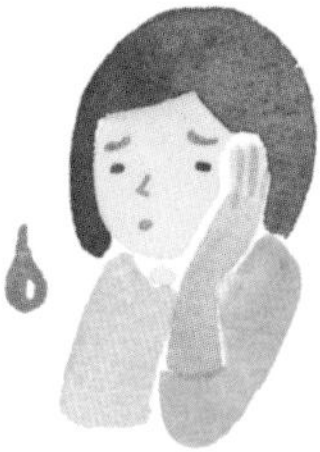

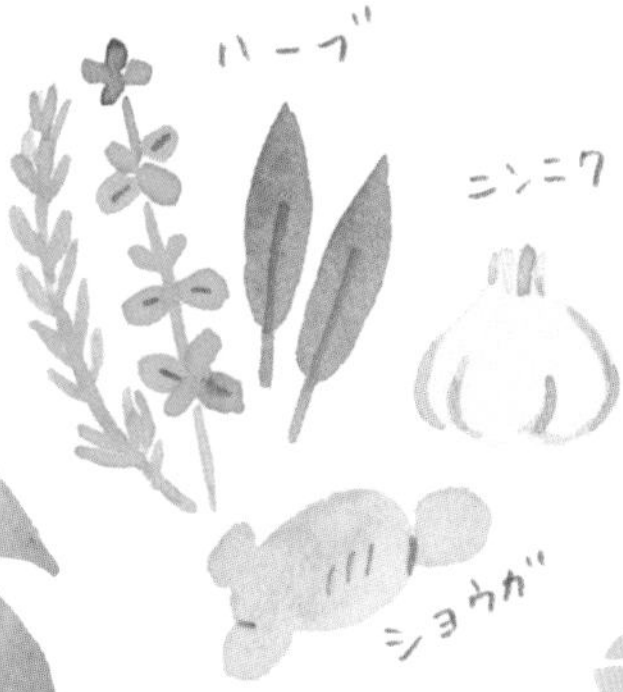

免疫向上粉末出汁（粉末）

かつお節やキクラゲ・シナモンなどを使った万能出汁 （P71）

抗菌作用、抗ウイルス作用・抗糖化作用があるシナモン、抗酸化作用、抗ガン作用、抗菌作用などがあるフコイダンを含む昆布・免疫を高めるビタミンDやβグルカンが豊富なキクラゲと干し椎茸、発酵食品であり抗菌作用のあるかつお節を粉末にしてお味噌汁の出汁としてストックしましょう。とにかく、免疫を支えてくれるものをミックスしています。

粉末にすることで、丸ごと免疫向上によいものばかりたっぷりとることができます。お味噌汁だけではなく、ドレッシングに混ぜたり、ごはんにかけたり、お鍋に入れたりとアレンジして普段から使っていきましょう。

10回分（1回分大さじ1約6g）

材料

シナモン――5g（なくてもOK）
昆布――15g
キクラゲ――15g
干し椎茸――15g
かつお節――10g
（昆布：干し椎茸：キクラゲ：かつお節：シナモン＝3：3：3：2：1）

作り方

1 材料をミルミキサーで砕いて粉末状にする。

※ 一人前ティースプーン1杯～2杯を使う。

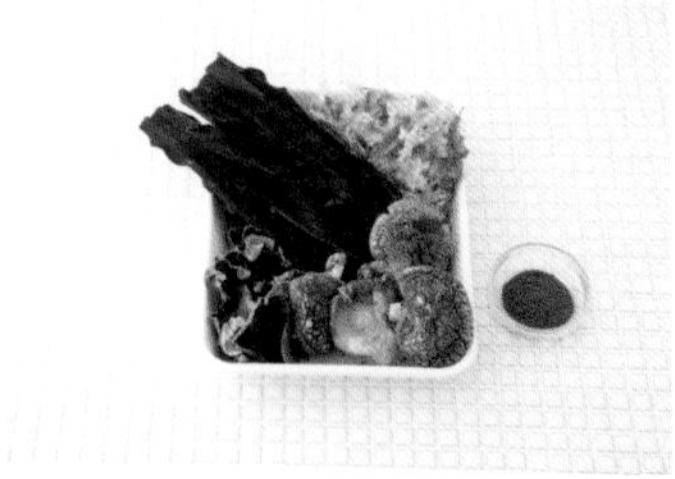

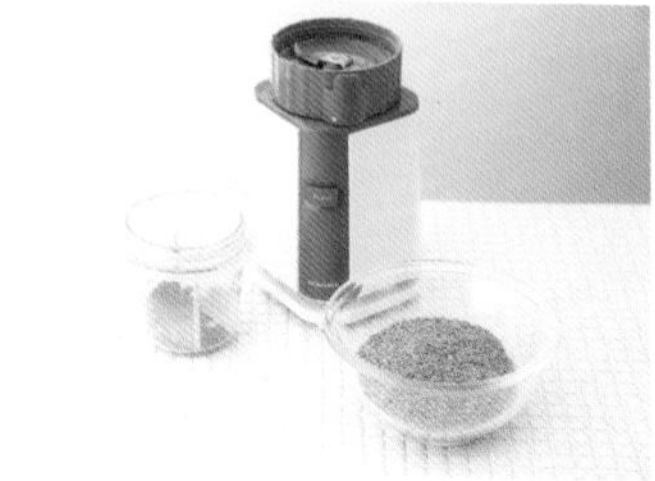

免疫向上万能調味料（冷凍保存）

塩麹とニンニク・生姜をつかった万能調味料　（P57）

麹菌×フィトケミカル

麹菌は多くの消化酵素やビタミンB群を含み、他の食材と合わせることで栄養を消化吸収しやすいように分解してくれます。そのため、料理に使うと簡単に味のうまみを引き出し美味しく調理することができます。そして、当然ですが腸内環境を整えることにも役立ちます。さらに強烈な抗菌作用、抗ウイルス作用、抗酸化作用、抗糖化作用をもつ生姜とニンニクを合わせています。絶対に体調を崩すことができないときなどには必需品です。

材料

塩麹 ── 大さじ2
すりおろし生姜 ── 大さじ1
すりおろしニンニク ── 小さじ1
水 ── 500ml
塩・コショウ ── 適量
ナンプラー ── 適量（なくてもOK）
醤油 ── 適量

作り方

1 材料を混ぜ合わせる。

2 水を加えて**1**をひと煮立ちさせる。

3 塩・コショウ・醤油・ナンプラーなどで味を調える。

大量に作り、冷凍しておくのがおすすめです。スープ1人前には大さじ1/2程度使い醤油で味を軽く調えるとそのままでも味わうことができ、肉や魚の下味としても応用がききます。バリエーションは無限です。

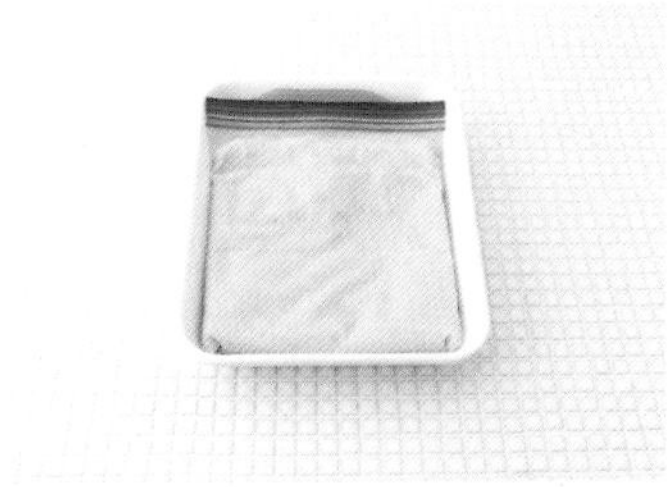

乳酸発酵漬け（冷蔵保存）

塩でかんたんに色々な食材が食べられる　（P192）

乳酸菌×食物繊維×ファイトケミカルを同時にとることができるので、抗菌、抗酸化、抗糖化、腸内環境を整える働きを同時に期待できます。

キャベツ・キュウリ・カリフラワー・ニンジン・パプリカ・蕪・きのこなどは発酵漬けにむいています。

その中でも、キャベツが特におすすめです。キャベツには特に抗酸化作用、抗糖化作用が多く含まれ、デザイナーフーズピラミッドといって米国国立がん研究所で、がん予防としてトップクラスに位置しているのがキャベツです。キャベツは、まるまる１玉を使って作り、一週間で全部食べるとオールマイティに何となく起こる不調の改善に効果的です。

作り方はとても簡単なのでおすすめです。


キャベツ１つは約１kgですが、その重量の２％の塩分つまり小さじ４、オリゴ糖を小さじ１、鷹の爪やローリエ適量を、千切りにしたキャベツになじませます。この工程はジップ袋などビニール袋の中で行うと便利です。そして、３日くらい常温で放置します。水分が出てきて酸っぱいにおいがしてきたら完成です。滅菌した容器に移し替えて冷蔵庫で保存します。

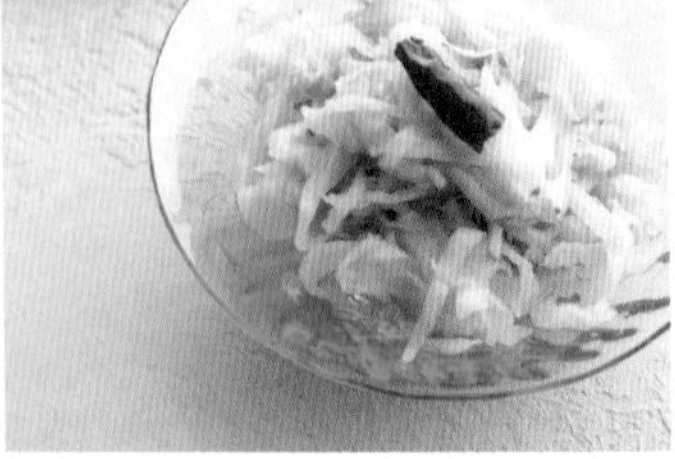

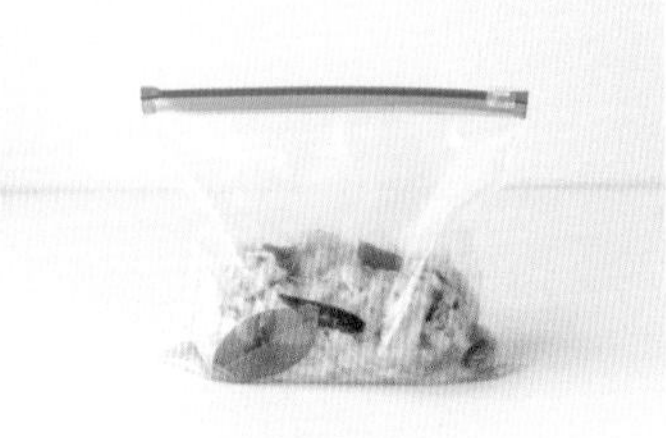

ハーブ（抗酸化、抗糖化、腸内環境を整える）

ハーブ（抗酸化、抗糖化、腸内環境を整える）

ファイトケミカルとは植物に含まれる成分で、体を構築するうえで絶対に必要な五大栄養素とは違いますが、取り入れると健康管理に役立つとされています。自ら移動することのできない植物が、紫外線や気候の変化、昆虫、動物などの外敵から身を守るために作った生き残るための物質です。植物の特性である、香りや色素、辛みなどがこれに該当します。例えば、春になるとフキノトウ、菜の花、春キャベツ、新玉ねぎと共通して、春の香りを感じますよね。

そして夏になると燦燦《さんさん》と降り注ぐ太陽の光から身を守るために、真っ赤や紫や緑などカラフルな色に染まった野菜が増えます。このようにどの季節も力強く生きるために野菜はファイトケミカルを作るのですが、この成分は私たち自身の体を守るためにも働いてくれます。旬の食材をとるべきとされているのは、そのときの気候を生き抜く力をもつ野菜から有効成分をお裾分けしてもらうためでもあるんですね。

有名な物質として、アントシアニン、リコピン、カプサイシン、カテキン、クルクミン、メントール、ルテインなどがありますが、なじみ深いものもありますよね。作用として代表的なものは抗酸化作用、抗糖化作用、抗炎症作用、抗菌作用などがあります。これらは体に大敵な、酸化、糖化、腸内での悪玉菌（カンジダ菌など）の増殖などの改善に役立っていると言いえます。

どの食材を選べばよいかというと、当然旬の野菜は迷うことなくよいことがわかります。ただ、それ以外にも通年使うことができ、勝手がよく、ちょい足しすると料理が美味しくなるのがハーブです。

そして、この作用が高いものを決まった割合で組み合わせたものが漢方薬です。漢方薬というと医薬品になってしまい敷居の高いものとなりますが、家庭の中で好きなハーブを使うことなら気軽に取り入れられますよね。体のあらゆる不調の原因となる炎症をしずめるためにハーブを頻繁に使う習慣をつけてしまうと、簡単に健康管理に役立てることができます。

常備しておくと便利なハーブを10種をご紹介します。

生姜、シナモン、黒胡椒、クローブ、オレガノ、ローズマリー、バジル、フェンネル、ニンニク、クミンです。

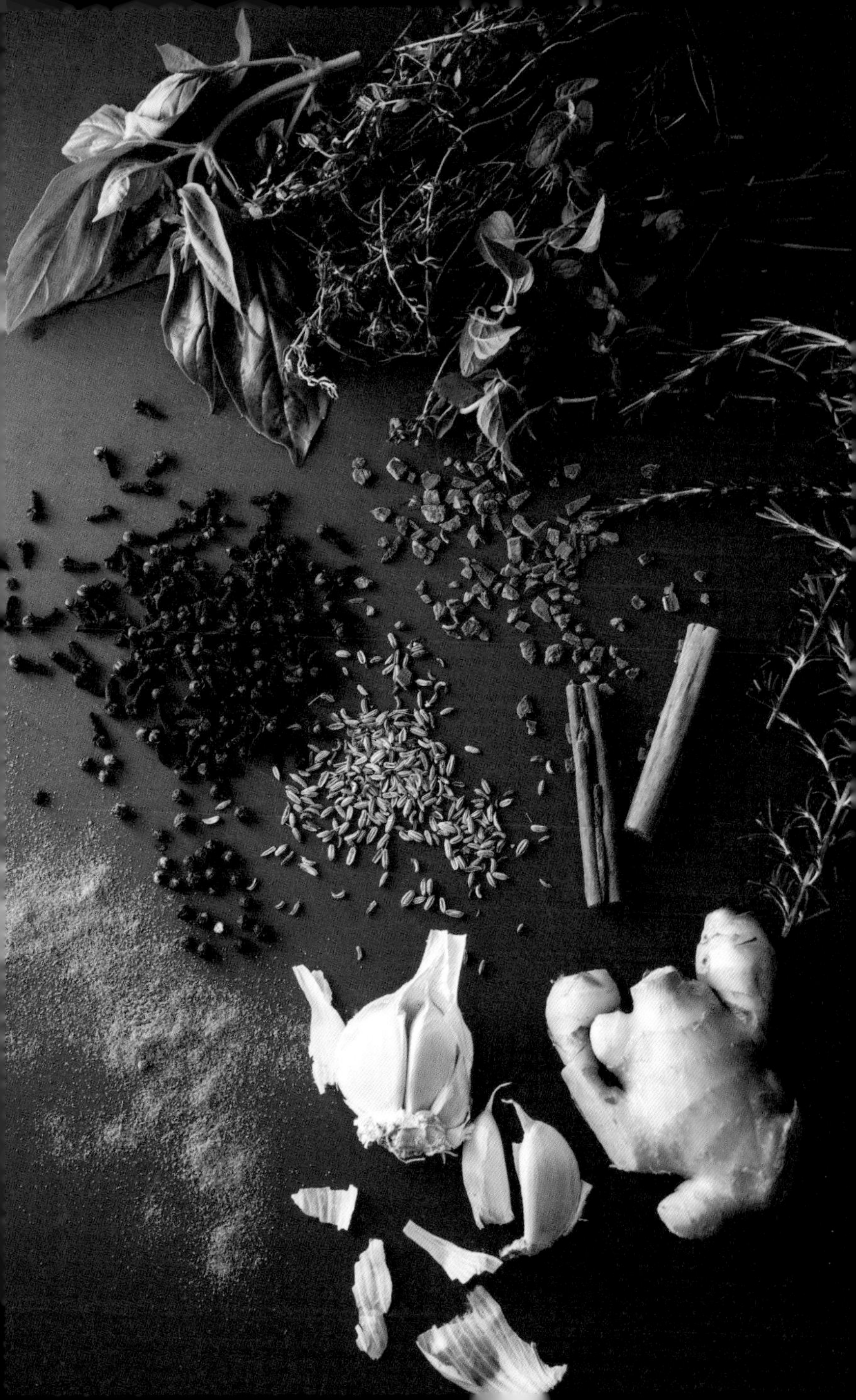

この本の使い方

この本では、章ごとにベースの料理に対して以下の（効果）が特定されています。

序章のごはん、味噌汁（気血水を補う）
1章のスープ（消化補助）
2章の味噌汁、デザート（整腸）
3章のサラダ（抗炎症）
4章のドリンク（排毒）
5章の炊き込みごはん（活血）
6章のピクルス（リラックス）
7章のポタージュ（温活）
8章の蒸し料理（温活）
9章の発酵調理（免疫向上）
10章のドレッシング（エイジングケア）

各章で紹介したベースの料理だけでも十分にプレーンな料理としても楽しめますが、さらに、細かい症状に対応するトッピング食材を配合することで、より的確にお悩みにフォーカスした料理を作ることができるようになっています。

●漢方×腸活×栄養学で体質改善！

漢方と栄養学の両理論を元にわかりやすく説明します。

各章のベース料理の作り方。これだけでプレーンな料理としても楽しめます。

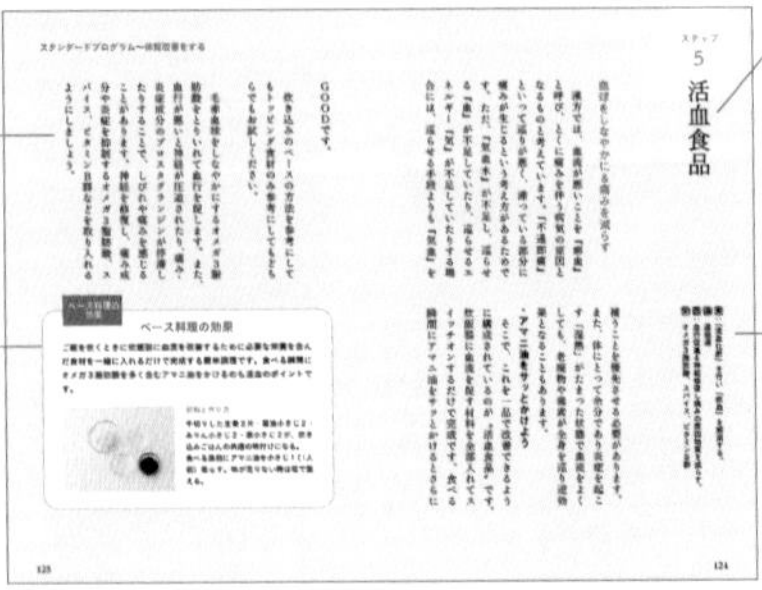

最低限必要な栄養素の補充から、アンチエイジングまで。

西洋医学（分子栄養学）と東洋医学（漢方）それぞれの効能です。

さらに、上の順番で食べていくと体を効率よく、強くできるように漢方の理論に基づいて構成されています。最初はいつもの献立に必ず出てくるような簡単な料理のアレンジで、進むにつれて調理に少し手間がかかる料理になっていきます。

なお序章の「基礎食品」は、まず体の土台となる「気血水」を一品で補える料理を紹介しています。心身ともに疲労困憊して弱っている時に「食べる点滴」としておすすめです。

例えば、元気になるにつれて食卓に自家製ドレッシングや発酵食品、ポタージュやピクルスなどちょっと気分が上がる料理が並んできたら気分も食卓も豊かになりますよね。

それから忙しい時や元気がない時は、前半にある味噌汁や炊飯器に入れるだけのレシピを無理しないで取り入れることもおすすめです。またこの本のとおりにベースとなる料理を作っていただいてもよいですし、症状に対応するトッピング食材のみを参考にしていただいても大丈夫です。

毎日の食事を美味しく・簡単で・健康に！　明日も明後日も来年も10年後もその先もずっと元気に過ごせるように食薬を今から始めていきましょう。

●お悩み別にレシピを検索！

かんたんに作れるお悩み解決レシピです。

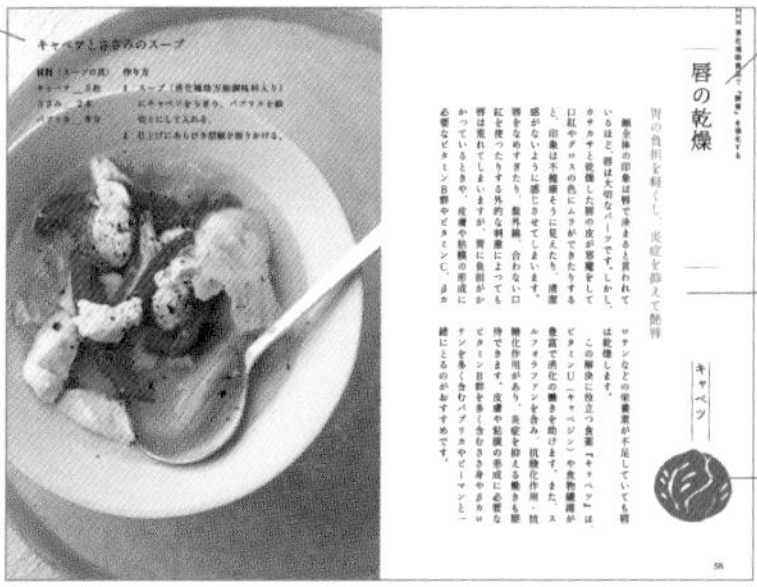

気になる症状からパパッと検索できます。

症状の原因と改善に必要な栄養素がわかります。

症状改善に効果のある食材です。トッピングするだけでもOK！

- ●１カップは200ml、大さじ１は15ml、小さじ１は５mlです。
- ●材料は基本的に２人分の表記です。飲み物（第４章の排毒食品）は１人分の表記です。

・本書で紹介している食材、生薬の効能は一般的なものです。個人の体質や症状によって効果は異なります。
・本書に掲載された概念、アドバイスは読者の主治医に代わるものではなく、本書の内容に従ったことによって起こりうる被害や損失については出版社および著者が責任を負うものではないことをあらかじめ明記いたします。

AGEを増やす
高温調理なし

ベースとなる料理を
アレンジするだけ

不調の改善から
アンチエイジング
まで

	西洋医学（分子栄養学）：主な栄養素	主な食材	ベース料理（高温調理なし）	参照ページ
	心身ともに元気になるには、体を動かすミトコンドリア・心を安定する神経伝達物質・炎症を抑える副腎の働きを支える栄養素をとります。その材料となるタンパク質、亜鉛、鉄、マグネシウム、ビタミンB群を取り入れましょう。	卵・えび・タコ・いか・鶏肉・ひじき・じゃこ・あさり・枝豆・キャベツ・豚肉	**味噌汁or炊飯器** ●和食の基本をアレンジ/炊飯器・味噌汁に入れるだけレシピ	p.40
	食べ物をスームーズに消化し、効率的に利用できるようにします。アミラーゼ・キャベジン・ファイトケミカルが消化を助け、水溶性食物繊維が消化管の粘膜を修復し体への負担を減らしていきます。	キャベツ・モロヘイヤ・大根・蕪・玉ねぎ・オクラ・昆布・とろろ昆布・クローブ・ペッパー・生姜・ニンニク・山芋・塩麹	**スープ** ●生姜・塩麹・ニンニクをベースとしたスープ	p.56
	老廃物や毒素を便としてスムーズに排泄する仕組みを整えます。栄養の吸収や不要な物の排泄を行う腸を整えます。腸は、腸肝循環・脳腸相関・腸管免疫など多方面との連携があります。腸の不調は多臓器への負担も引き起こします。発酵食品・水溶性食物繊維・不溶性食物繊維が、腸の働きを整えましょう。	味噌・こんにゃく・山芋・切り干し大根・ワカメ・ごぼう・なめこ・オクラ・こんぶ・玉ねぎ・高野豆腐・しめじ・ごぼう・キクラゲ・シナモン・かつお節	**味噌汁** ●乾物・シナモンで作った免疫向上出汁のストックを使った味噌汁	p.70
	腸内の善玉菌のために食事をとります。腸に悪影響を与えるものとして砂糖など精製された糖質があります。血糖値の急上昇、副腎への負担、体の糖化、依存性、腸内環境の悪化など様々な悪影響があります。ただ、甘味にオリゴ糖を選んだり、糖度が高いものであれば一緒に食物繊維を多く使うと甘味も体の味方となります。	オリゴ糖・リンゴ・プルーン・チアシード・ココア・バナナ・くず粉・きな粉・酒粕・杏仁霜・オートミール	**デザート** ●腸内で善玉菌の餌となるデザート	p.84
	不調の原因となる慢性炎症を抑えます。慢性炎症の原因は、糖や油の質、小麦粉や乳製品、アルコール、ストレス、紫外線、運動不足、寝不足など多数。体は、炎症を抑えるために副腎が疲労したり、解毒の臓器肝臓がキャパオーバーとなり毒素が体を巡ったり、脳内や鼻腔や口腔内にまで炎症が起きたりと全身的に炎症は起こります。オメガ３脂肪酸、ファイトケミカル、ビタミンA・C・Eなどで炎症を抑えます。	アマニ油・ブロッコリースプラウト・チアシード・マスタード・ルッコラ・キウイ・セロリ・パセリ・バジル・オレンジ・玉ねぎ・キャベツ・豆苗・オレガノ・わさび・ニンニク・生姜・大葉・リンゴ・粒マスタード	**サラダ** ●オメガ３脂肪酸を使ったドレッシングを抗酸化・抗糖化を促す野菜にオン	p.92
	老廃物や毒素を尿としてスムーズに排泄し、毛細血管を丈夫にしていきます。栄養や酸素、老廃物や毒素は、血管やリンパ管を巡りますが、毛細血管やリンパ管が老化していると、栄養や老廃物、毒素などがもれ出てしまいます。また、毒素の排泄は便と尿から行われているので、血管構造を安定させつつ、尿からの解毒を促すハーブ、スパイスなどが含むファクトケミカル、カリウムをはじめとしたミネラル、ビタミンCを含むものをとりましょう。	ルイボスティー・フェンネル・ドクダミ・ハトムギ・ローズヒップ・ミント・ネトル・ヒハツ・シナモン・サンザシ・月桃葉・レモン・ローズマリー	**飲み物** ●ゴースト血管化を防ぎ血管を丈夫にするルイボスティーに排毒を促すハーブをオン。	p.108

だんだん体がよくなる表

上から順に、「気になる症状」があれば解決していくと、どんどん健康的に美しくなります！

もちろん、食材やベース料理を参考に、お好みのお料理や味付けにしてもＯＫです！！

目的と効果	食品カテゴリー	東洋医学（気血水：中医学）の説明	
まずは「最低限必要な体の基礎」を築きます。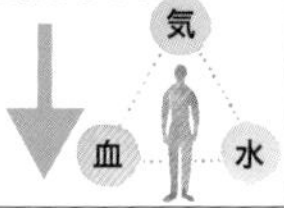	ベーシックプログラム		
	基礎食品 最低限必要な栄養素の補充	五臓を機能させるために必要な「気血水」すべてを補います。心身ともに疲労困憊して弱っていても取り入れたい、体力や抵抗力を回復するための「食べる点滴」のような食品です。おすすめ漢方は、人参養栄湯。	
いよいよ体質改善スタートです。気になる症状を上から順に解決していくとどんどん健康に！	スタンダードプログラム		
	ステップ１ 消化補助食品 消化の働きを整え、栄養の吸収を改善	「脾気虚」を治します。「脾気虚」は、消化の働きが弱っているため、食べたものが有効利用できません。はじめに改善しましょう。おすすめ漢方は、半夏瀉心湯。	
初めのステップほど簡単な料理になっています	ステップ２ 整腸食品 腸内から体を整え、毒素を便から排泄	「湿熱」を取り除きます。「湿熱」は体に起こる炎症です。食事による炎症は、基本的に腸からスタートし、全身に広がります。カロリーや糖質ばかりで、栄養が偏り、腸に負担のかかる食事は、「気血水」を補給できず、体にとって余分で害となる「痰湿」や「湿熱」となります。熱症状は、臓腑の中でも「肝・胆・胃・肺・心・小腸・膀胱・大腸」と全身的に影響し心身ともに不調を感じさせます。おすすめ漢方は、桃核承気湯。	
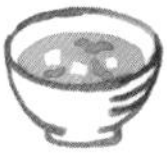		「湿熱」を取り除きます。炎症を起こす食べものを減らします。甘いものを食べる習慣のある人は、「湿熱」、「胃熱」、「肝熱」、「心熱」などの「熱」症状が起こりやすくなっています。体感的には、甘いものへの依存、過食、ニキビ、PMS、イライラ、不安などがあります。ただ、甘いものは種類によって、「熱」の原因を抑えるものにもなるので、選択がもっとも重要。おすすめ漢方は、黄連解毒湯。	
	ステップ３ 抗炎症食品 不調と老化の原因慢性炎症を抑える	「清熱」や「補腎」します。不調が長期的に続くときには、体にとって余分な「痰湿」や「湿熱」がたまったり、「腎」の働きが低下すると考えられています。漢方でいう「腎」は、一般的な副腎の働きも含むため、炎症を抑える副腎に負担がかかっていることがわかります。その結果、血糖値の安定、メンタルの安定がむずかしくなります。おすすめ漢方は、知柏地黄丸。	
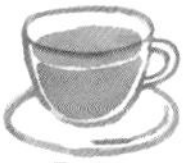	ステップ４ 排毒食品 血管を強くする＆毒素を尿から排泄	「清熱利湿」します。不摂生は、水分代謝など排泄に関わる働きを低下させ、体に余分な「痰湿」がたまっていきます。具体的には、むくみ、痰、鼻水、ふきでもの、おりものが増えるなどを感じます。おすすめ漢方は、茵蔯五苓散。	

	西洋医学（分子栄養学）：主な栄養素	主な食材	ベース料理（高温調理なし）	参照ページ
	血球をしなやかにして血行促進＆神経の修復と痛み原因物質を減らしていきます。毛赤血球をしなやかにするオメガ３脂肪酸をとりいれ血行を促します。また、血行が悪いと神経が圧迫されたり、痛み原因物質のプロスタグランジンが停滞したりすることで、しびれや痛みを感じることがあります。神経を修復し、痛み成分や炎症を抑制するオメガ３脂肪酸、ファクトケミカル、ビタミンB群などを取り入れるようにしましょう。	生姜・アマニ油・ピスタチオ・人参・鯖・緑茶・桜エビ・ジャコ・たらこ・あたりめ・カレーパウダー	**炊飯器** ●共通の基本調味料とともに炊いて、仕上げにアマニ油を	p.124
	自律神経を整えます。ストレスが多いと自律神経が乱れ、活性酸素が発生します。自律神経は様々な臓器の機能を支配しているので、食欲の低下、便秘、下痢、過食、頭痛、手汗、ため息、しゃっくり、ゲップ、喉の詰まり、めまい、頭痛、不眠、情緒不安定、ホルモンの乱れなど様々な不調を感じさせます。そして、活性酸素が過剰に発生することは、全身に炎症を起こしたり肝臓の負担となりあらゆる病気の原因となります。わき腹がはったり、首や肩、肩甲骨にコリを感じたりすることもあります。これに抗酸化・抗炎症作用をもつファイトケミカルを取り入れましょう。	お酢・フェンネル・ローリエ・ニンニク・鷹の爪・タイム・オレガノ・ローズマリー・ミニトマト・セロリ・うずらの卵・グレープフルーツなど柑橘・ミックスビーンズ・バジル・ディル・オクラ	**ピクルス** ●自律神経を整えるのに役立つ野菜を肝臓の解毒を助けるお酢とスパイスとともに作る保存食	p.142
	体を温めます。内臓は37度前後で正常に働きます。体が冷えると交感神経が優位になり、臓器の働きや血流、筋肉の動きに影響がでて寒いと感じること以外にも頻尿や腰痛、しもやけのようなかゆみ、胃腸の働きの低下など様々な症状が起こります。体を温めるファイトケミカルやミトコンドリアを動かすタンパク質、鉄、マグネシウム、ビタミンB群などが必要です。	玉ねぎ・生姜・ニンジン・黒胡麻・銀杏・カボチャ・カボチャの種・里芋・くるみ・ねぎ・サンショウ・シナモン・コショウ	**ポタージュ** ●玉ねぎとクルミをベースに温める食材あわせたポタージュ	p.158
	基礎代謝を高めます。体調がよくなるとともに基礎代謝は上がるものですが、その指標として太りにくく、呼吸が深く、姿勢がよく、冷えにくく、むくみにくくなります。こういった実感を感じられない人は、ビタミンB群を消耗する不要な糖質・脂質・アルコールの摂取を控え、中鎖脂肪酸、ビタミンB群、タンパク質、マグネシウム、鉄などの摂取が必要となります。	鶏肉・たこ・イカ・ホタテ・サーモン（鮭）・卵・きくらげ・干し椎茸・豚肉・牛肉・レバー	**蒸し料理** ●体力強化にMCTオイルをベースにしたドレッシングをかけた、代謝アップ食材の蒸し物	p.172
	粘膜を強化し体の細菌叢を整えます。細菌やウイルスなどの病原物質が侵入してくるのは粘膜です。その中でも腸の粘膜には免疫機能が７割以上が存在し細菌叢が体に大きな影響を与えていたり、喉や鼻、口の中の粘膜にも細菌叢がありバリア機能として働くことで体を守っています。そこで、発酵食品、食物繊維・ビタミンA・ビタミンD・スルフォラファン・亜鉛などを取り入れ、粘膜の強化と細菌叢の調整をしましょう。	塩麹・醤油麹・甘酒・酒粕・オリゴ糖・味噌・魚醤（ナンプラー・しょっつる）・かつお節・ぬか・れんこん・ローリエ・キャベツ・大葉・にんにく・生姜・白菜・干し椎茸・きくらげ	**発酵調味料** ●発酵調味料を使って腸を整え体を潤す食材を一品	p.188
	内分泌系を整えます。内分泌腺がある副腎・下垂体・卵巣・甲状腺・精巣・胎盤・副甲状腺・膵臓・腎臓などからホルモンが分泌されていますが、亜鉛、マグネシウム、カルシウム、鉄、セレンなど体液の基本となるミネラルが必須となります。さらに老化に伴い蓄積するAGEや活性酸素対策にケルセチン、血行促進にビタミンA・C・E、オメガ３脂肪酸を取り入れていくことが必要です。	くるみ・ピーナッツ・アボカド・ごま・カシューナッツ・ピスタチオ・チアシード・アーモンド・アマニ油・玉ねぎ	**ドレッシング** ●ミルにかけるだけでできる本格エイジングケアソース、見た目にも華やぐ食べたほうがよい簡単ドレッシング	p.204

目的と効果	食品カテゴリー	東洋医学（気血水：中医学）の説明	
	ステップ5 **活血食品** **血球をしなやかに＆痛みを減らす**	「活血化瘀」をします。つまり血流を促します。不通即痛といって巡りが悪い部分が痛みがでます。ただ、「気血水」が不足した状態や「湿熱」がたまった状態で「活血」しても逆効果となることもあるので、まずは過不足がないことが大事。おすすめ漢方は、温経湯。	
いろいろなトラブルから心と体を守ります。	アドバンスプログラム		
元気になればなるほど、バリエーション豊富な料理に！	ステップ6 **リラックス食品** **肝気鬱結＆自律神経と肝機能の改善**	「肝気鬱結」を取り除きリラックスを促します。ストレスが多いと「肝」に負担がかかり「気」の巡りが悪くなります。実感する症状としては、お腹の張り、肩こり、頭痛、手汗、ため息、しゃっくり、ゲップ、喉の詰まりなどがあります。貯蔵鉄（フェリチン）の不足である「血虚」が重なるとより不調をより感じやすくなります。おすすめ漢方は、散加陳皮半夏。	
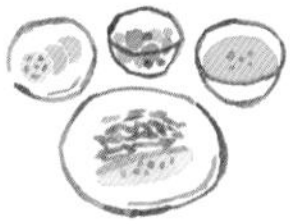	ステップ7 **温活食品** **温裏散寒＆体を温める**	「温裏散寒」します。冷えは、とくに「腎」や「脾」の働きを低下させます。実感する症状としては胃もたれ、胃内停水、頻尿、むくみ、腰痛などがあります。ただ、「気血」が不足していると、一度冷えると体が温まりにくかったり、自ら体を温める働きが弱いのため「気血」を補うことから始めましょう。おすすめ漢方は、真武湯。	
	ステップ8 **体力強化食品** **脾腎陽虚の改善＆基礎代謝アップ**	「補脾腎」します。「脾」は生命の源である「気血水」を作りだし、「腎」はエネルギーをためこむところです。「脾腎」を強化することで、基礎代謝を上げ、持久力もつけていきます。ただ、「気血水」がうまく作り出せない場合にはスタンダードプログラムを重点的に実施しましょう。おすすめ漢方は、補中益気湯。	
健康管理からアンチエイジング、美容、記憶力アップまで！	ステップ9 **免疫向上食品** **気陰を補う＆粘膜全般の強化**	「気陰」を補います。「気陰」は、皮膚全体、口腔内、鼻腔内、腸内の粘膜などを外敵が侵入する部分を守ってくれます。胃腸の働きが低下していると、「気陰」が不足し「痰湿」「湿熱」が体にたまるようになり、免疫の低下や不調を感じやすくなります。「気血水」の補給と消化補助や整腸をしっかりしましょう。おすすめ漢方は、玉屏風散。	
栄養満タン・デトックス完了です！	ステップ10 **エイジングケア食品** **補腎＆内分泌系を整えエイジングケア**	「腎陰」を補いましょう。体内年齢を決める臓器は「腎」です。老化に伴い「腎陰」が減少していきます。口腔内や肌、髪の毛、爪の乾燥などの目で見てわかる潤いの減少が起こります。また、潤いを保つ体液を正常にするには、ミネラルバランスを整えることが大切です。その不足は、ホルモン分泌や代謝などに影響し、耳鳴り、更年期障害などの症状を引き起こします。おすすめ漢方は、六味地黄丸。	

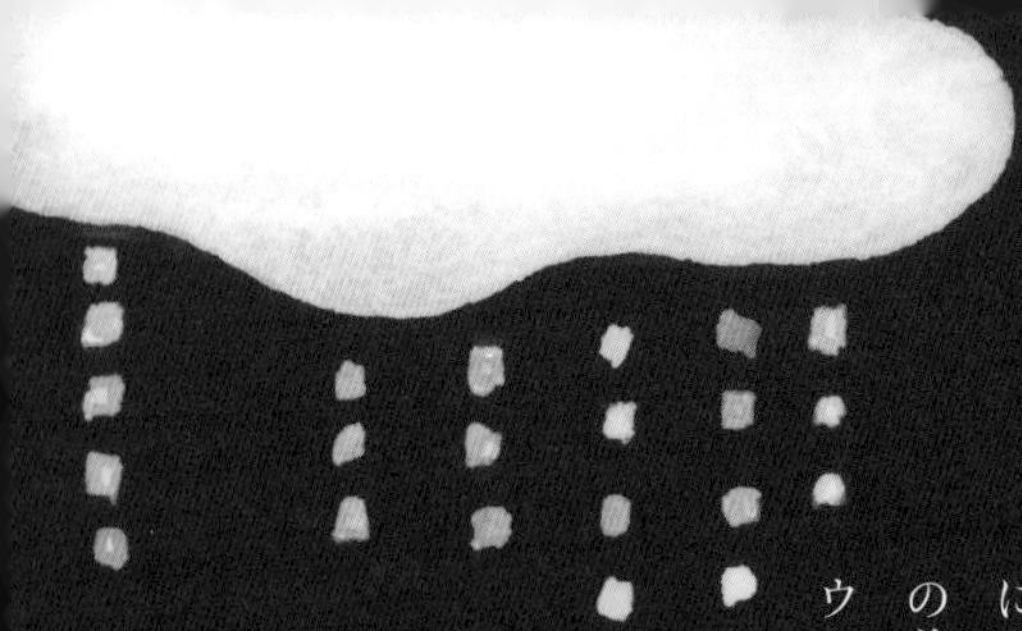

基礎食品

心と体を整え健康のスタートラインに立つために必要なものを漢方では「気・血・水」と言います。例えば、車があっても「ガソリン」がなければ、いろんな部品を調整しても、車はうまく動かないですよね。つまり私たちにとってのガソリンが「気・血・水」です。これらがなければ、いくら他の養生法を試してもなかなか結果は出ません。栄養的には、鉄・マグネシウム・亜鉛・タンパク質、ビタミンB群などが必要です。

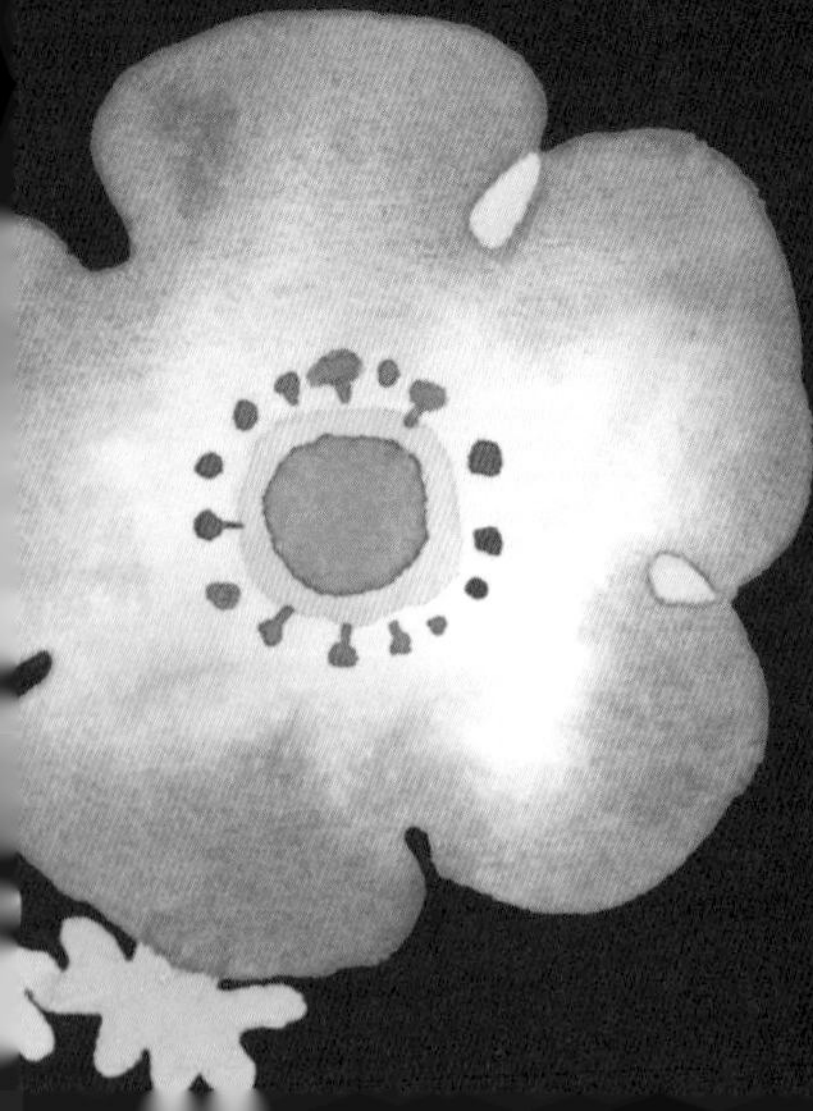

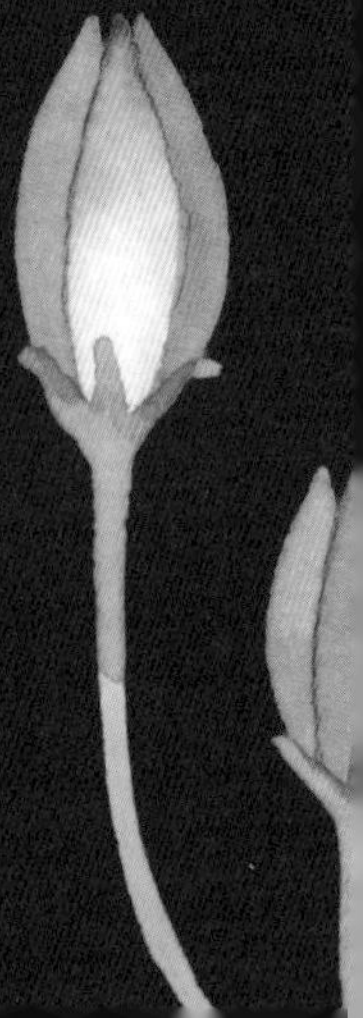

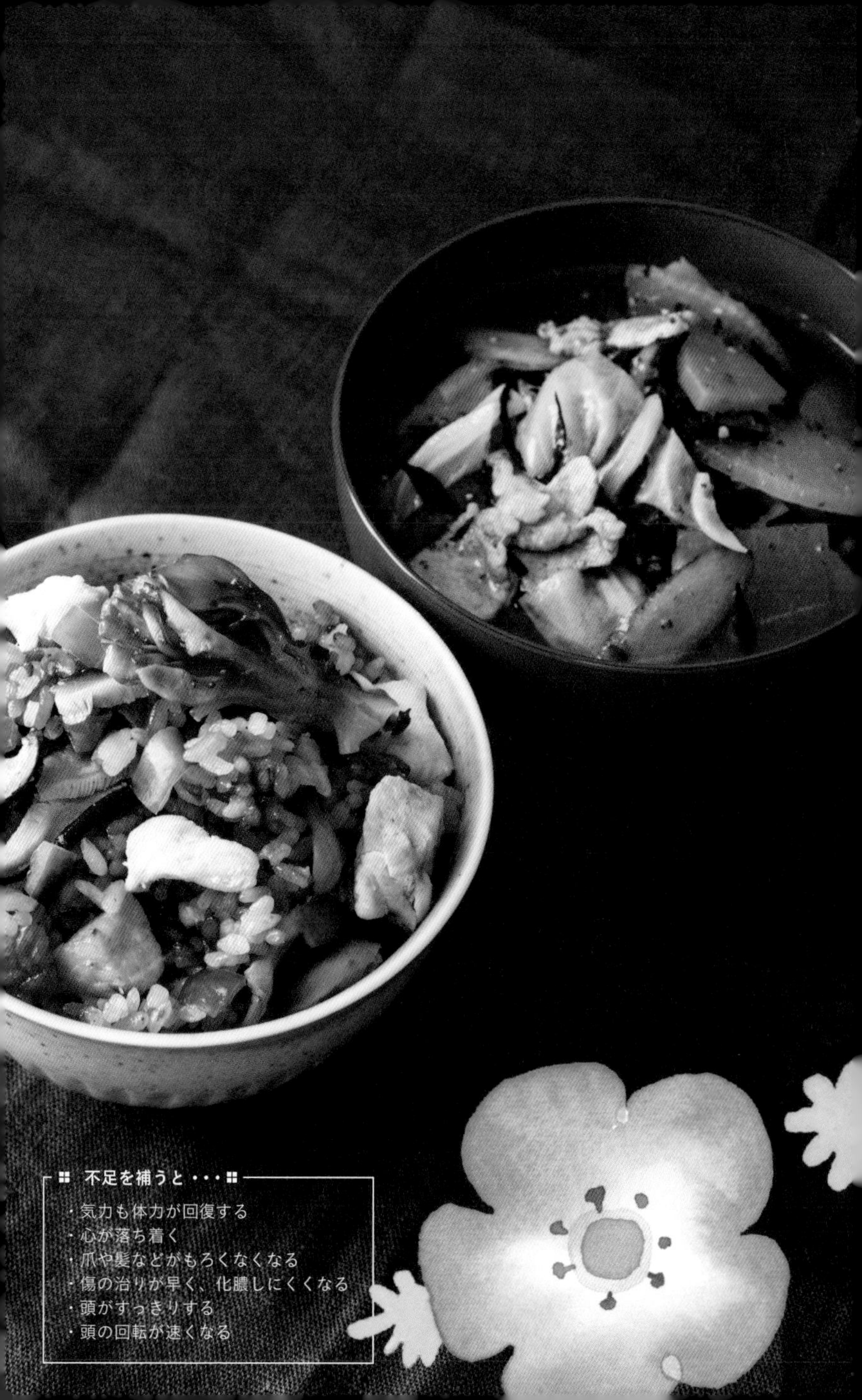

不足を補うと・・・

・気力も体力が回復する
・心が落ち着く
・爪や髪などがもろくなくなる
・傷の治りが早く、化膿しにくくなる
・頭がすっきりする
・頭の回転が速くなる

気・血・水

基礎食品

東：五臓を動かす「気血水」すべてを補う。
漢：人参養栄湯《にんじんようえいとう》
西：ミトコンドリア、神経伝達物質、副腎の働きを支える。
栄：タンパク質、亜鉛、鉄、マグネシウム、ビタミンB群

最低限必要な栄養素の補充

漢方では、心と体が健康な状態でいるためには、『五臓』を機能させることが必要と考えます。そして、『五臓』を動かすために必要なものが『気血水《きけつすい》』です。健康になるためのスタートラインに立つためには、『気血水』が完全に充実せずとも最低限の量は必要です。

それを一品で補えるように構成されているのが基礎食品です。取り入れやすい、ごはんや味噌汁のアレンジメニューとなっています。

・「食べる点滴」で弱った体を回復

心身ともに疲労困憊して弱っている、体が弱っているので栄養補給したいけど、胃腸が悪く思うように食べられないときなどにもおすすめです。体力や抵抗力を回復するための、食べる点滴のような食品と思っていただけるとよいと思います。

具体的には、ミトコンドリア・脳の神経伝達物質・副腎など内分泌系の働きを

支える栄養素をとります。栄養素としては、タンパク質、亜鉛、鉄、マグネシウム、ビタミンB群などが該当します。体が弱っているときには、紹介するメニューをどれでもよいのでいつもの献立に組み込んだり、トッピングの参考にしてみてくださいね。

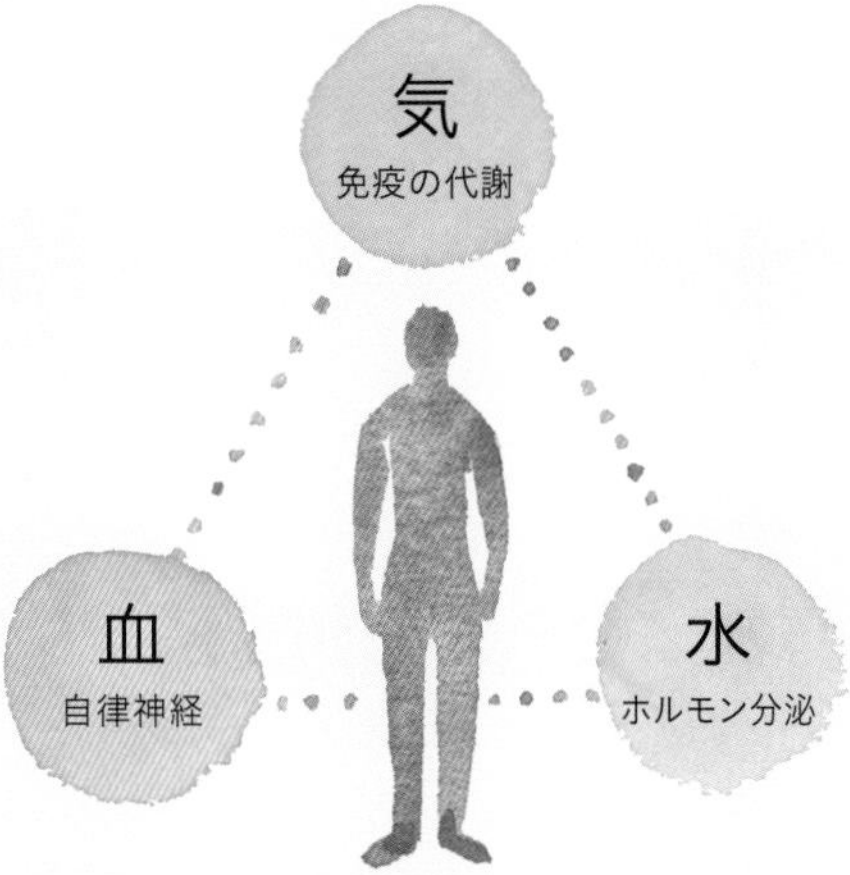

五臓を機能させるにはまずは「気血水」を補います。心身ともに疲労困憊して弱っているならまずは取り入れたい食品です。

基礎食品の効果

基礎食品は、鉄・マグネシウム・亜鉛・タンパク質・ビタミンB群をバランスよくとれるように、食卓に欠かせない“ごはん”と“味噌汁”をアレンジしたメニューが特徴。疲れているときは、この一品に不足しがちな栄養の補給を頼ってもいいように作っています！

無気力・無関心

体の基礎となる栄養素が豊富な優等生

無気力・無関心という感情は、性格だから仕方ないというものではありません。単純に体の基礎的な栄養が不足している可能性が高いのです。

エネルギーを生み出す体の器官「ミトコンドリア」を稼働させるために必要な食薬としておすすめは『えび』です。体の基礎となる栄養素が豊富なのに低脂質で、腸内環境を整え、血中と腸からの老廃物の排泄を促し、不調の原因となる炎症を抑え、血行を促進するという健康のために必要なすべての要素を1種類の食材に兼ね備えている優秀な食材だからです。エビには様々な種類がありますが、共通して高タンパク・低脂質、ミネラルが豊富です。そして、殻には動物性食物繊維のキチンが含まれ、血中の不要物や腸内環境を整え腸内の不要物の排泄に役立ちます。さらに抗酸化作用の高いアスタキサンチンが含まれます。また、抗酸化作用が高く血行を促進するビタミンEも豊富に含まれています。

えび

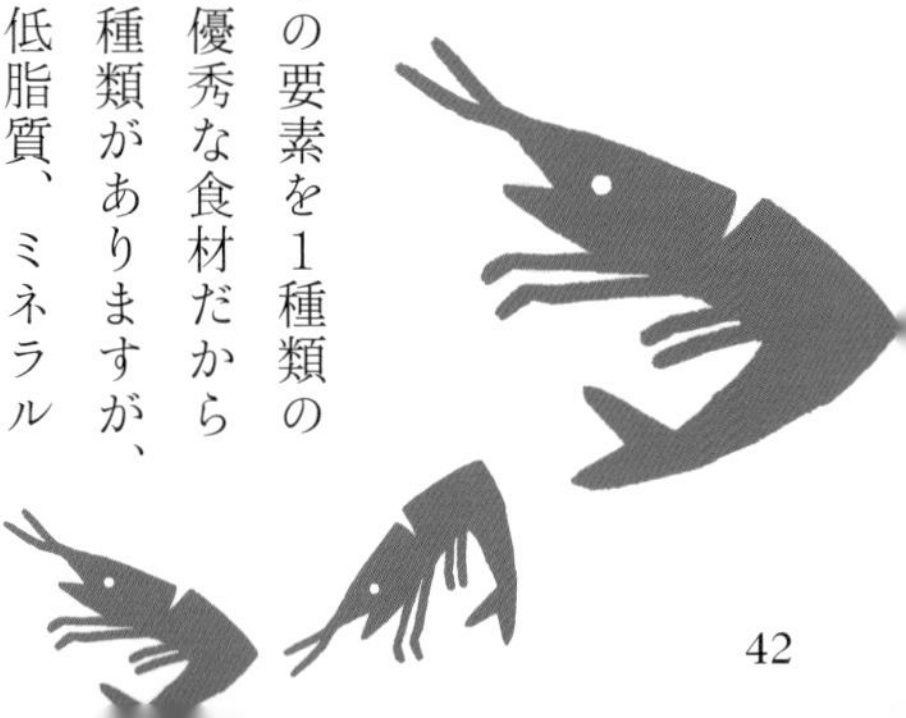

えびの味噌汁

材料（味噌汁の具）

えび＿ ２尾

ネギ ＿1/4本

作り方

1 味噌汁（免疫向上粉末出汁入り。26ページ参照）の具に、２尾のエビを入れ、通常通り味噌汁を作る。

2 仕上げに小口切りのネギを入れて完成。

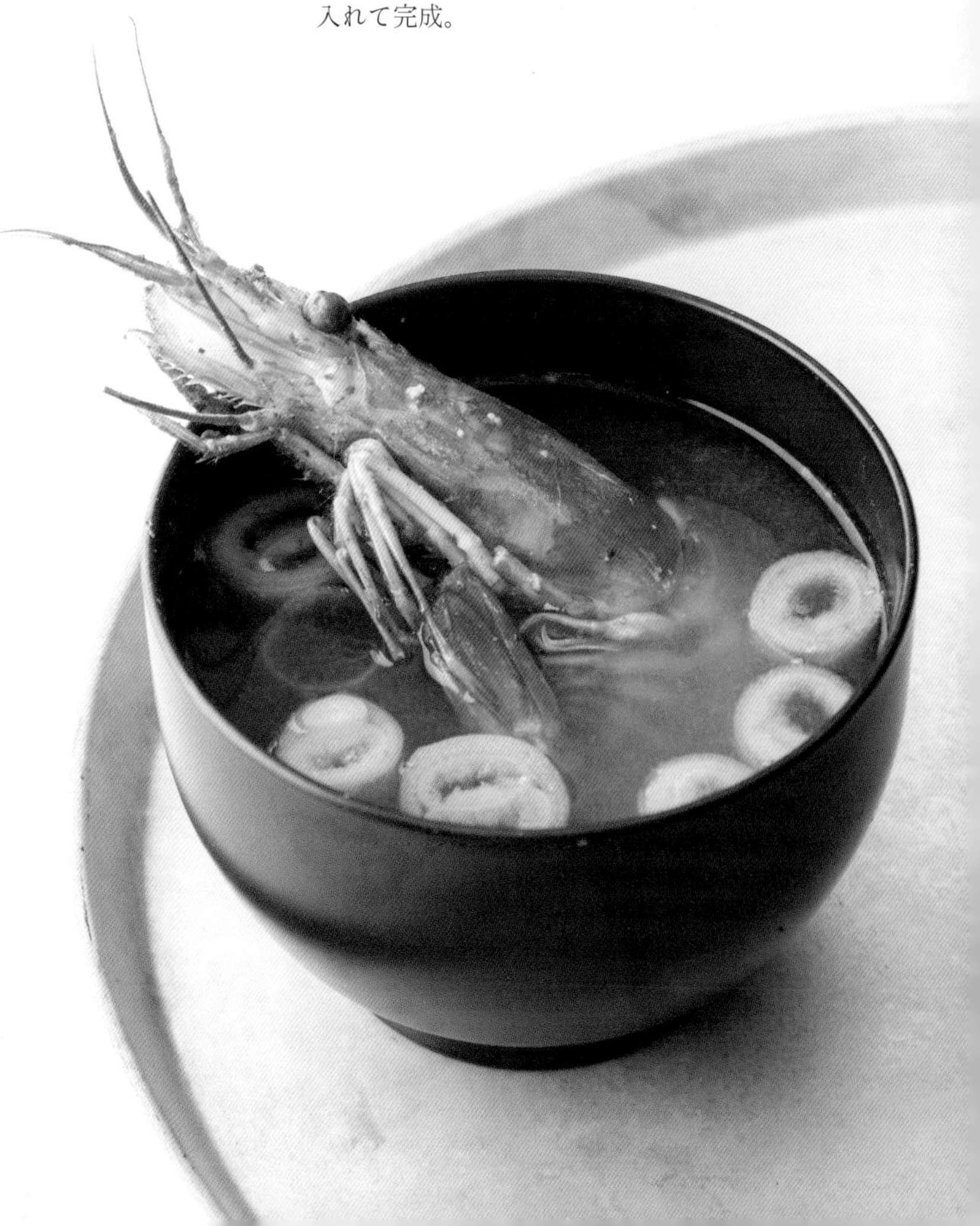

不安感、不眠

最低限必要な栄養素をもつ安定食

ゆで卵

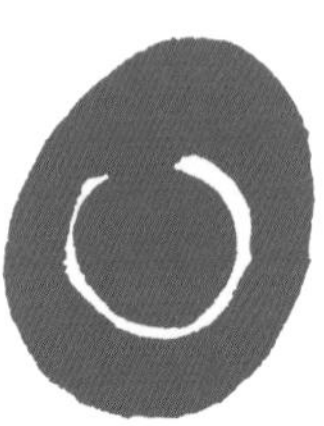

　訳もなく不安感が襲ってきたり、何日も続けて寝付くのに時間がかかったり、朝方目が覚めたり……。いつもと違う自分に気付くと不安や焦燥感は増し、悪循環から抜け出せなくなる人は多いと思います。原因となる事柄があるのであれば、その解決が必要ですが、どうしてこんな精神状態なのかの理由を考えることをやめることが、心の安定のために優先すべきことです。単純に脳の神経伝達物質の材料を補充すると改善するかもしれません。メンタルが弱いからではなく、栄養不足が理由であることが多いようです。

　そのために必要な食薬『卵』は、タンパク質、ビタミンＢ群、鉄、マグネシウム、亜鉛などミネラルなど心と体に最低限必要な栄養素をバランスよく含んでいます。ビタミンＣと食物繊維は含まれないので、たっぷりの薬味と合わせて食べることで、完全栄養食品となります。また薬味の香りは、気の巡りが改善するためストレスが多いときにも役立ちます。

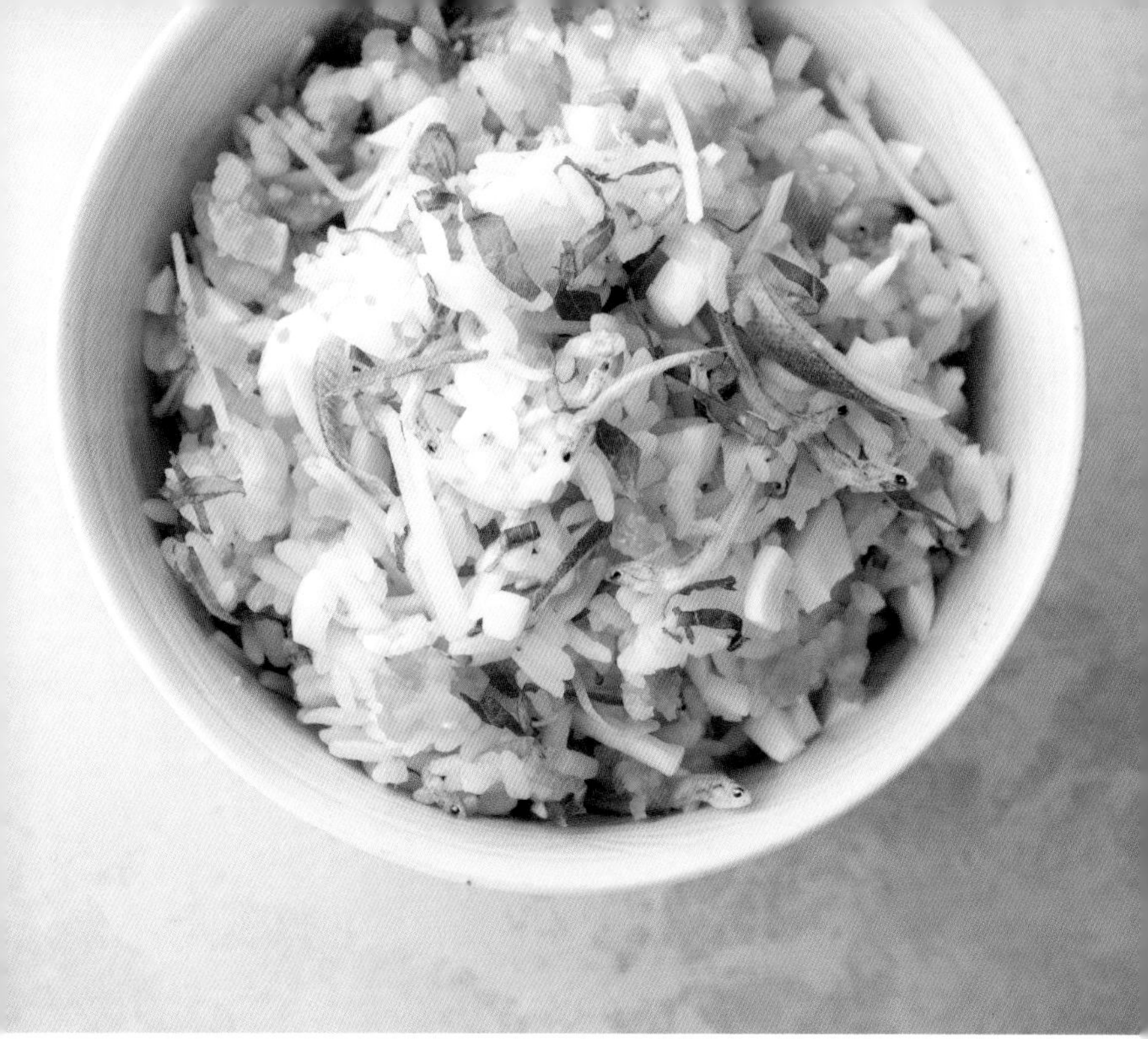

ゆで卵とじゃこのまぜごはん

材料

ゆで卵 __ 2個
じゃこ __ 大さじ2
ごはん __ 2人前
かつお節 __ 白ごま少々
大葉 __ 2枚
ミョウガ __ 1つ
生姜 __ お好みで
醬油 __ お好みで
塩・コショウ __ お好みで

作り方

1 ごはんに醬油、塩・コショウで味を付ける。

2 小さく刻んだゆで卵、ごま、かつお節、千切りにした大葉、ミョウガ、生姜をあえたら完成。

たちくらみ

最低限必要な栄養素をもつ安定食

目の前がまっくらになり、倒れそうになった経験がある女性は多いと思います。ただ、頻繁に起きるのは大問題です。よくあることだと決めつけずに治す必要があります。たちくらみは、脳への酸素供給量の低下や血圧の低下により起こります。その原因は、ヘモグロビンや貯蔵鉄（フェリチン）の量が不足していたり、自律神経の乱れなどの可能性も考えられます。酸素や栄養は、赤血球を介して全身を巡り体を元気にしていきます。そして、その赤血球の構成要因である鉄は、ミトコンドリアにも必要不可欠であるため、心と体の健康を支えている重要な物質です。

ひじき

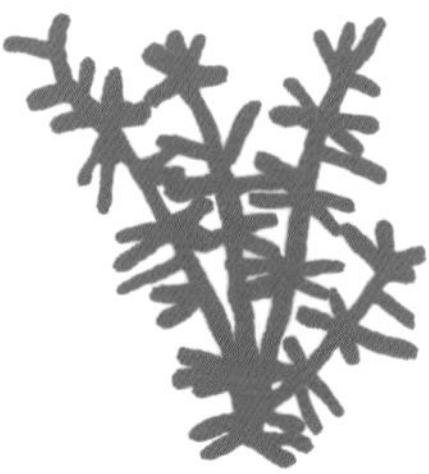

　たちくらみ改善に必要な食薬は『ひじき』です。吸収率の悪い非ヘム鉄を含みますが、腸内環境を整える食物繊維を多く含みます。腸内環境が悪いと鉄の摂取が害となることがあるため、食物繊維の摂取は大切です。吸収のよいヘム鉄を含む豚肉と一緒に取り入れましょう。

動悸・息切れ

赤血球の働きを高め、抗酸化作用で疲労回復

鶏肉

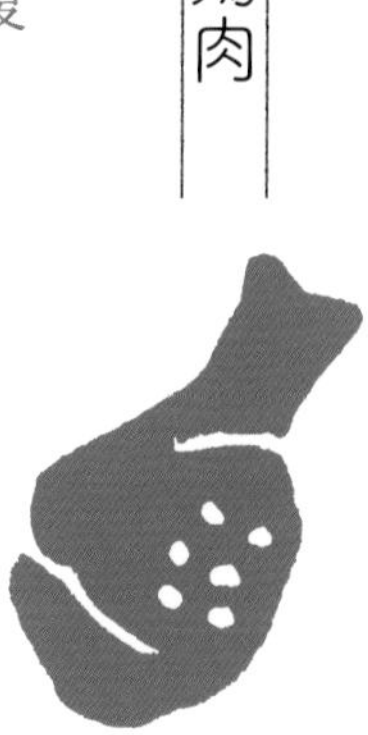

動悸・息切れは激しい運動をしたわけではないのに、普通に過ごしているときや眠りにつこうとしたときに胸がドキドキしたり、呼吸しづらくなる状態です。この症状がある人は意外と多く、重大な病気の場合もありますが、女性によく見られる鉄欠乏貧血の代表的な症状でもあります。全身への酸素の供給量が減り、全身の粘膜や皮膚の色が青白くなったり、爪がスプーン状に変形したり、氷などをかじりたくなったり、口内炎になったりという症状を併発することがあります。

その解決のために必要な食薬『鶏肉』は、赤血球に必要なタンパク質、ビタミンB群、鉄などを含みます。さらに、抗酸化作用があり疲労回復に役立つイミダゾールペプチドも多く含まれています。鉄は、吸収のよいヘム鉄ですが、ビタミンCを一緒にとることで吸収率がさらに上がります。早急に鉄を補うには、ビタミンCが豊富なピーマンやパプリカと一緒にとるのがおすすめです。

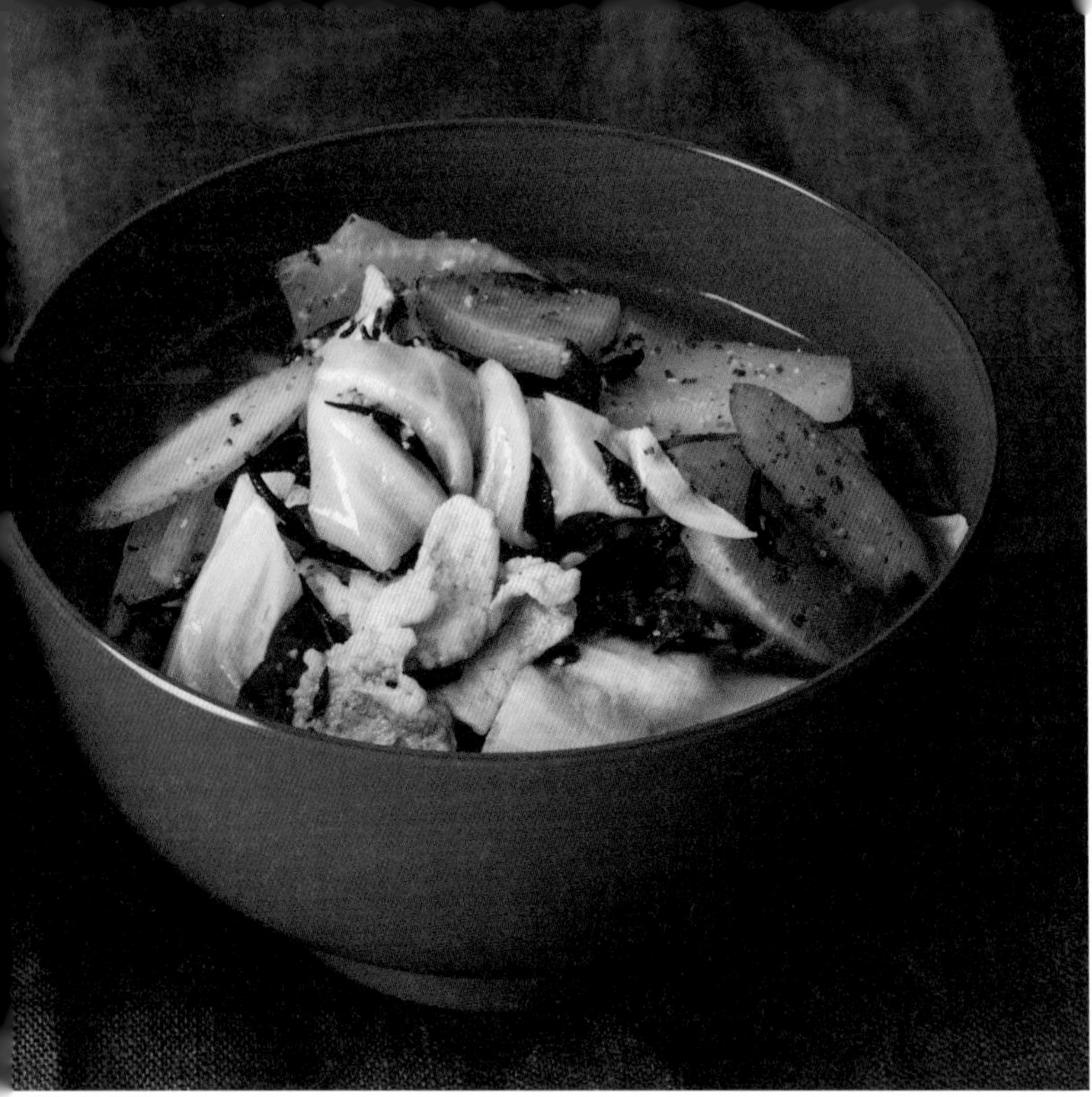

たちくらみ

ひじきたっぷり豚汁

材料（味噌汁の具）

ひじき＿大さじ１

キャベツ＿２、３枚

豚ばら肉＿100g

人参＿1/4本

生姜＿１片

ゴボウ＿各1/4本

大根＿３cm

作り方

1 生姜はスライスし他の野菜は食べやすいサイズにカットする。

2 材料をすべて入れて、通常の味噌汁（免疫向上粉末出汁入り。26ページ参照）を作る手順で作り煮込む。

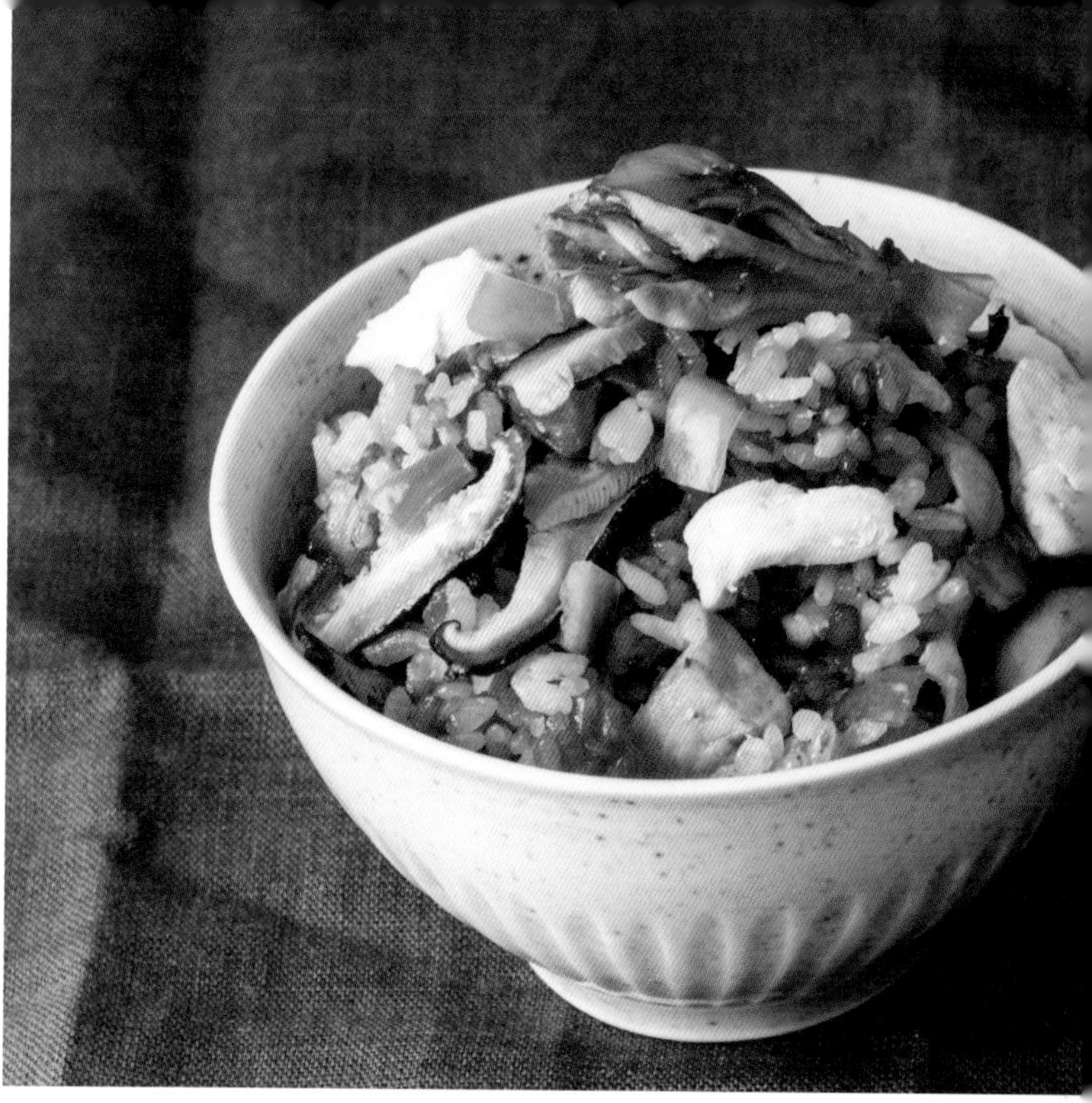

動悸・息切れ

鶏肉とピーマンの炊き込みごはん

材料

ささみまたは皮を取った胸肉＿150g
　下味：醤油小さじ1、酒小さじ1
ピーマン＿1個
まいたけ＿1パック
干し椎茸スライス＿15g
米＿2合
みりん＿大さじ1
醤油＿大さじ3
酒＿大さじ1
塩＿お好みで

作り方

1 下味をつけた鶏肉とまいたけを細かく切る。

2 炊飯器に米と調味料を入れ、分量まで水を入れたら、上に**1**と干し椎茸をのせて炊く。

3 炊けたら7～8㎜角に切ったピーマンを混ぜて蒸らす。

抜け毛

高タンパク、低脂質、高タウリンで髪美人

タコ

ふと排水溝や床、枕元を見ると、いつもよりも多い抜け毛を発見したり、髪の毛をとかす櫛《くし》に抜け毛がたくさんからみついていたりしないでしょうか？　漢方では、髪の毛は血の余りとされ、血の不足は多くの不調の種と考えられています。そのため、なんとなく不調を感じている人で抜け毛が多い人の場合には、抜け毛を減らすことは不調を減らすことにつながります。

その解決のために必要な食薬『タコ』は、高タンパク低脂質でタウリンを多く含む特徴があります。タウリンは、IGF－1という成長因子を増やし、発毛の成長サイクルを整えたり血行を促進したりと、髪の毛の健康に役立ちます。また、同じく高タンパク低脂質である枝豆にはイソフラボンが含まれますが、薄毛の原因となる5αリダクターゼを抑制する働きがあります。タコと枝豆の2つの食材で血を補いながら髪の毛の発育を助けていきます。

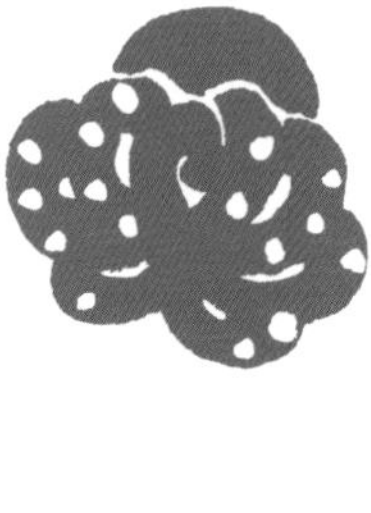

タコと枝豆ごはん

材料

米＿ 2合
ボイルタコ＿ 150g
生姜＿ 1片
枝豆＿ 100g
醤油＿大さじ1/2
ナンプラー＿大さじ1/2
みりん＿大さじ1/2
かつお節＿ 2つまみ

作り方

1 炊飯器に米と調味料を入れ、分量まで水を入れる。

2 食べやすい大きさに切ったタコ、千切りにした生姜、枝豆を**1**に入れて炊く。

3 器に盛り付けたら、かつお節をのせる。

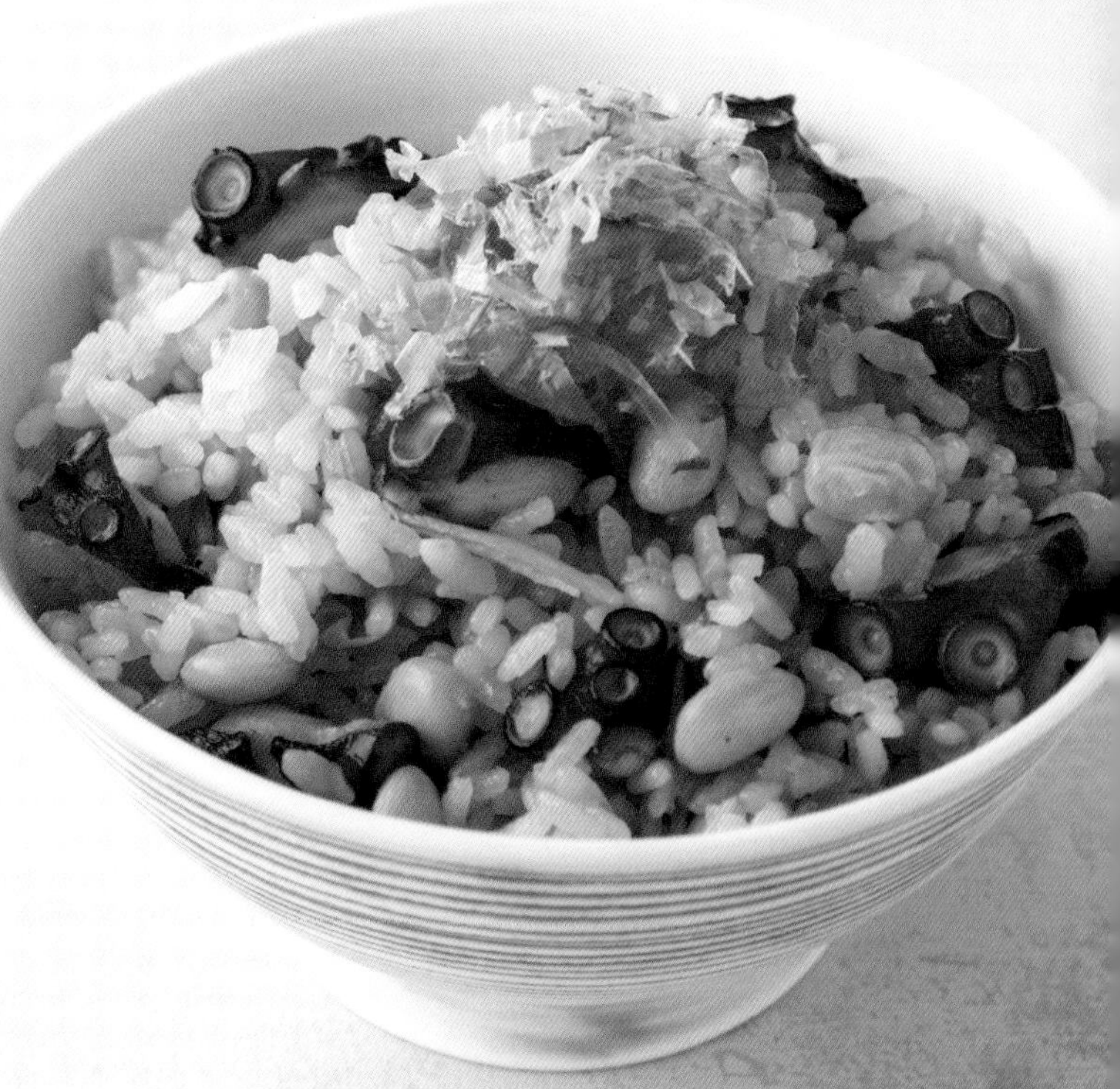

爪がわれる

「気血水」すべてを補う救世主

　洗髪時に爪の割れ目に髪の毛が引っかかったり、硬い容器を開けようとしたら爪にひびが入ったり、二枚爪になったりなど、爪の異常を感じることはないでしょうか。生活するために便利な働きをする爪ですが、爪は健康のバロメーターとしての役割をしています。つまり、体の栄養状態が悪いともろくなります。爪に異変が見られるときには、体内組成が乱れ何かが不足して、体が弱っていたり老化していることを表します。（爪の異変は感染症や糖尿病、薬の副作用など違った原因もあります。）

　その解決に役立つ食薬『あさり』は、爪の健康に必要な鉄、亜鉛などのミネラル、ビタミンB群、タンパク質を多く含んでいます。「気血水」すべてを補う働きがあるので、体が弱っていて何から補ったらよいかわからないときには、あさりの温かい味噌汁に消化管粘膜を強化する昆布をプラスして食べるのがおすすめです。

あさり

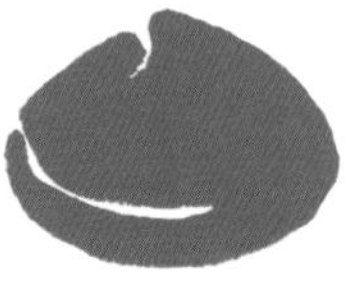

あさりの味噌汁

材料（味噌汁の具）
あさり＿100g
とろろ昆布＿２つまみ

作り方

1 味噌汁（免疫向上粉末出汁入り。26ページ参照）の具にあさりを入れ、通常通り味噌汁を作る。

2 とろろ昆布を入れて完成。

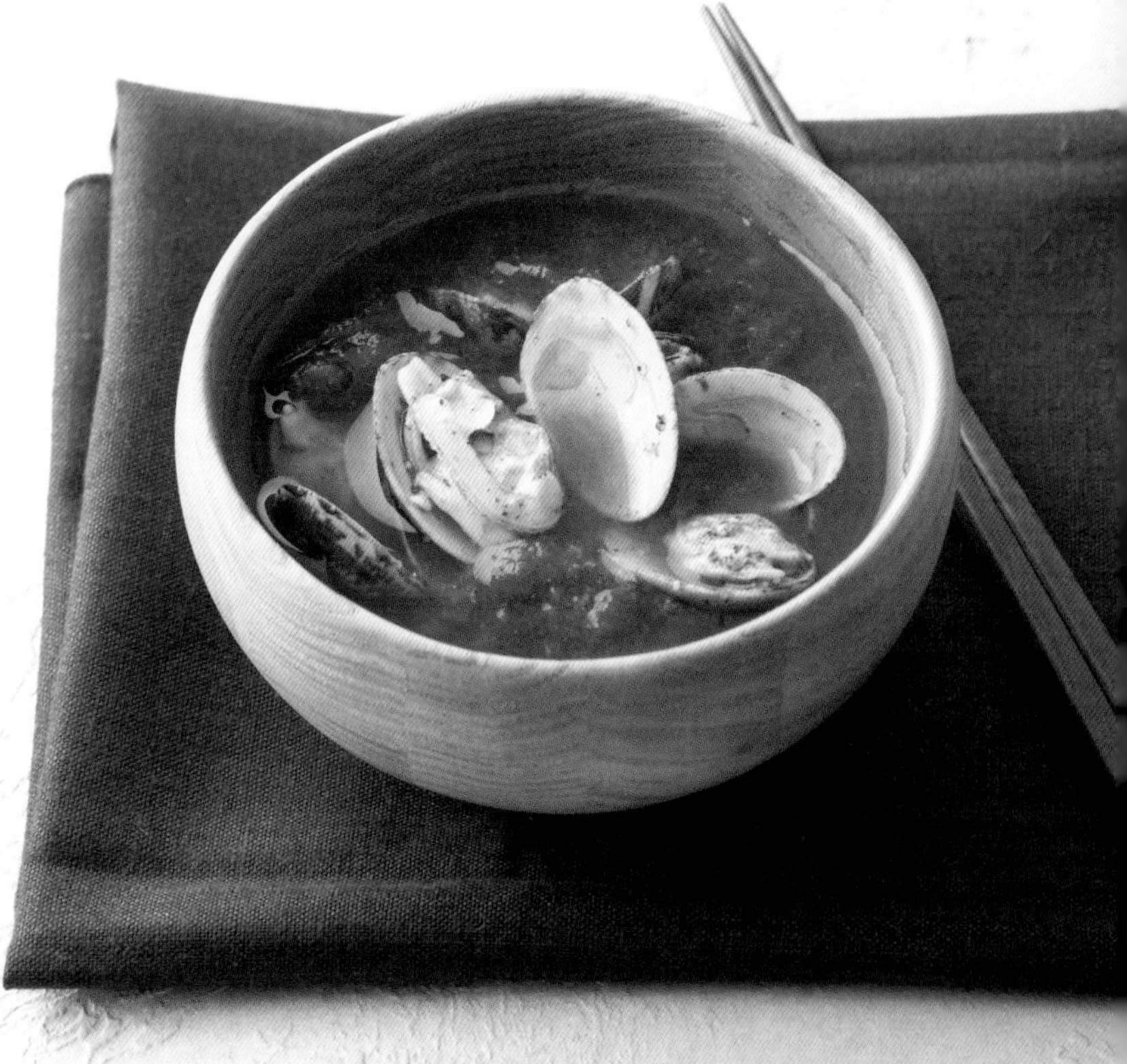

第1章

消化補助食品

食べ物を体にとって有益なものとして活用するためには、消化しなければなりません。そのときに負担になるのは、食材の種類・食べ方・温度などの要素です。食事の内容次第では、せっかくの食事も体の栄養にならずに害になることも。また、胃の調子が悪いときに何を食べようと悩むことがあるかもしれませんが、そんな日にはアミラーゼやキャベジンを含む食材やスパイスで消化を助けたり、水溶性食物繊維を含む食材で消化管粘膜を修復しましょう。

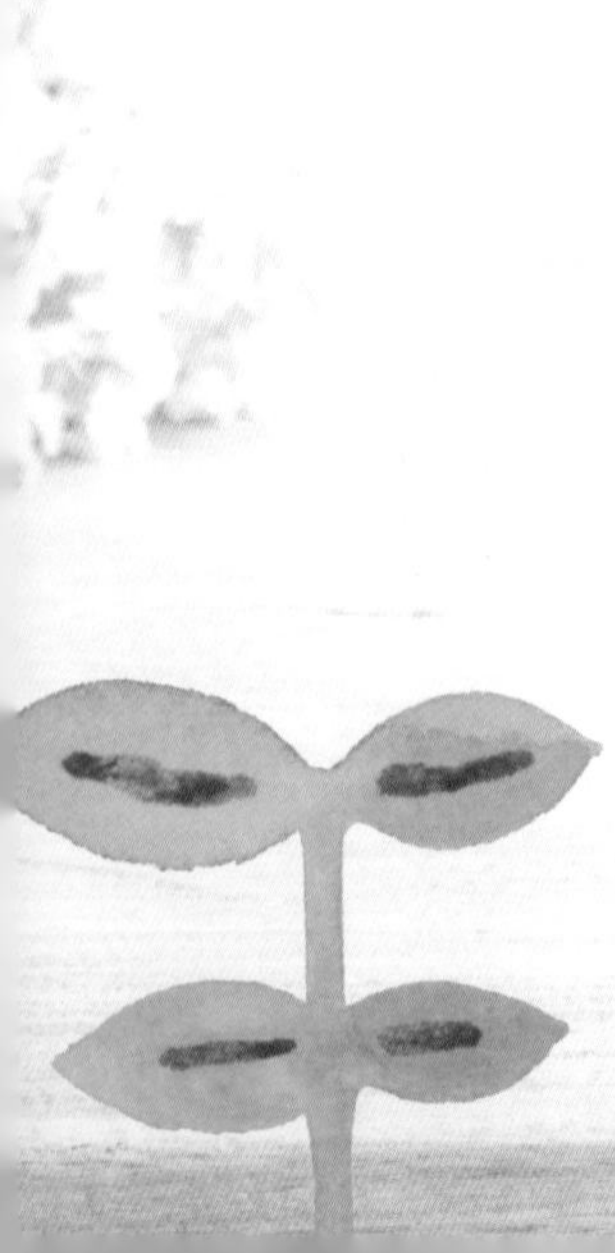

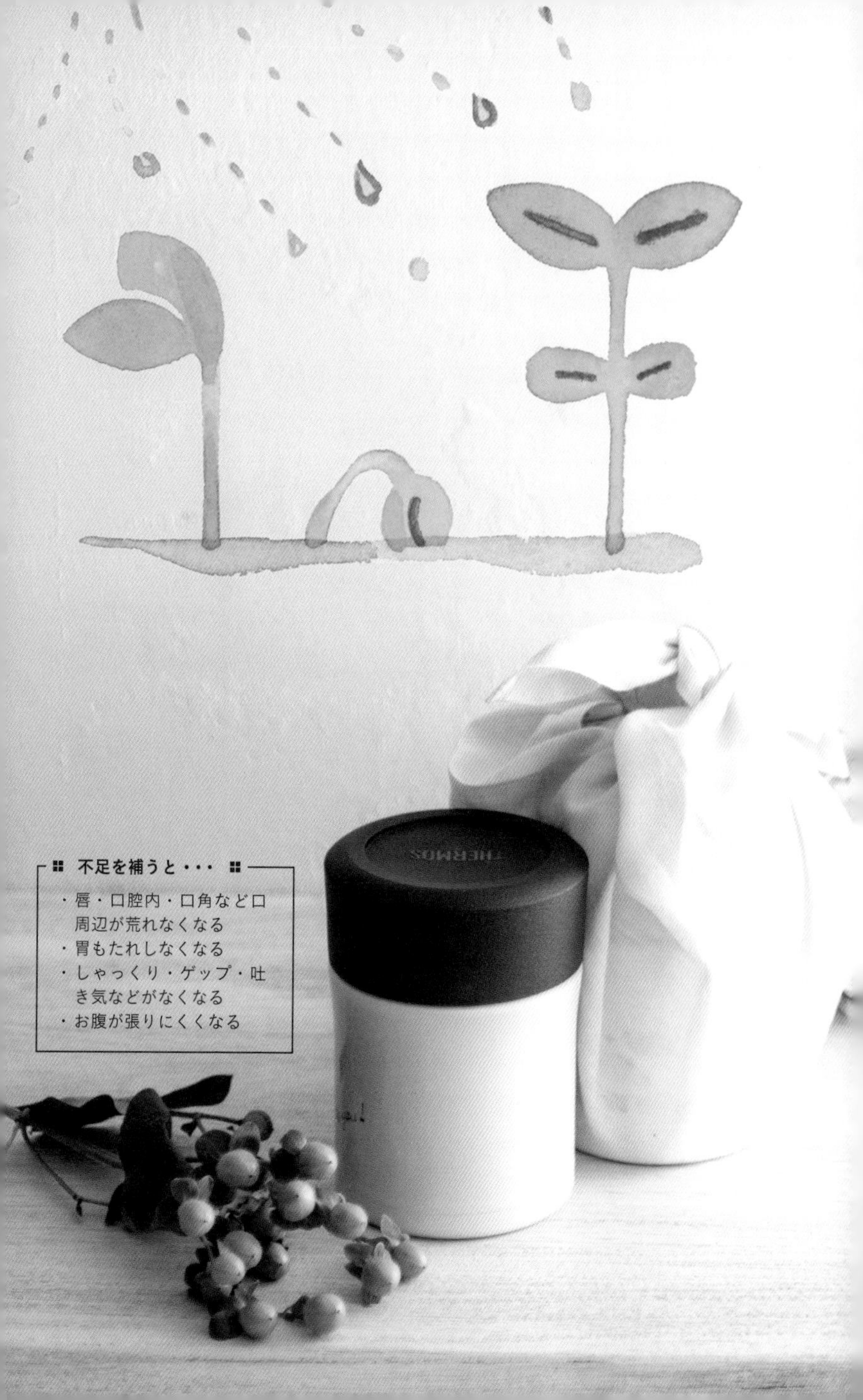

不足を補うと・・・

- 唇・口腔内・口角など口周辺が荒れなくなる
- 胃もたれしなくなる
- しゃっくり・ゲップ・吐き気などがなくなる
- お腹が張りにくくなる

ステップ1

消化補助食品

東：胃腸の働きが悪くなった状態「脾気虚」の改善。

漢：半夏瀉心湯《はんげしゃしんとう》

西：食べ物をスムーズに消化し、効率的に利用する。

栄：アミラーゼ・ビタミンU（キャベジン）・ファイトケミカル（スパイス）

消化の働きを整え、栄養の吸収を改善

漢方治療では、様々な症状が複数存在するときに優先するのが胃腸の働きの低下を意味する『脾気虚《ひききょ》』の改善です。なぜかというと『脾気虚』になると、消化の働きが弱く、食べたものが体内で効率よく活用できていないからです。そのため、『脾気虚』は健康に欠かせない『気血水』の不足を招きます。そして、漢方では心と体に必要なものが不足する『気血両虚』や胃粘膜が弱く、食欲がなくなったり、胃に違和感を感じる『胃陰虚《いいんきょ》』が起こると考えます。また、食欲がなくなったり、胃の不快感を感じると自然と食事がセーブされるため栄養不足が深刻化します。さらに、スタミナがつきそうな食事を無理にたくさん食べると胃腸の働きにダメージを与えることも。

そこでこれを一品で改善できるように構成されているのが「消化補助食品」で

す。温かいスープに消化を助ける栄養を詰め込んでいます。

・消化を助けるあたたかいスープ

スープの出汁の調味料をご紹介します。一度にまとめて作り、冷凍しておくとスープはもちろんお肉料理、お魚料理など様々な料理の万能調味料となります。スープの具材としては、食べ物をスムーズに消化し、効率的に利用できるようにアミラーゼ・ビタミンU（キャベジン）・ファイトケミカル（スパイス）など消化管の粘膜を修復し体への負担を減らす水溶性食物繊維を選んでいます。具材のみを参考にしても大丈夫です。

ベース料理の効果

免疫向上万能調味料

消化機能が適切に働くためには、胃の中の温度が約37度が理想的とされています。そのため、消化を促進する生姜とニンニクと塩麹をベースにした、温かいスープでお腹を温めます。ただ、刺激になることもあるので量は体の状態に合わせて調整してくださいね。

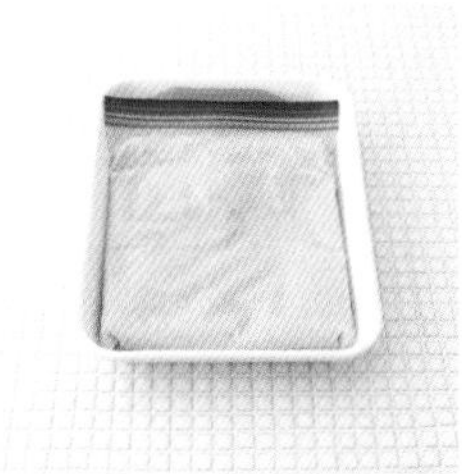

（材料と作り方は27ページ参照）
1人前は、免疫向上万能調味料大さじ1に対し、お湯200〜250ml。醤油やナンプラーで味を調えればスープのベースができる。この調味料は、他の料理にも。大量に作って冷凍保存しておくと便利。

そのつど作る場合

2人前は、水500ml、塩麹大さじ2、すりおろし生姜大さじ1、すりおろしニンニク小さじ1をひと煮立ちさせ、塩・コショウ・醤油、ナンプラーで味を調える。

唇の乾燥

胃の負担を軽くし、炎症を抑えて艶唇

顔全体の印象は唇で決まると言われているほど、唇は大切なパーツです。しかし、カサカサと乾燥した唇の皮が邪魔をして口紅やグロスの色にムラができたりすると、印象は不健康そうに見えたり、清潔感がないように感じさせてしまいます。唇をなめすぎたり、紫外線、合わない口紅を使ったりする外的な刺激によっても唇は荒れてしまいますが、胃に負担がかかっているときや、皮膚や粘膜の形成に必要なビタミンB群やビタミンC、βカロテンなどの栄養素が不足していても唇は乾燥します。

この解決に役立つ食薬『キャベツ』は、ビタミンU（キャベジン）や食物繊維が豊富で消化の働きを助けます。また、スルフォラファンを含み、抗酸化作用・抗糖化作用があり、炎症を抑える働きも期待できます。皮膚や粘膜の形成に必要なビタミンB群を多く含むささみやβカロテンを多く含むパプリカやピーマンと一緒にとるのがおすすめです。

キャベツ

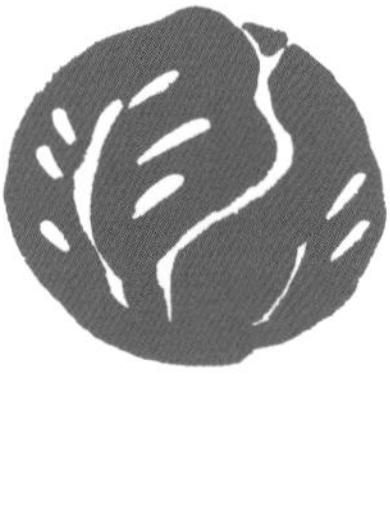

キャベツとささみのスープ

材料（スープの具）

キャベツ＿5枚
ささみ＿2本
パプリカ＿半分

作り方

1 スープ（免疫向上万能調味料入り。27、57ページ参照）にちぎったキャベツ、一口大に切ったささみ、細切りにしたパプリカを入れる。
2 仕上げにあらびき胡椒をふりかける。

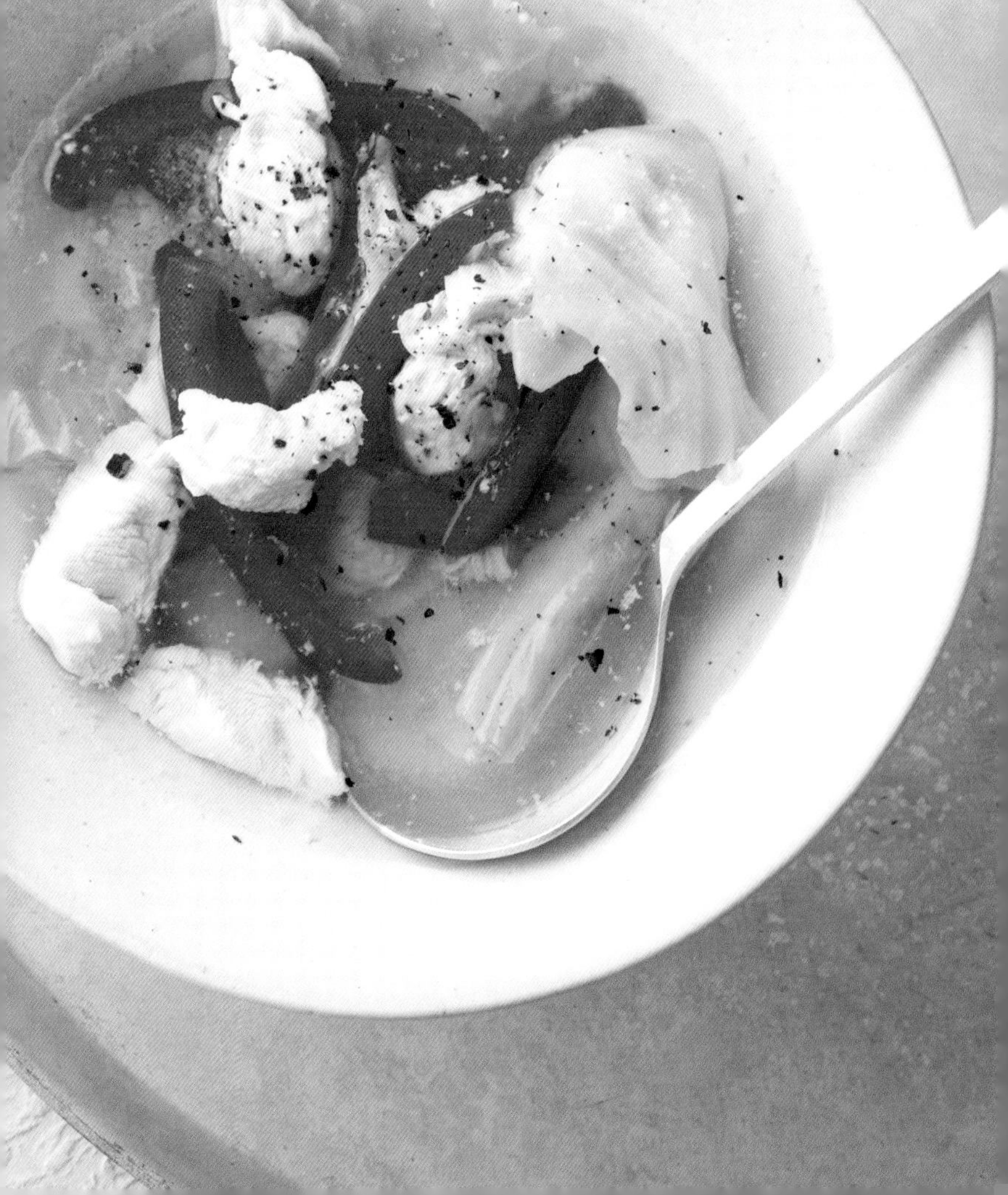

胃もたれ・胃痛

マンナンが
胃の粘膜をすばやく修復

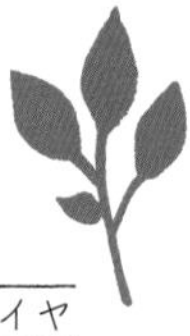
モロヘイヤ

胃がもたれて重く感じたり、痛みを感じるときには、行動を制御したくなり、気分がさえないですよね。早急に解決したいときの食薬は『モロヘイヤ』。モロヘイヤに含まれる食物繊維マンナンは胃の粘膜を修復し、腸内環境を整えます。また、βカロテンが消化管の粘膜の修復を助けます。胃に優しく栄養満点の卵をあわせるのがおすすめ。半熟卵が一番栄養の吸収率が上がります。

食べすぎ

皮ごとすりおろして
食べすぎた胃を守る

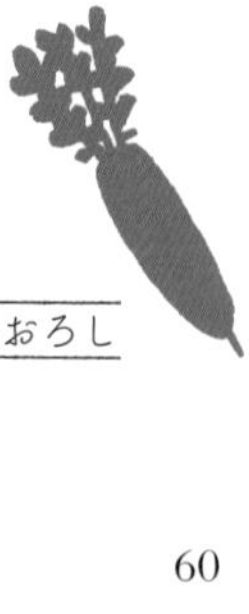
大根おろし

外食やイベントで、その場の雰囲気にのまれて自分のキャパ以上に食べてしまうことはないでしょうか。翌朝まで胃に食べ物が残った感覚になることもあるかもしれません。そんなときに役立つ食薬は『大根おろし』です。大根には消化を助けるアミラーゼ、抗酸化・抗糖化作用があり炎症を抑えるイソチオシアネートが含まれます。皮ごとすりおろして大根おろしにすると栄養の吸収が高まります。

食欲の低下

ほっこり優しく胃腸をサポート

食欲があるのは元気の証拠です。しかし､具合が悪いとき、ストレスが多いとき、胃腸の調子が悪いとき、お酒を飲みすぎたとき、生理中など食欲の低下を感じたことが、みなさん一度はあると思います。たまにならよいのですが、常に食欲がない場合には、栄養不足を生じやすく、疲れやすかったり、便秘になりやすかったり、風邪を引きやすかったり、体が冷えやすくなったりしてしまいます。そのため、食欲のなさは代謝や免疫の低下など体の弱さに比例してしまいます。

蕪

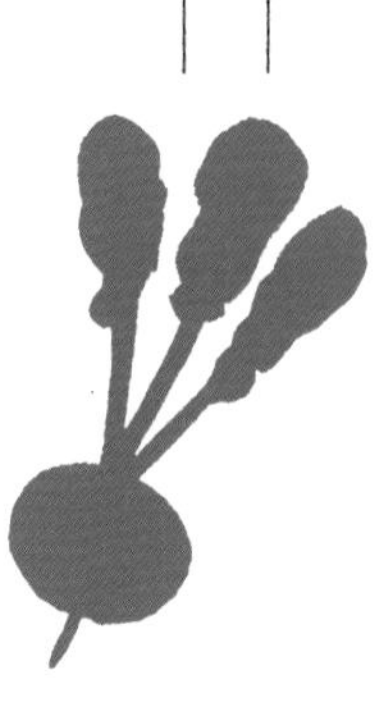

そんな食欲の低下を解決する食薬は『蕪《かぶ》』です。消化を助けるアミラーゼを含み、葉の部分には消化管の粘膜の修復に役立つβカロテンが非常に多く含まれています。そこに、免疫の働きを補い体を強くするビタミンDを含む干し椎茸などをあわせてとるのがおすすめです。

食欲の低下

蕪のスープ

材料（スープの具）

蕪＿１個

干し椎茸スライス＿50g

塩・コショウ＿各少々

作り方

1 蕪を皮ごとくし形に８等分にし、椎茸と一緒にスープ（免疫向上万能調味料入り。27、57ページ参照）に入れ、煮込む。

2 塩・コショウで味を調える。

胃もたれ・胃痛

モロヘイヤと卵のスープ

材料（スープの具）

モロヘイヤ＿１袋

卵＿２個

ゆずの皮＿少々

作り方

1 刻んだモロヘイヤを入れたスープ（免疫向上万能調味料入り。27、57ページ参照）を作る。

2 溶き卵を入れる。

3 千切りにしたゆずの皮を添える。

食べすぎ

大根おろしのスープ

材料（スープの具）

大根おろし＿50g

かつお節＿２つまみ

とろろ昆布＿２つまみ

青ネギ＿少々

作り方

1 スープ（免疫向上万能調味料入り。27、57ページ参照）に大根おろし、かつお節、とろろ昆布を入れる。

2 小口切りにした青ネギを散らして完成。

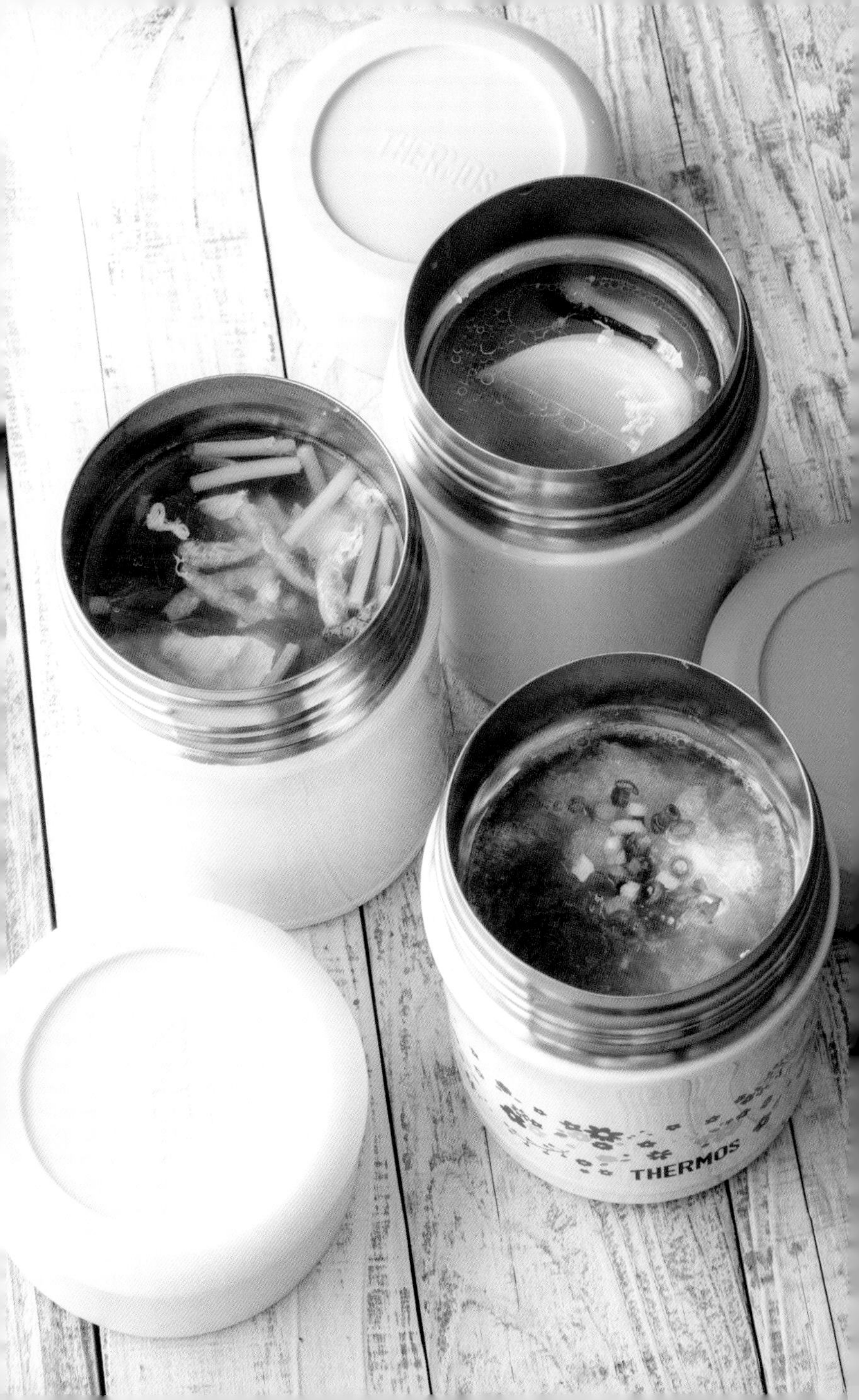
THERMOS

しゃっくり・ゲップ

漢方にも使われる、気を整えるスパイス

最近しゃっくりやゲップの回数が増えているということはないでしょうか。しゃっくりは、横隔膜《おうかくまく》の痙攣《けいれん》により起こっていますが、明確な原因はわかっていないようです。しかし、漢方では『気逆《きぎゃく》』といって、『脾・胃・肺・肝』などが弱り『気』が逆流していると、しゃっくりやゲップが起こりやすいと考えられています。食前食後にかかわらず起こりますが、特に、お腹いっぱい食べ、胃に負担がかかったり、熱いものや刺激物、お酒などを飲んだりしたときなどに起こりやすいとされています。

　そんなときの食薬『クローブ』は、抗酸化作用の高いオイゲノールを含み、消化の働きを助け、腹痛、お腹の張りも解消してくれます。気を整える働きがあり、漢方では、しゃっくりの治療に使われています。スパイシーな香りを優しく中和し、腸も整える甘い玉ねぎと出汁が出る椎茸を一緒に取り入れるのがおすすめです。

クローブ

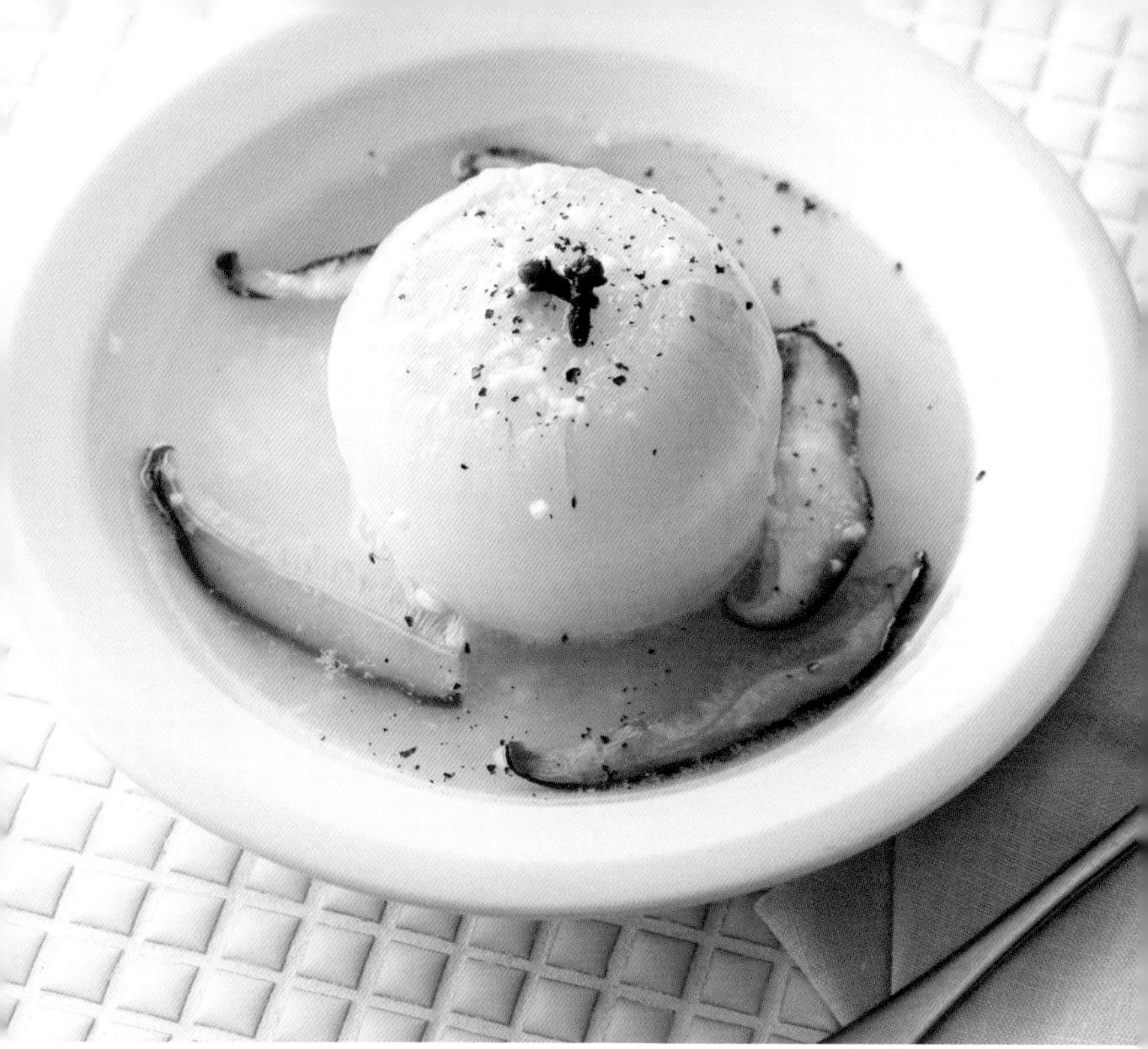

クローブ香る玉ねぎのスパイススープ

材料（スープの具）

玉ねぎ ＿ 2個
干ししいたけスライス ＿ 5g
クローブ ＿ 少々
粗挽きペッパー ＿ 少々
ローリエ ＿ 2～3枚

作り方

1 玉ねぎの皮をむく。（時短のためにラップで包み、電子レンジ600wで3分程度加熱してもOK。）

2 スープ（免疫向上万能調味料入り。27、57ページ参照）に**1**と椎茸、クローブ、ペッパー、ローリエを入れ、火が通れば完成。

口内炎・口角炎

消化器系へすばやくダイレクトにアプローチ

食事をするのも億劫になる口内炎。大きな食べ物を食べると口角が裂けてしまいそうな口角炎。口内炎は外からはわかりませんが、口角炎は見た目にも不健康なだらしない人であるような印象を与えてしまいます。どちらも胃腸の状態が悪く、栄養の吸収が悪いときに起こりやすいものです。栄養ドリンクで治そうとする方も多いですが、胃腸を整えながら栄養補給を心掛ける食事をとる方が根本的にアプローチできるため早期解決を期待できます。

そんなときの食薬は『昆布』です。消化器系の粘膜を修復してくれる水溶性食物繊維を豊富に含む昆布は、同じく水溶性食物繊維を多く含むオクラと一緒にとって相乗効果を発揮させましょう。そして、栄養補給には消化に負担がかからずバランスよく栄養素を含む卵や豆腐を一緒にとるのがおすすめです。

昆布

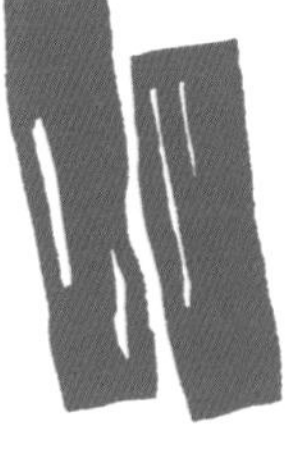

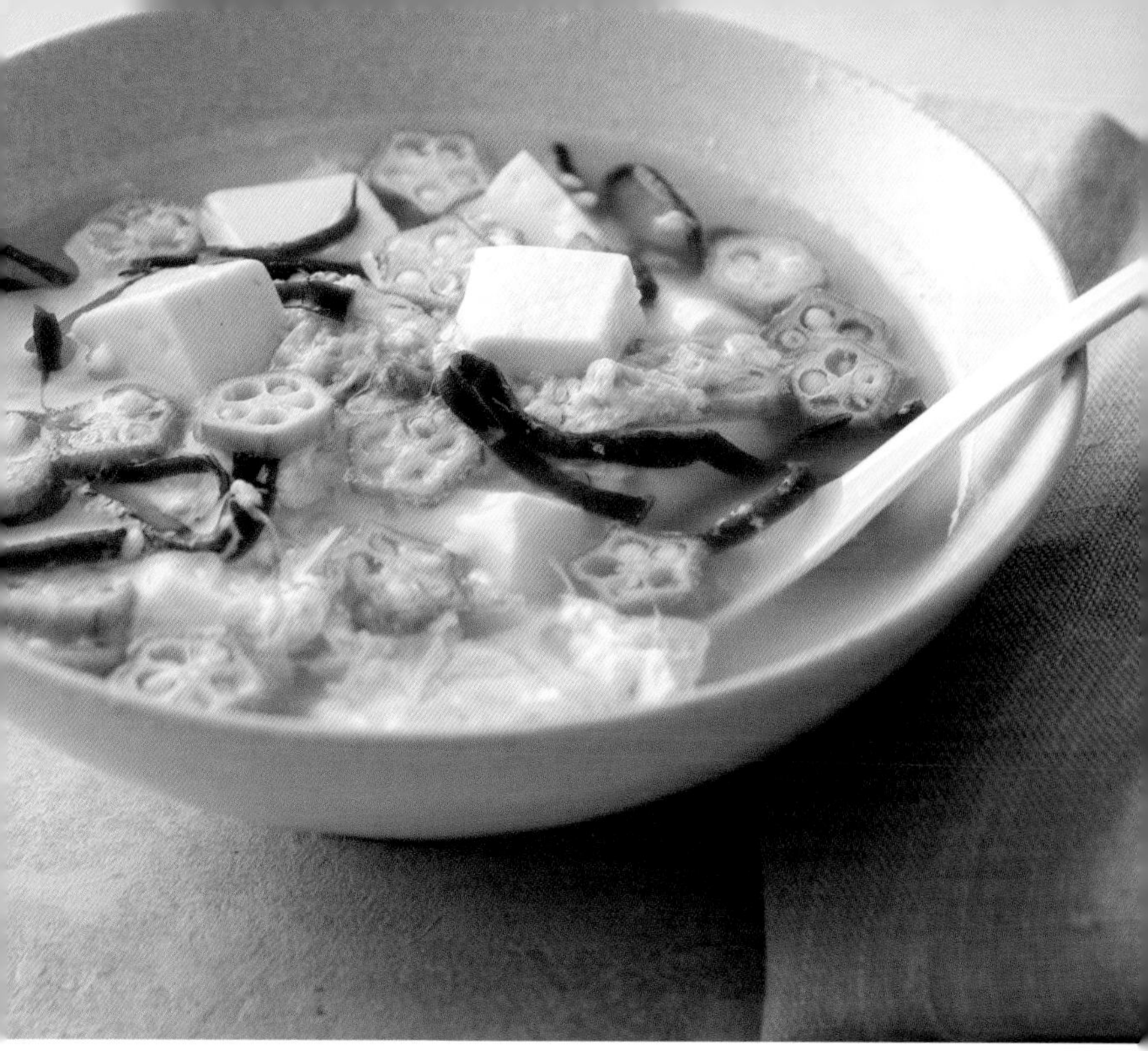

昆布とオクラのスープ

材料（スープの具）

昆布＿ 6センチ

オクラ＿ 4本

豆腐＿ 200g

卵＿ 2個

作り方

1 昆布を細く切り、オクラを小口切りにし、豆腐を2cm角に切ってスープ（免疫向上万能調味料入り。27、57ページ参照）を作る。

2 溶き卵を回し入れて完成。

第2章

整腸食品

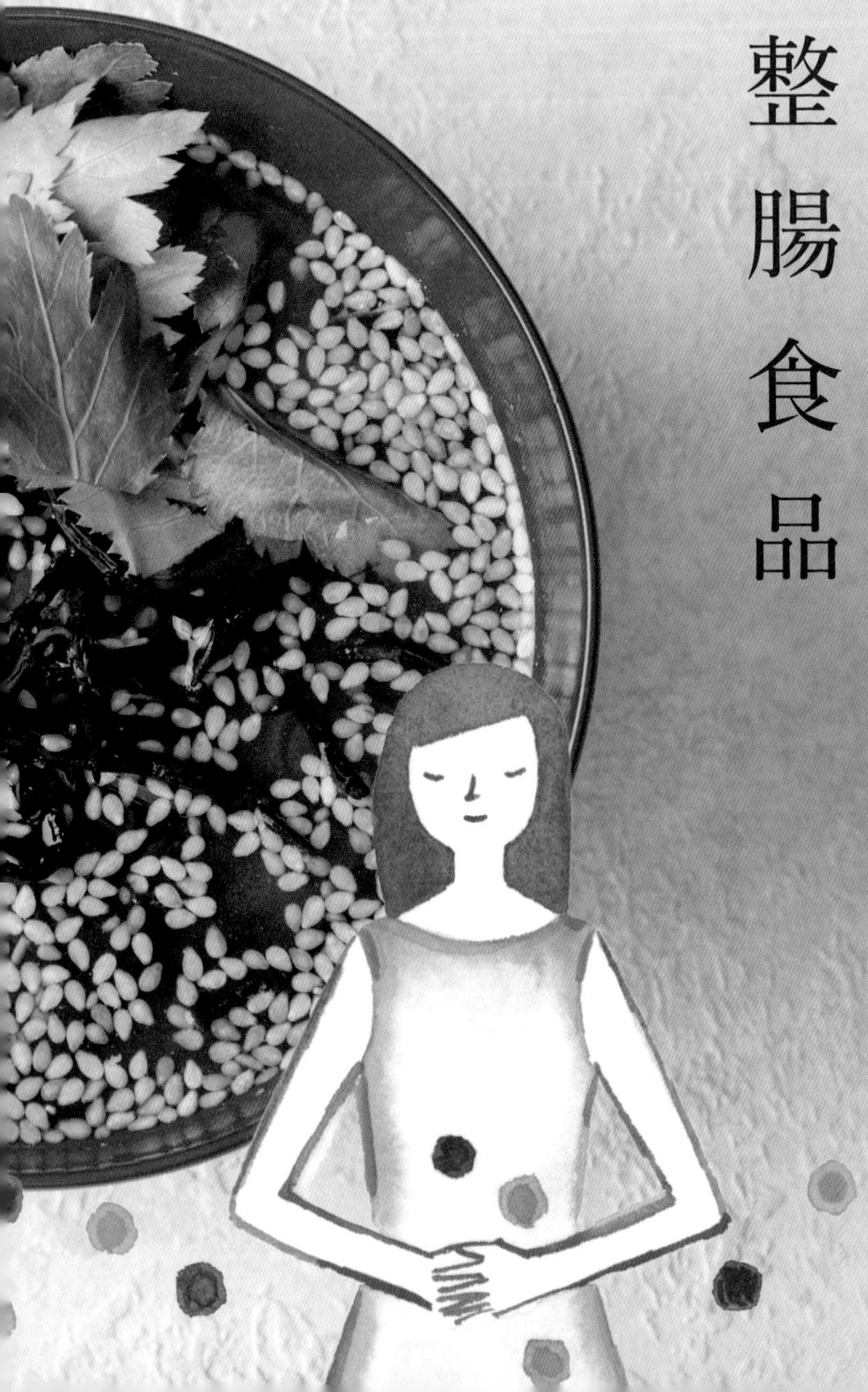

腸と免疫、腸と脳、腸と肝臓など様々な臓器との関連性が今や明らかになってきています。腸内環境が整っていることは、健康であることの必要条件とも言えます。そして、食事の種類の中でも腸が整いやすいのは和食ですが、中でもダントツで腸によい料理といえば、味噌汁！　さらに整腸作用を強化するために重要なポイントがあります。それは「食べられる粉末出汁」を使って腸内の悪玉菌撃退、腸壁を強化、免疫向上の要素をグンとアップさせることです。発酵食品、水溶性と不溶性の食物繊維を取り入れていきましょう。

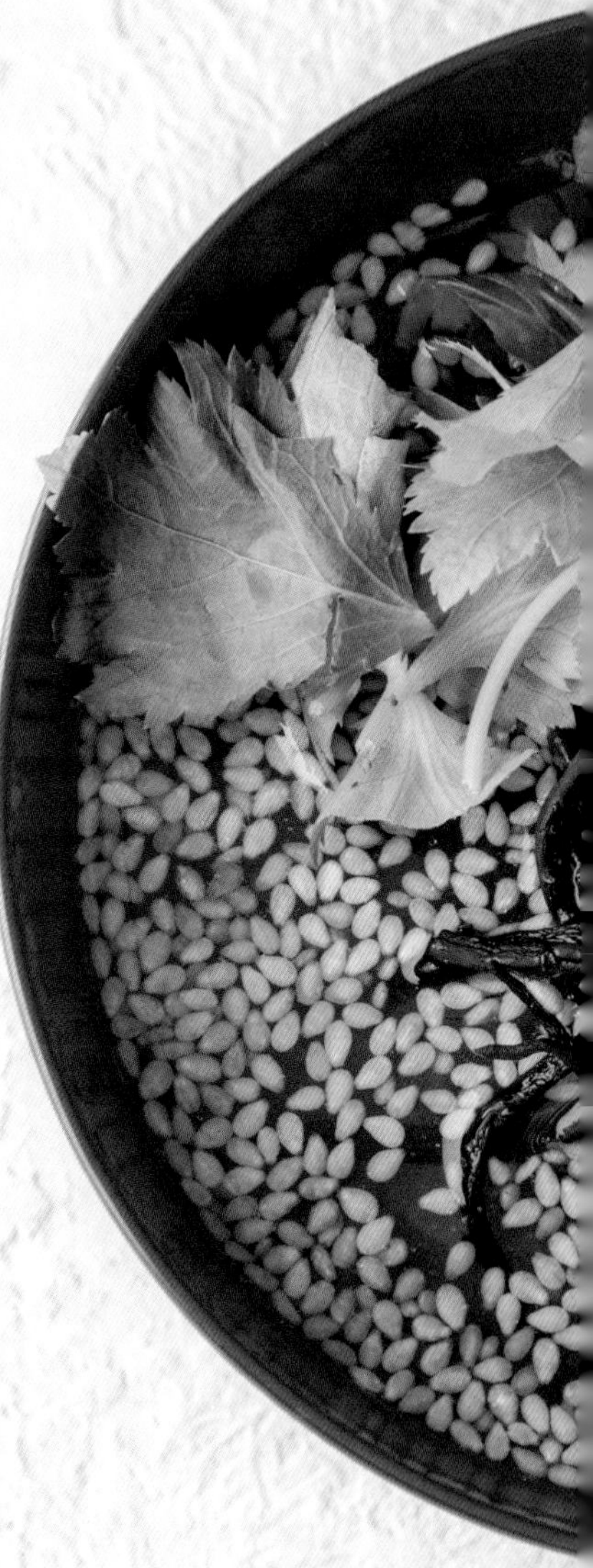

不足を補うと・・・

- 便秘が解消される、残便感がなくなる
- おならが臭くなくなる
- お腹が張らなくなる
- 肌荒れやアレルギーを起こしにくくなる
- メンタルが安定する

ステップ 2

整腸食品

腸から体を整え、毒素を便から排泄

漢方では、体にたまる余分なものを『痰湿《たんしつ》』と呼びますが、長期間停滞し炎症を起こすものに変わると『湿熱《しつねつ》』と呼びます。食べ物は通常体に必要な『気血水』を補うために取り入れますが、胃腸に負担のかかる食事は、食べ物が『気血水』となるのではなく、体にとって余分で害となる『痰湿』や『湿熱』となることがあります。これにより生じた熱は、臓腑の中でも特に『肝・胆・胃・肺・心・小腸・膀胱《ぼうこう》・大腸』と全身的に影響し、心身ともに不調を感じさせてしまいます。

そこで、腸への負担を軽減し、毒素や老廃物を排泄するように構成されているのが〝整腸食品〟です。

東：体の炎症「湿熱」を取り除く。
漢：桃核承気湯《とうかくじょうきとう》
西：老廃物や毒素を便でスムーズに排泄できるようにする。
栄：発酵食品・水溶性食物繊維・不溶性食物繊維

・腸の健康を守る味噌汁

『湿熱』を一品で改善できるように構成されているのが〝整腸食品〟です。腸を整える発酵調味料を使った味噌汁に、腸のことを考えた食材をトッピングします。味噌汁のベースの調味料として粉末の免疫向上粉末出汁をご紹介しますが、一度まとめて作り保存しておくと、味噌汁以外にもスープやふりかけ、ドレッシングなどにもアレンジできます。味噌汁の具材には、水溶性・不溶性の食物繊維を多く含むものを選んでいるので、具材の参考にしてもよいです。また、免疫向上粉末出汁には整腸作用に加え抗菌・活血作用をもつスパイスも隠し味で使われています。腸は、腸肝循環、脳腸相関、腸管免疫など多方面との連携があり健康を維持しています。腸の健康を守ることは優先事項です。

デザートに。オリゴ糖の効果

本書では血糖値が上がりにくく、腸内で善玉菌の餌となり腸内環境を整えるオリゴ糖を甘味料として使っています。オリゴ糖を多く含む果物や野菜からの甘味をお菓子や料理に生かすことで、砂糖を使う頻度を減らすことができます。

ベース料理の効果

免疫向上粉末出汁

発酵調味料の味噌に免疫を強化するものをいっぱい詰め込んだ免疫向上粉末出汁を使いましょう。便秘やお腹の張り、下痢など腸の悩みだけではなく、抵抗力がついたり、精神も整いやすくなり体調が安定しやすくなります。

〈ベース料理〉
免疫向上粉末出汁

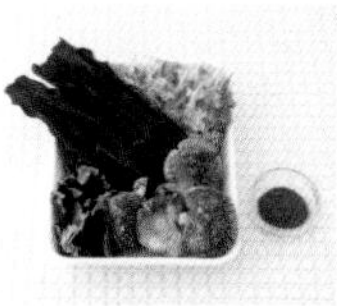

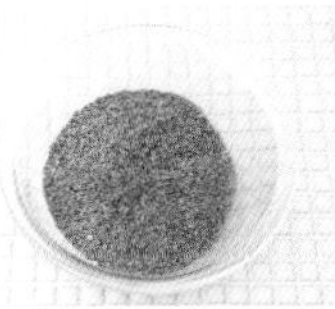

（材料と作り方は26ページ参照）
味噌汁なら水400mlあたり、免疫向上粉末出汁大さじ1/2〜1、味噌は大さじ1〜2。ドレッシング（93ページ）のアレンジで使っても。

便秘

腸活のマスト食材を食べ合わせでさらに補強

便秘薬で便を出していませんか？　まったく出ないよりは、少しでも出たほうがよいという極論で考えると便秘薬は必要です。しかし、自主的に腸が動き、腸内環境が整うことで便通が促されて排便するのでなければ、健康的とは言えません。

便秘薬は乱用しやすいので注意が必要です。便秘の種類には慢性的なものや急性的なものがあり、原因も大腸、直腸そのものの疾患、自律神経の乱れ、貧血によるものなど、様々なケースがあります。

こんにゃく

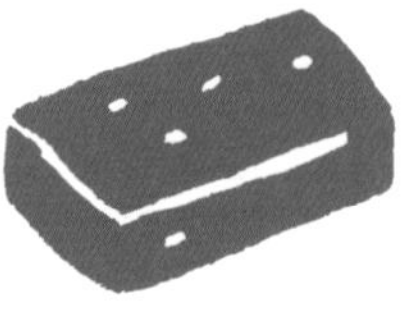

そこで、便秘解消の食薬には『こんにゃく』を使います。便秘解消には、不溶性食物繊維と水溶性食物繊維がバランスよく必要で、こんにゃくには不溶性食物繊維が多く含まれます。そのため、水溶性食物繊維ペクチンを含有するトマトを一緒にとりましょう。さらに、貧血により便秘に陥る場合もあるため、血を補うタンパク質、ビタミンB群、ミネラルを多く含む豚肉をあわせることもおすすめです。

膨満感

腸の蠕動《ぜんどう》運動を促すありがたい保存食

そこまでたくさん食べてないのにお腹がパンパンに張ってしまうことはないでしょうか。ガスがたまっている感じで、おならが出たとしても、またすぐにお腹が張ってしまうときはかなり不快です。原因として機能性ディスペプシアや逆流性食道炎、呑気《どんき》症、過敏性腸症候群などの疾患があることも考えられますが、単純に食べすぎ、飲みすぎ、緊張やストレス、早食い、便秘などの一時的なことに原因がある場合が多いのです。

切り干し大根

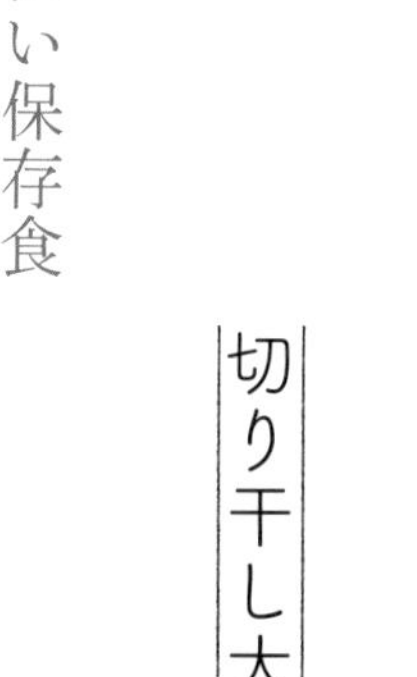

そんなときには、食薬に『切り干し大根』を取り入れてみましょう。切干大根は、腸の蠕動運動を促します。水にさらし、水分を絞ってから調理する人がいますが、切干大根に含まれるうまみやカルシウム、鉄、カリウムなどの栄養素が出てしまうので、水にさらさずに汚れを軽く洗い流す程度に下処理をしましょう。切り干し大根は不溶性の食物繊維が多いので、水溶性の食物繊維を多く含むワカメと一緒に食べるのがおすすめです。

便秘

こんにゃくたっぷりトマト豚汁

材料（味噌汁の具）

トマト＿ 1個
こんにゃく＿1/2枚
玉ねぎ＿1/4個
豚肉＿ 100g
大根＿ 3㎝
しめじ＿1/4
生姜＿おこのみで

作り方

1 トマト、こんにゃく、玉ねぎ、豚肉、大根、しめじをおこのみの大きさにカットし、味噌汁（免疫向上粉末出汁入り。26、71ページ参照）を作る。

2 おこのみですりおろした生姜を入れて完成。

膨満感

切り干し大根とワカメの味噌汁

材料（味噌汁の具）

切干大根＿ 5g
ワカメ＿ 2つまみ
高野豆腐＿ 1枚

作り方

1 高野豆腐を水に戻し、水を絞ってから一口大にカットする。

2 **1**と切り干し大根、ワカメを具材にして味噌汁（免疫向上粉末出汁入り。26、71ページ参照）を作る。

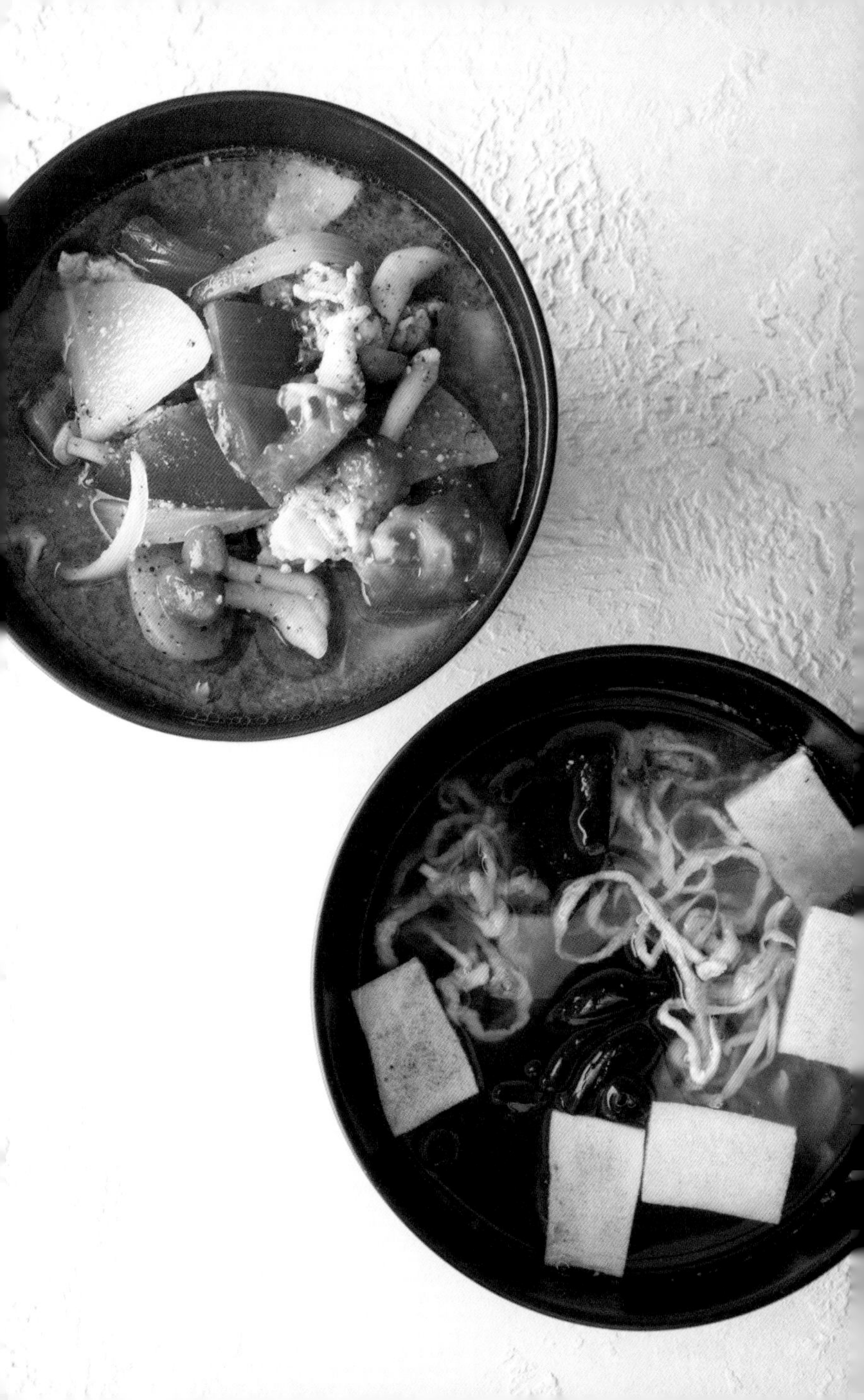

下痢

お腹に効いて、エイジングケアにも働く

山芋

お腹がキューっと痛くなり、トイレに駆け込みたくなるときってありますね。食べすぎた、お腹が冷えた、緊張した、出勤前、生理中などにお腹が緩くなり下痢や軟便に悩む人は、意外と多いと思います。漢方では、長期的に続く下痢は、『腎』の働きを低下させ体内の電解質・ホルモンのバランスを乱し、疲れやすく老化を促すとされています。

そんなときに使う代表的な食薬は『山芋』です。消化を助けるアミラーゼを含み、さらにネバネバ成分が胃壁や腸壁を強化してくれます。また、ホルモン分泌を整えるジオスゲニンを含み、『腎』の働きを助けてエイジングケアに働く山芋は『山薬《さんやく》』と呼ばれ、漢方薬にも使われています。山芋は、加熱しない方が栄養が壊れません。そこに、殺菌作用があり、腸内の悪玉菌の増殖を抑制し、消化の働きを助ける梅干しをあわせるのがおすすめです。

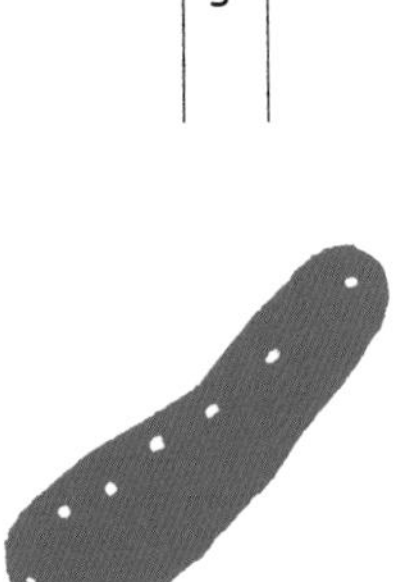

山かけ味噌汁

材料（味噌汁の具）

山芋＿５cm程度（100g）

梅干し＿２個

大葉＿３枚

作り方

1　味噌汁（免疫向上粉末出汁入り。26、71ページ参照）を作る。

2　袋に入れてたたいた山芋とたたいた梅干しを**1**の仕上げに入れる。

3　刻んだ大葉を添える

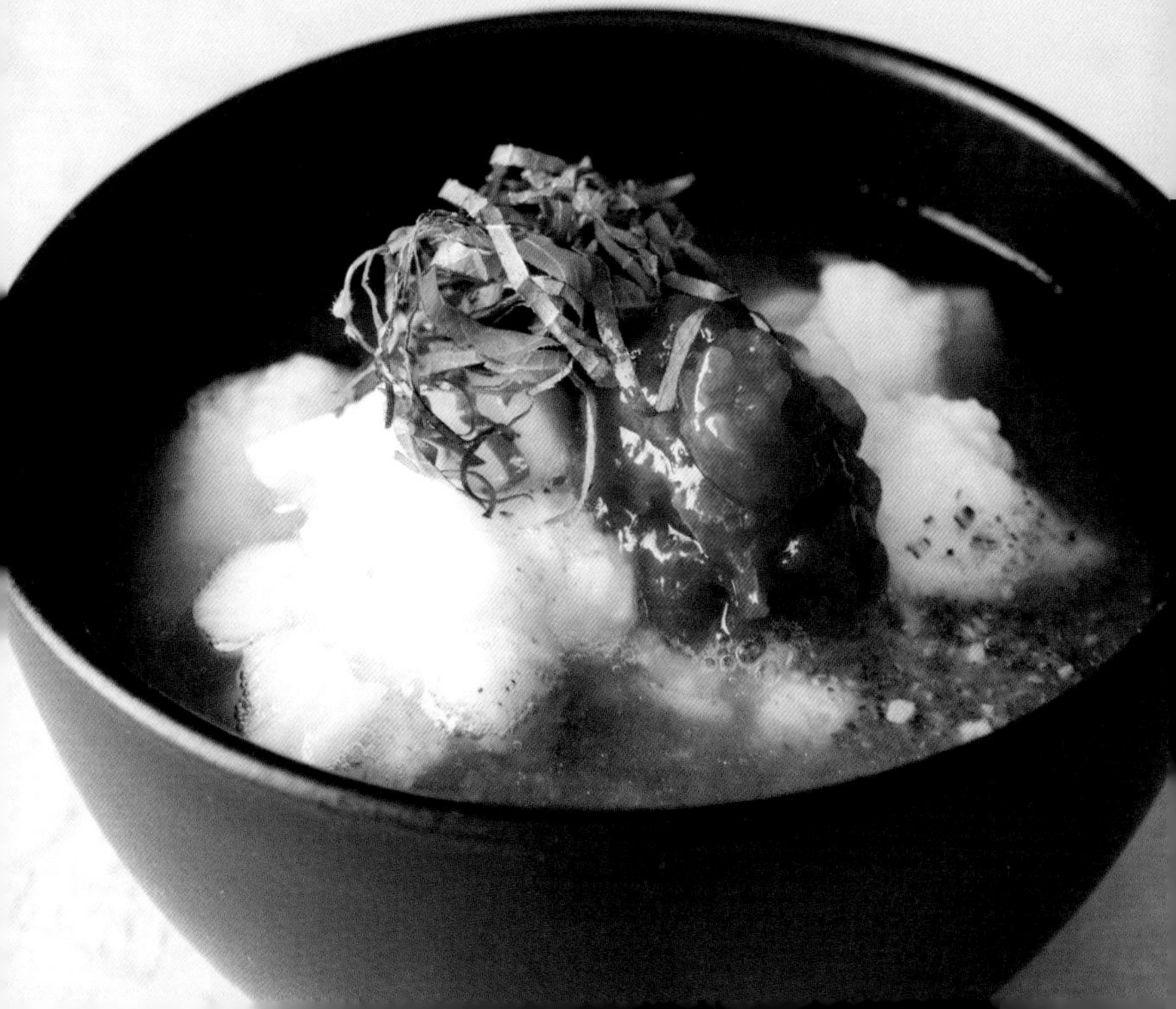

おならが臭い

ニオイの元、悪玉菌を食物繊維で減らす

いつもよりおならがくさいときってありませんか？　おならの中の約3割は、腸内で善玉菌や悪玉菌により作られていると言われています。食事そのもののニオイがきついこともありますが、おならが臭いときには腸内での悪玉菌の増殖が考えられます。「あ、最近のおならは臭いな」で終わらせるのではなく、腸内環境の乱れを認識し糖質脂質の過剰摂取を控え、食物繊維や発酵食品を意識的にとるようにしましょう。

ゴボウ

そんなときに役立つ食薬は『ゴボウ』です。ゴボウは、水溶性と不溶性の食物繊維がバランスよく含まれていて、さらに腸内の細菌叢の状態を整えることにも役立ちます。ただ、通常から便秘がひどい場合には、不溶性の食物繊維のとりすぎは便秘を悪化させることがあるので、加減をして取り入れましょう。

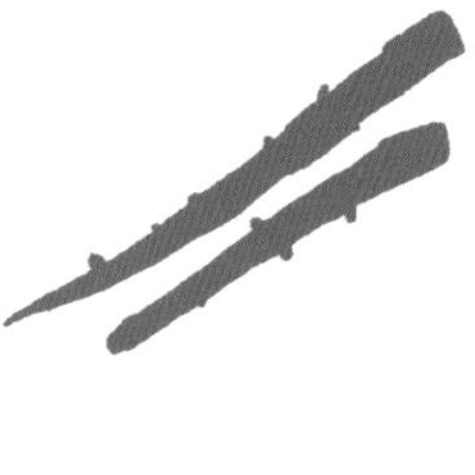

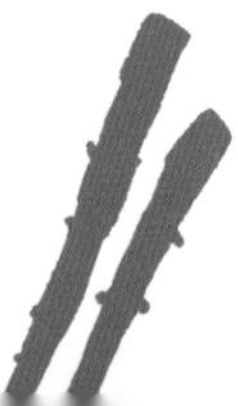

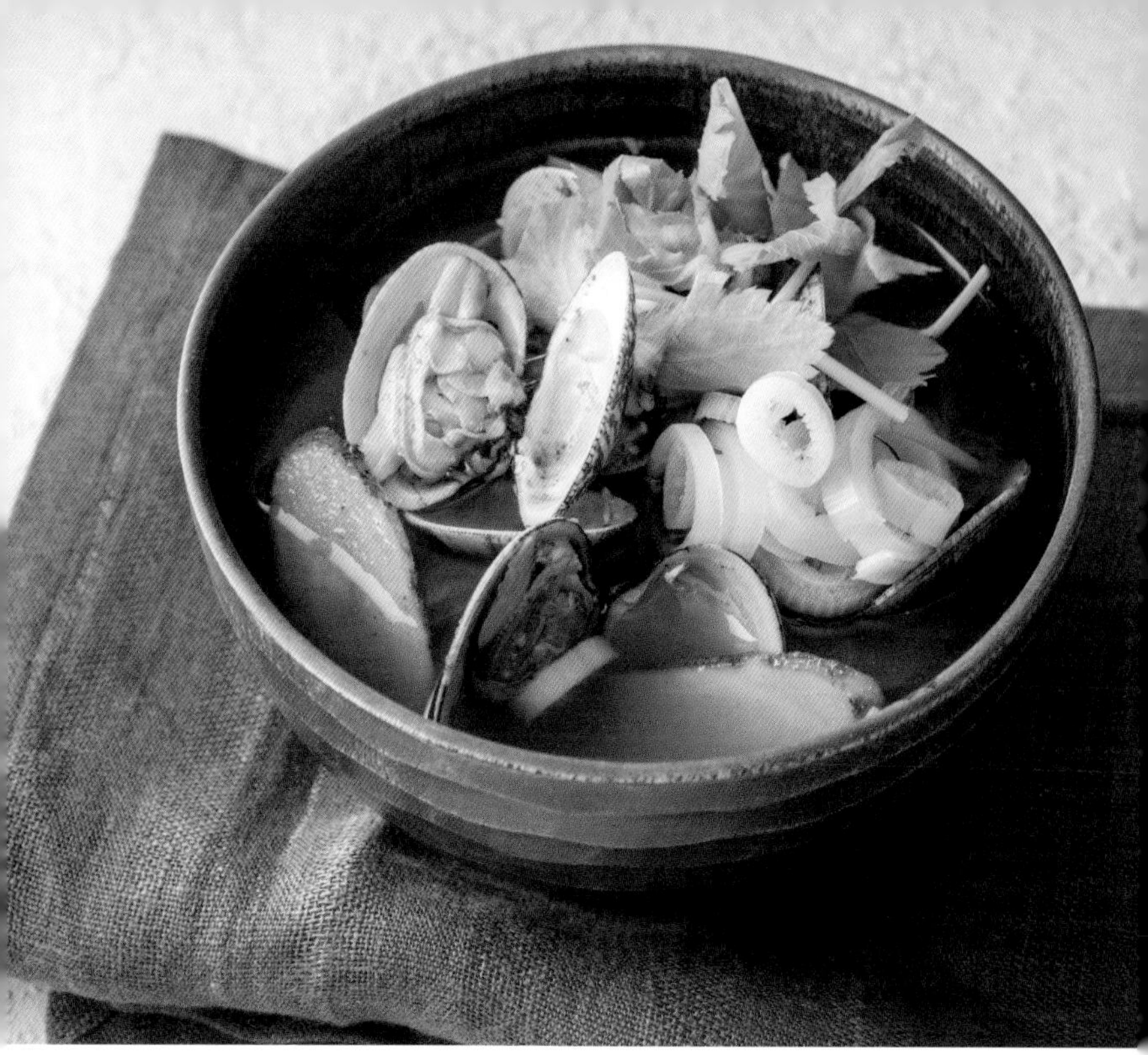

ゴボウとアサリの味噌汁

材料（味噌汁の具）

ゴボウ＿1/2本

アサリ＿100g

三つ葉＿適量

ネギ＿適量

作り方

1 ゴボウは斜めに薄くスライスし、アサリは砂抜きをする。三つ葉は食べやすい大きさに切る。

2 **1**の具材を使って味噌汁（免疫向上粉末出汁入り。26、71ページ参照）を作り、ネギを添える。

残便感

キノコ類の中でトップクラスの整腸力

なめこ

便通が毎日あったとしても、なんだかスッキリしなかったり、お腹の張りが残っていたり、食欲が落ちたりということがあれば、腸の動きが不十分で隠れ便秘になっている状態です。排便のない日があったとしても、出る日にスッキリと排便することの方が理想です。毎日便通があるから便秘ではないと思っていても残便感があるのであれば、腸内環境に問題があるのです。

そんなときの食薬は『なめこ』です。

なめこは、キノコ類の中でもヌルヌルしているのでわかると思いますが、これは水溶性食物繊維です。腸を動かすために必要な水溶性食物繊維の量は、キノコ類の中でトップクラスです。同じくヌルヌルとした特徴をもち水溶性食物繊維を多く含むオクラを一緒に取り入れて、便をツルっとスッキリ自力で排泄できるようになりましょう。

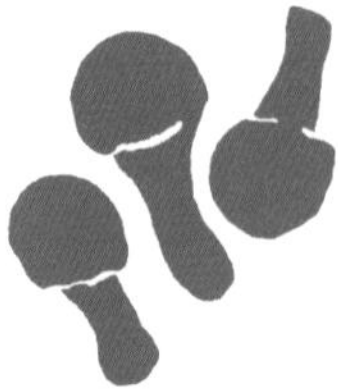

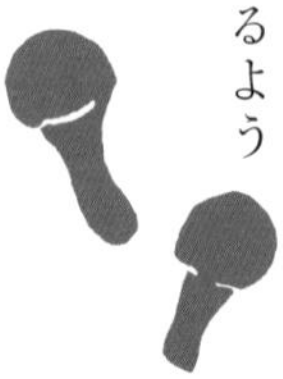

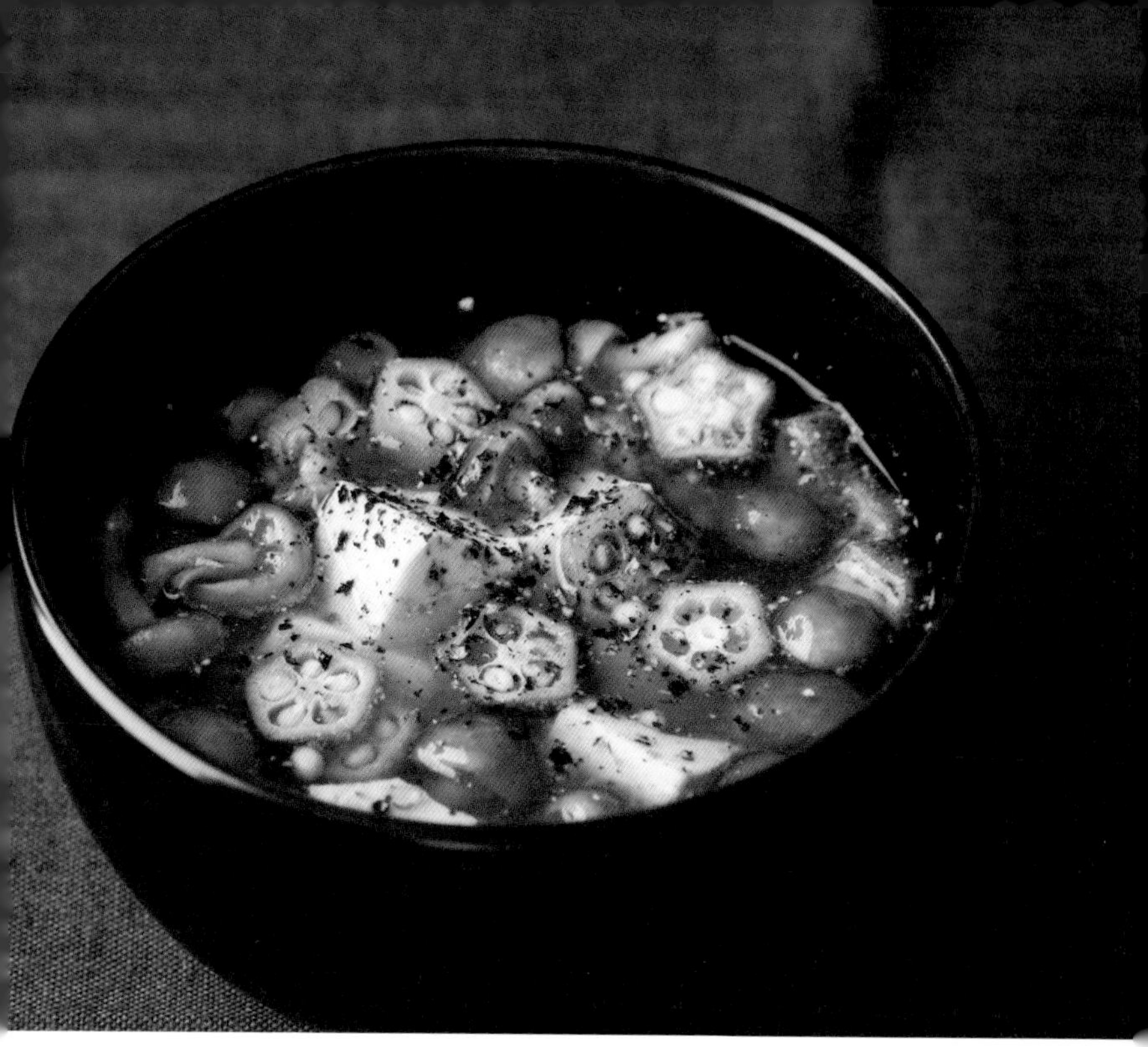

なめことオクラの味噌汁

材料（味噌汁の具）

なめこ ＿ 1袋

オクラ ＿ 4本

豆腐 ＿ 200g

ブラックペッパー ＿ 少々

作り方

1 オクラを小口切りにし、豆腐を食べやすい大きさにカットする。

2 **1**となめこを使って味噌汁（免疫向上粉末出汁入り。26、71ページ参照）を作る。

3 ブラックペッパーを少々ふって完成。

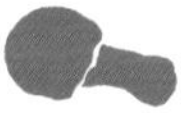

痔

一日大さじ1杯で腸内環境を整える

白ごま

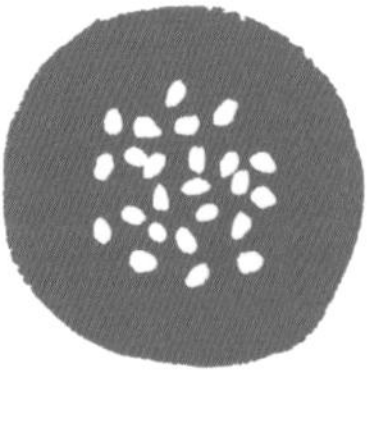

排便時や排便後に痛みを感じたり、出血があったりする不快な痔《じ》。患部にイボができたり切れたりしますが、便秘が原因となっていることが多いです。特に、排便時にいきむ癖があったり、便が細くなってきた気がしたり、長時間座り仕事をする人、出産の経験がある人などに痔主さんが多いようです。恥ずかしいので放置する人が多いのも特徴です。

そんなときには、便通を改善し、痔の予防となる食薬『白ごま』を食べてみましょう。白ごまには、脂質が多く含まれているのですが、不飽和脂肪酸であるオレイン酸やリノール酸です。これらは腸を刺激して排便を促します。また、ごまには不溶性食物繊維が多く、腸内環境を整える働きもあり、抗酸化作用のあるセサミンも含まれるため腸内で発生した毒素からのダメージを軽減します。一日大さじ1杯程度が目安です。殻が硬いので、栄養の吸収率を上げるために、擦りごまや炒りごまにしましょう。

白ごまとひじきの味噌汁

材料（味噌汁の具）

ひじき＿大さじ2

白炒りごま＿大さじ2

三つ葉＿適量

作り方

1 三つ葉を食べやすい大きさに切る。

2 **1**とひじき、白いりごまを使って味噌汁（免疫向上粉末出汁入り。26、71ページ参照）を作る。

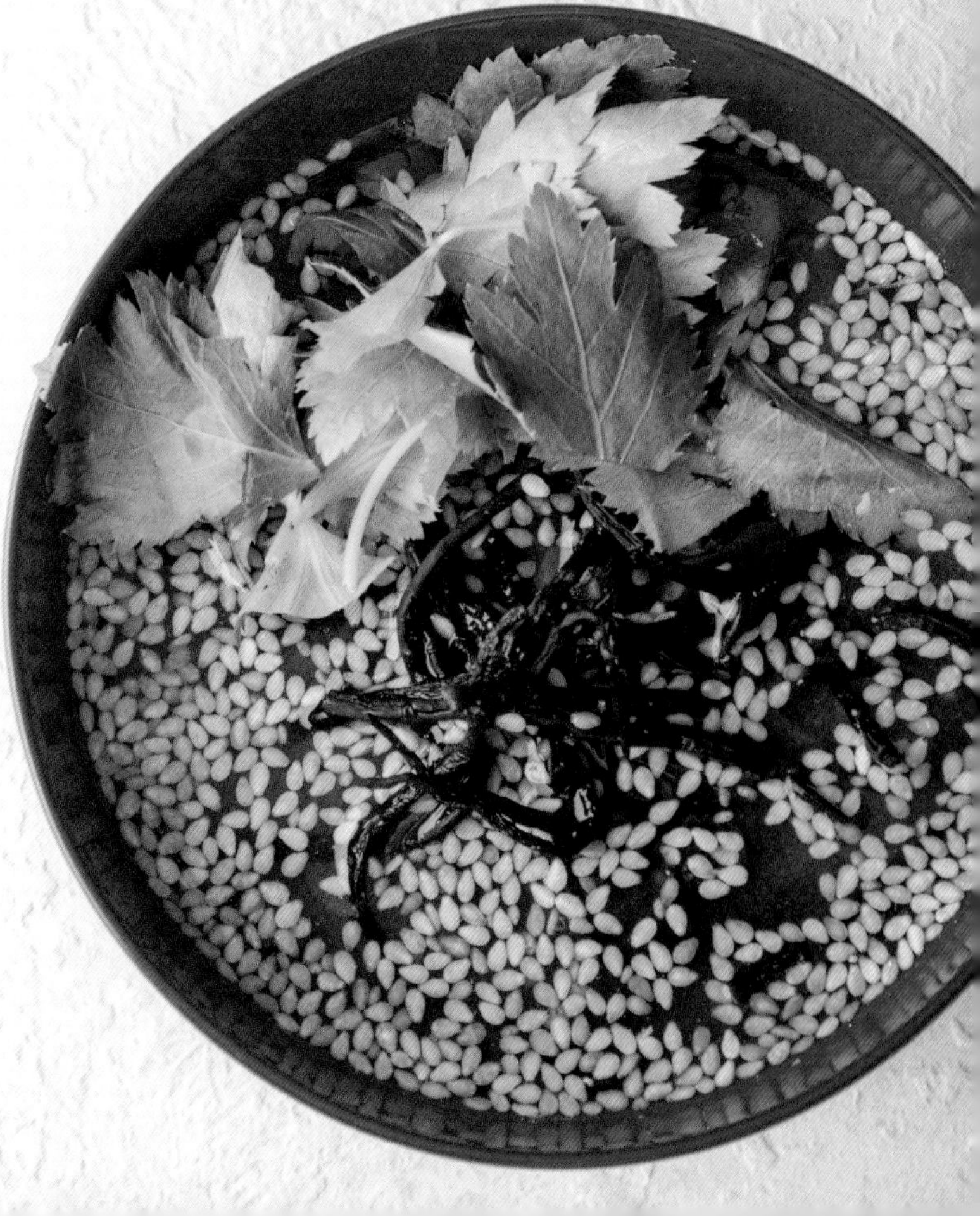

杏仁豆腐

材料

豆乳＿200ml

くず粉＿大さじ1

杏仁霜《きょうにんそう》＿大さじ1と1/2

オリゴ糖＿大さじ2

枸杞《くこ》の実＿適量

作り方

1 枸杞《くこ》の実以外の材料を鍋に入れ、よく混ぜながら弱火にかける。

2 とろみがついたら容器に入れ、冷蔵庫で冷やす。

3 仕上げに枸杞の実を飾る。

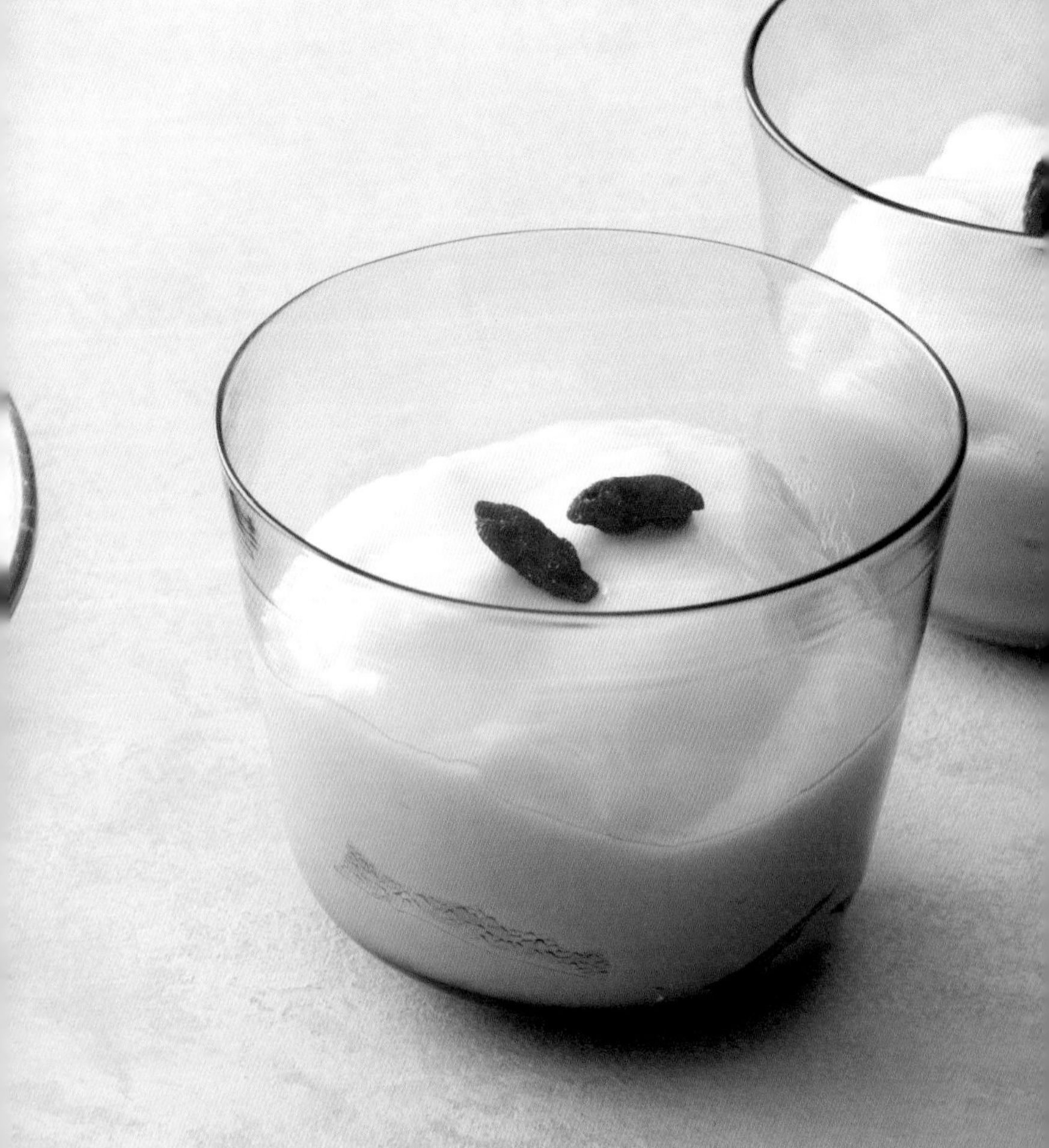

リンゴのきな粉和え

材料

リンゴ＿1個

きな粉＿大さじ3

作り方

1 リンゴを皮ごとスライスしてタッパーに入れる。

2 **1**にきな粉を入れ、蓋をしてよく振り、きな粉がリンゴの表面についたら完成。

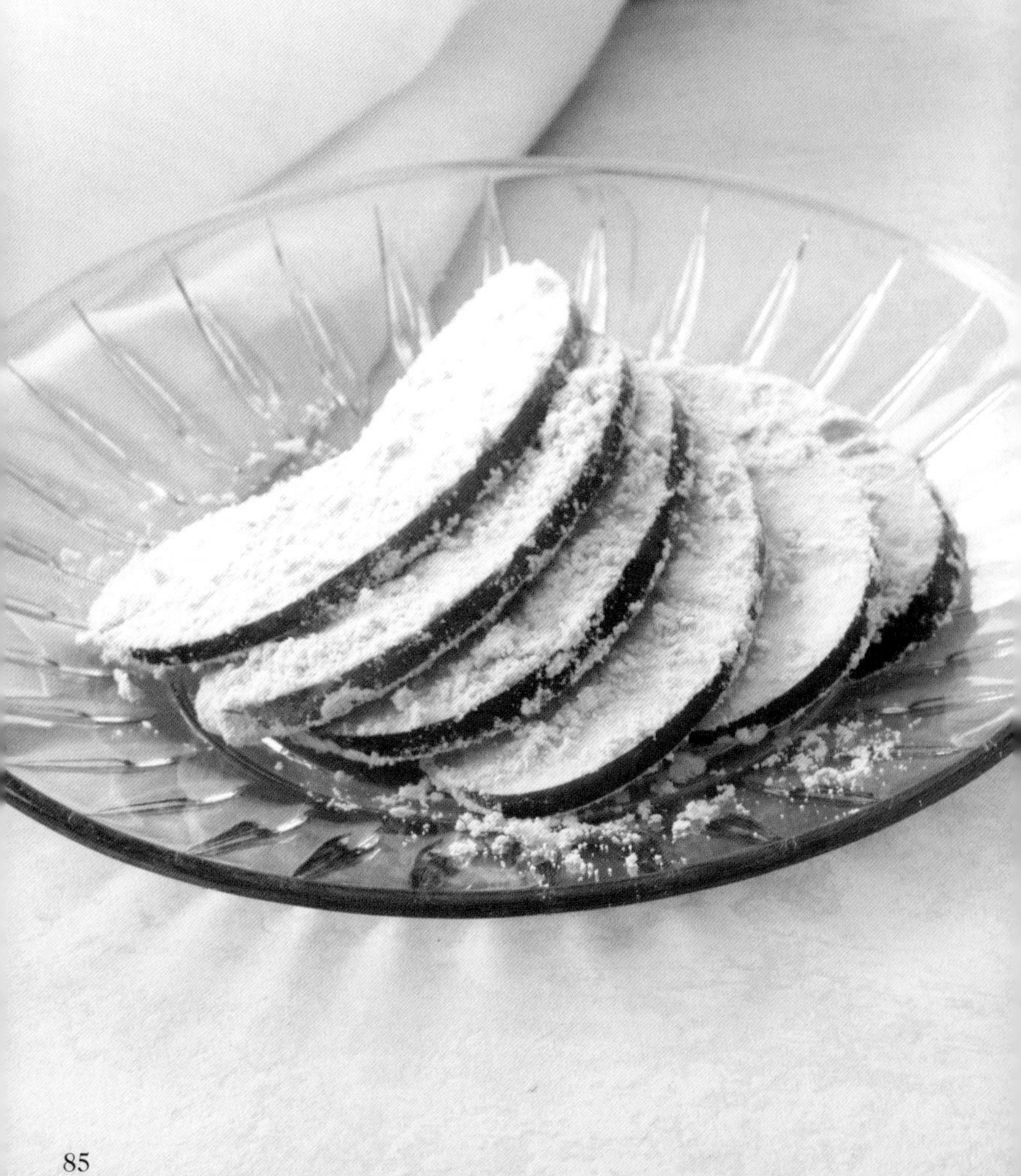

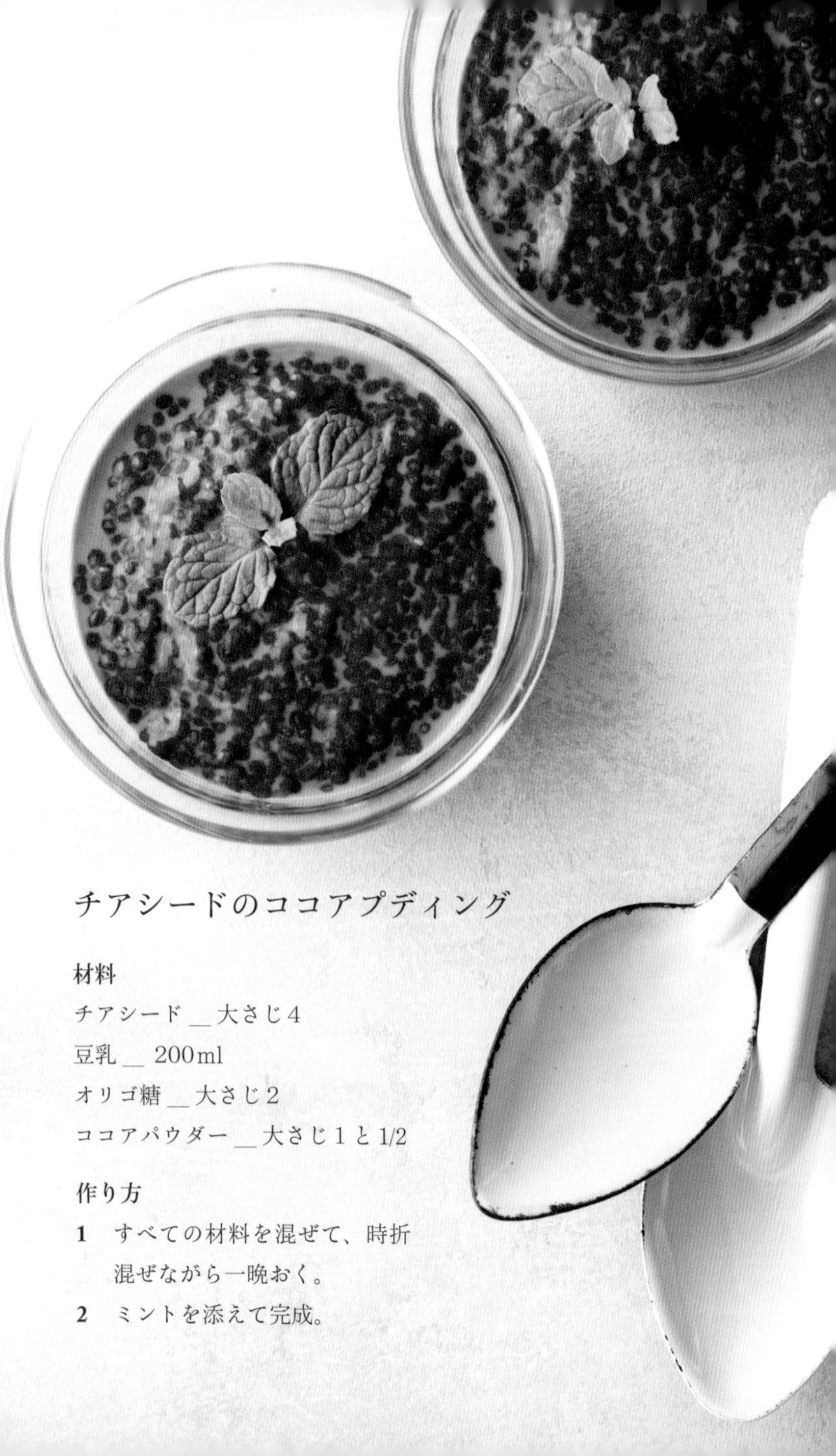

チアシードのココアプディング

材料

チアシード ＿ 大さじ4

豆乳 ＿ 200ml

オリゴ糖 ＿ 大さじ2

ココアパウダー ＿ 大さじ1と1/2

作り方

1 すべての材料を混ぜて、時折混ぜながら一晩おく。

2 ミントを添えて完成。

オオバコの種皮わらびもち

材料

水＿300ml
オオバコの種皮（サイリウム）＿大さじ1
オリゴ糖＿お好みで
きな粉＿お好みで

作り方

1 鍋に水とオオバコの種皮を入れ、だまにならないように混ぜ、温める。
2 とろみがついたら容器に入れて冷やす。
3 かたまったら好きな形にカットしたり、スプーンで一口大にしたりしてオリゴ糖ときな粉をかける。

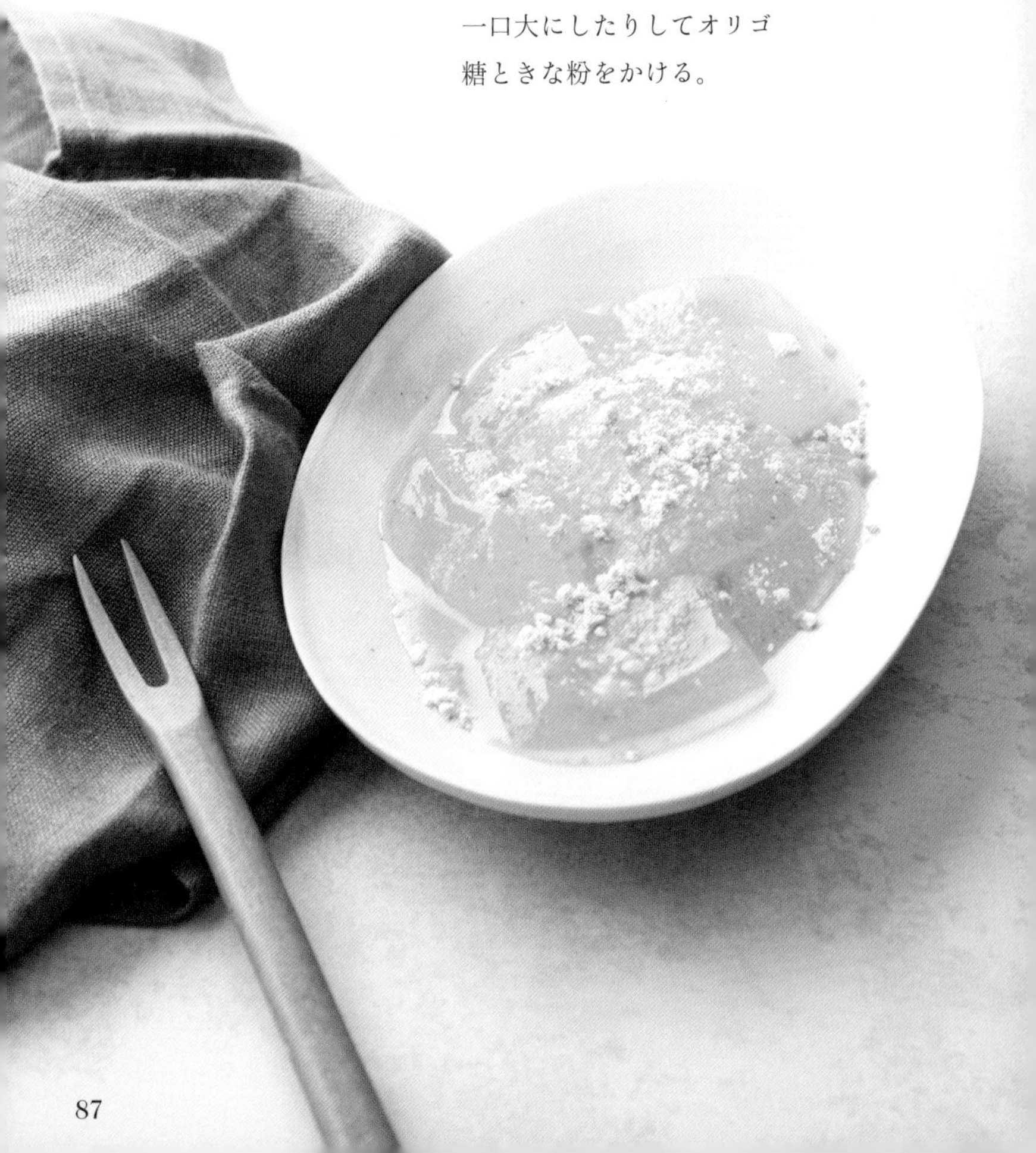

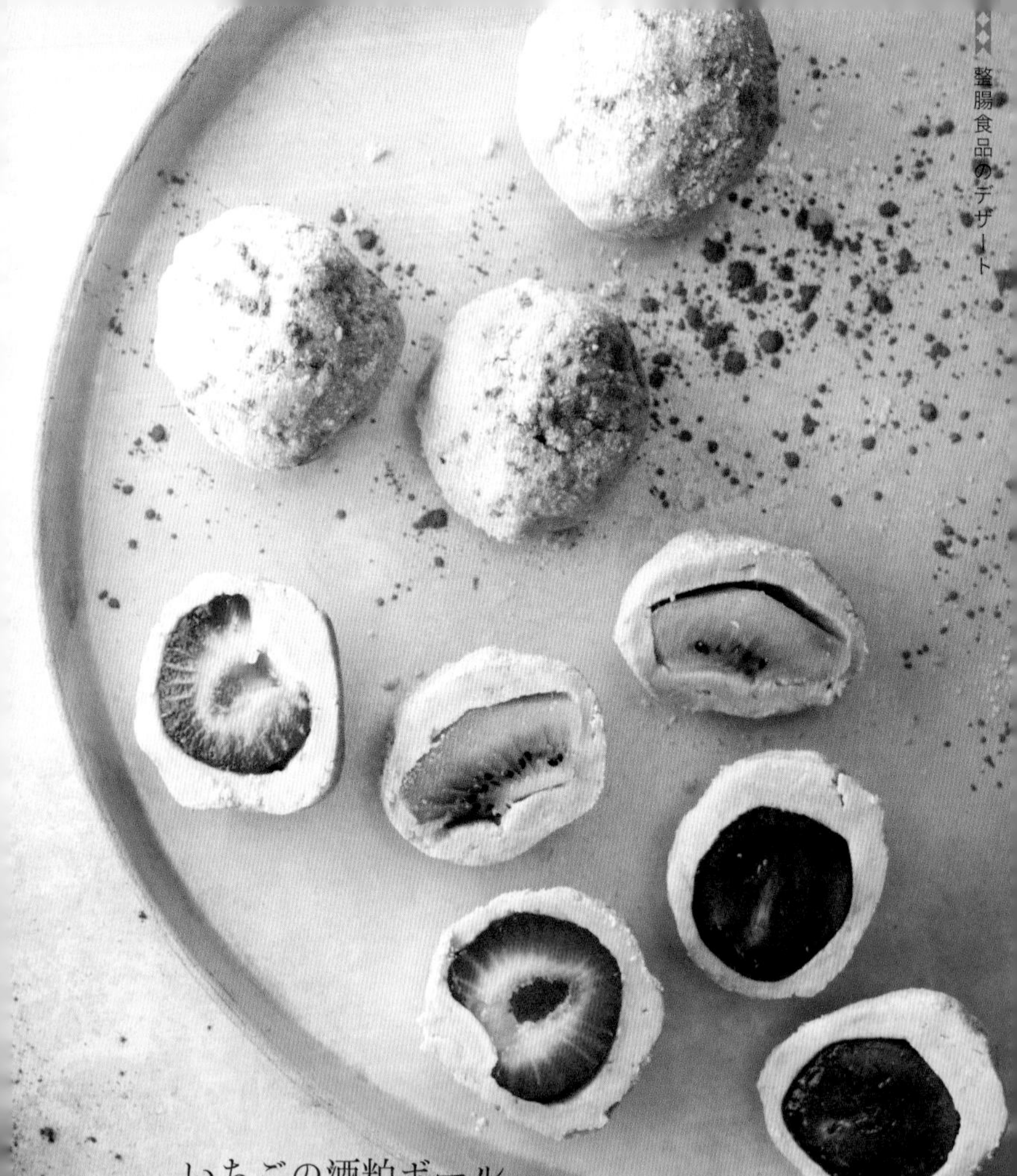

いちごの酒粕ボール

材料

いちご＿５個
酒粕＿大さじ３
きな粉＿大さじ１
オリゴ糖＿大さじ１
まぶす用にシナモン、ココア、きな粉＿適量

作り方

1 酒粕、きな粉、オリゴ糖を３：１：１で手でこねる。

2 いちごを**1**でくるんでおだんごにする。（他のくだもの、ナッツなども可。）

3 チョコトリュフのように、ココア、シナモン、きな粉などをお好みで全体にまぶす。

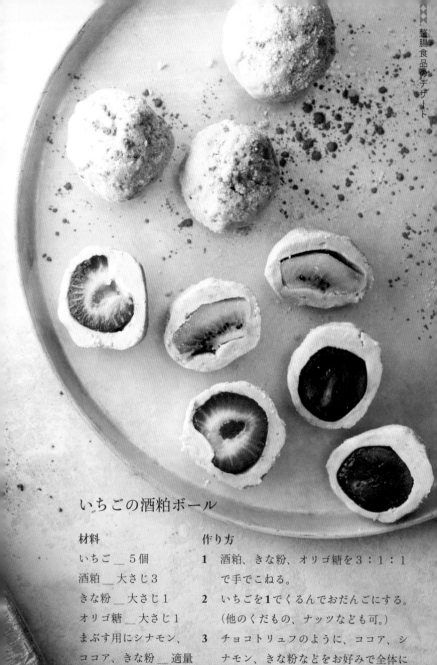

腸活ボール

材料

オートミール
＿ 100g（加減して）
バナナ＿ 1本
プルーン＿ 5粒（甘めが好きなら10粒）
アーモンドなどナッツ
＿お好みで
ピュアココア①＿大さじ2
ピュアココア②＿大さじ3

作り方

1 ココア②以外のすべての材料をビニール袋に入れて手でつぶす。

2 バナナがつぶれてオートミールとなじみクッキーの生地と同じくらいの硬さになったら生地の完成。（硬さが足りなければオートミールを追加）

3 タッパーにココア②を入れ、**2**の生地を小さく丸めてタッパーに入れる。

4 タッパーを揺らして生地の周りにココアを付け、チョコトリュフのようにする。だいたい20個くらいできる。保存は冷蔵庫へ。冷凍保存も可。

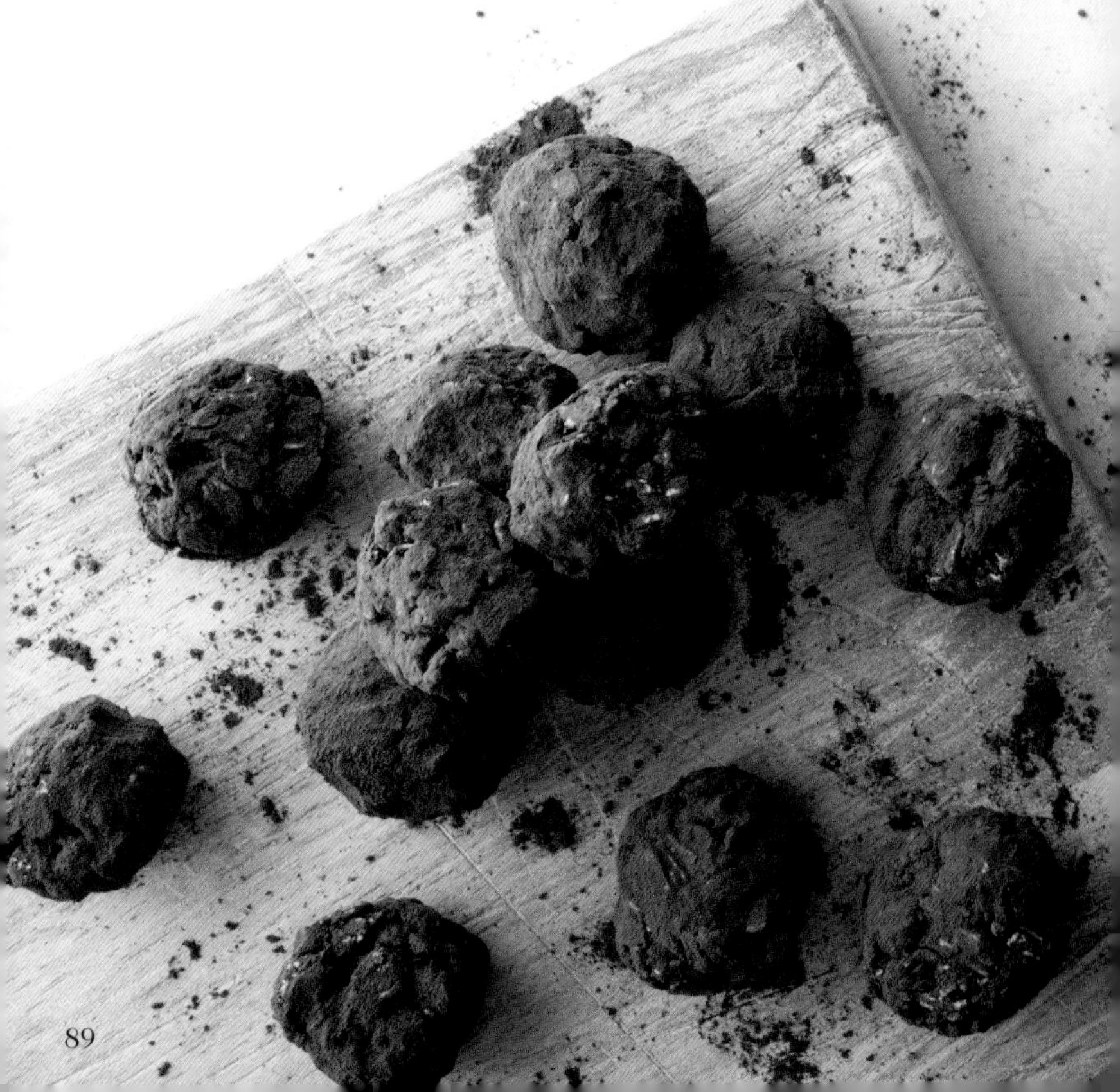

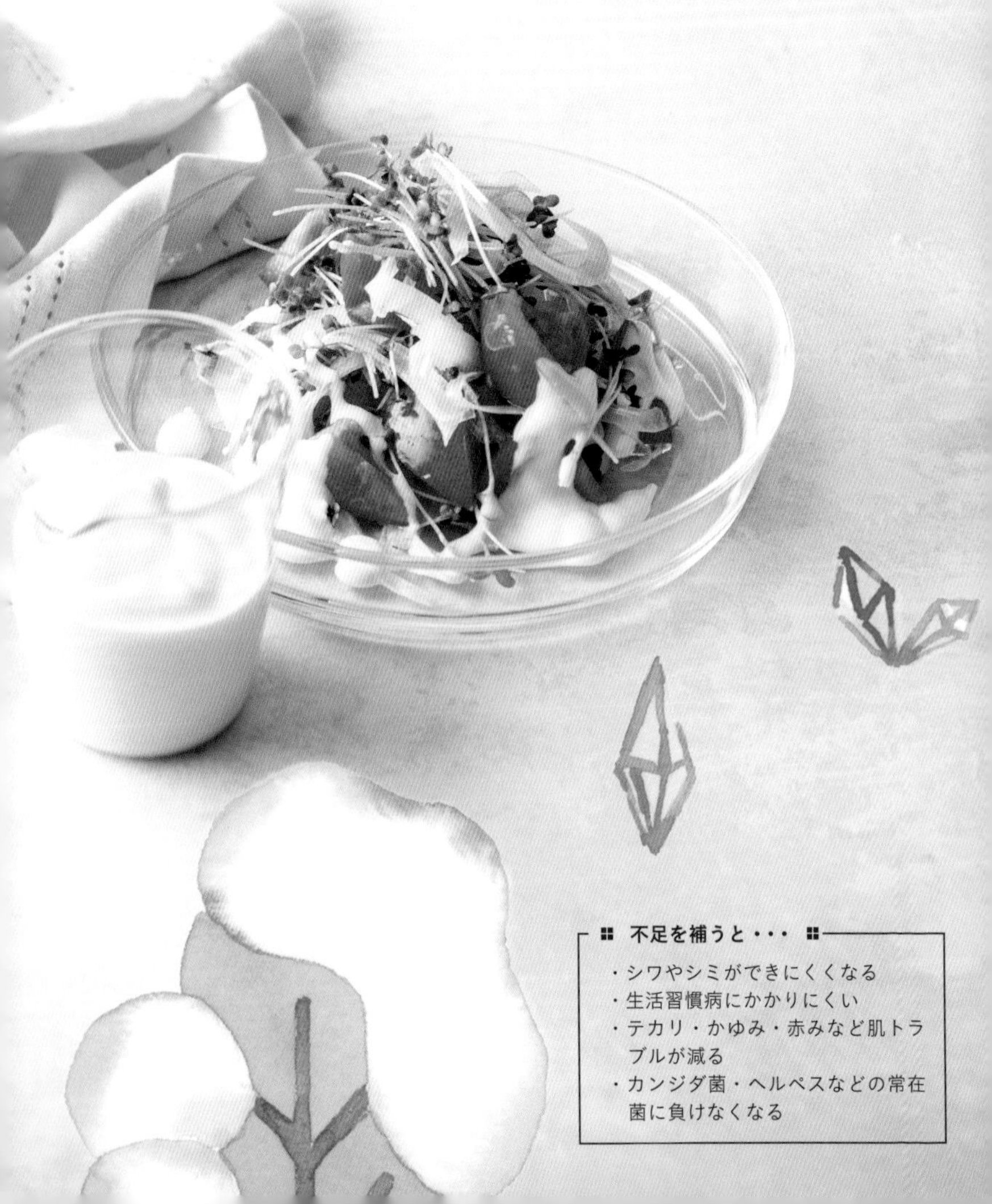

第3章

■ 不足を補うと・・・ ■

- シワやシミができにくくなる
- 生活習慣病にかかりにくい
- テカリ・かゆみ・赤みなど肌トラブルが減る
- カンジダ菌・ヘルペスなどの常在菌に負けなくなる

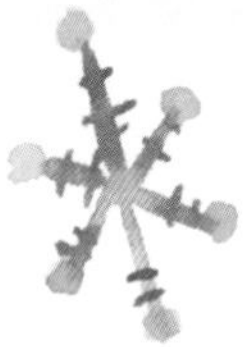

抗炎症食品

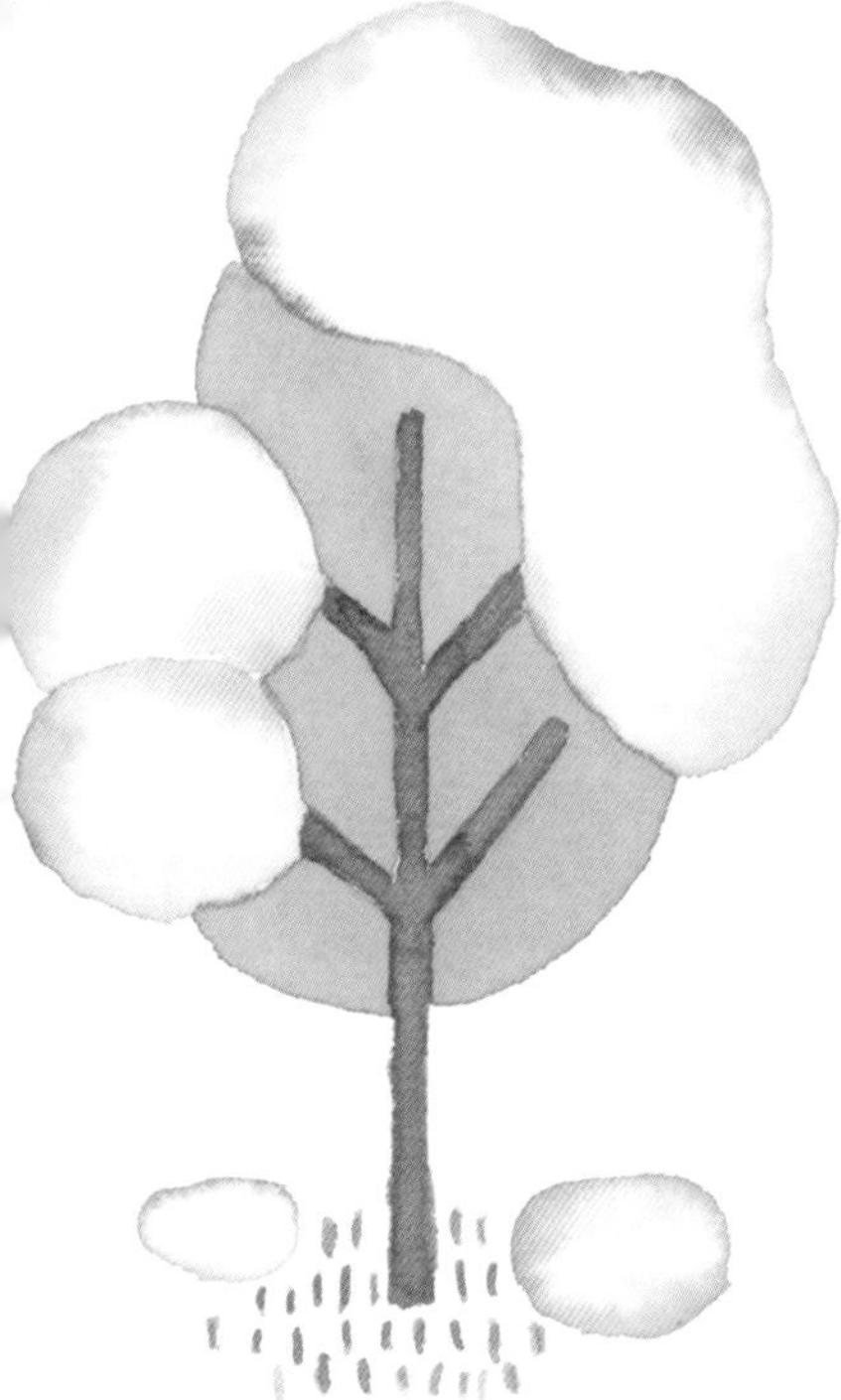

元気の源「気・血・水」が充実しているのに不調や老化を感じている人の原因として考えられるのは、炎症を起こす糖化・酸化・腸内環境の悪化です。漢方では体にたまる不要なものを「痰湿」と呼び、それが長期間とどまり炎症を起こすことで「湿熱」になり、「腎」にもダメージを与えます。抗炎症食品は特に「湿熱」の除去に役立ちます。炎症を抑えるファイトケミカルたっぷりのドレッシングとサラダで原因をオフしていきます。

ステップ3

抗炎症食品

東：たまった「湿熱」や、低下した「腎」の働きを改善。
漢：知柏地黄丸《ちばくじおうがん》
西：慢性炎症を抑える。
栄：オメガ3脂肪酸、ファイトケミカル、ビタミンA、C、E

不調と老化の原因、慢性炎症を抑える

漢方では、不調が長期的に続くときには、『腎』の働きが低下したり、体にとって余分なものであり慢性炎症を起こしている『湿熱』がたまっていると考えます。

慢性炎症の原因は、砂糖や油の質、小麦粉や乳製品、アルコール、ストレス、紫外線、運動不足、寝不足など多数。炎症があると体は、炎症を抑えるために副腎が疲労したり、解毒の臓器である肝臓がキャパオーバーとなり毒素が体を巡ったり、脳内や鼻腔や口腔内にまで炎症が起きたりと全身的に影響します。また、漢方でいう『腎』は、一般的な腎臓の働きに加え、炎症を抑えるために働く副腎の働きもします。そのため、炎症を抑えるために『腎』が酷使されダメージを受けます。

そこでこれを一品で改善できるように構成されているのが〝抗炎症食品〟です。

炎症抑える混ぜるだけの簡単抗炎症ドレッシングと炎症を抑える野菜を彩りよく組み合わせています。

ドレッシングは様々な食材に合うように3パターンバリエーションがあります。

ドレッシング単独でも、サラダの食材を参考にしていただいてもよいです。栄養素としてはオメガ3脂肪酸、ファイトケミカル、ビタミンA、C、Eなどで炎症を抑えていきます。

ベース料理の効果

抗炎症ドレッシング

テイストの違う3種を混ぜるだけの簡単【抗炎症ドレッシング】を、ファイトケミカルたっぷりのサラダにかけて、体に起こる糖化・酸化・腸内環境の乱れを抑えて炎症の原因を減らしていきます。

〈ベース料理〉

①チアシード②豆乳③粒マスタードのドレッシング

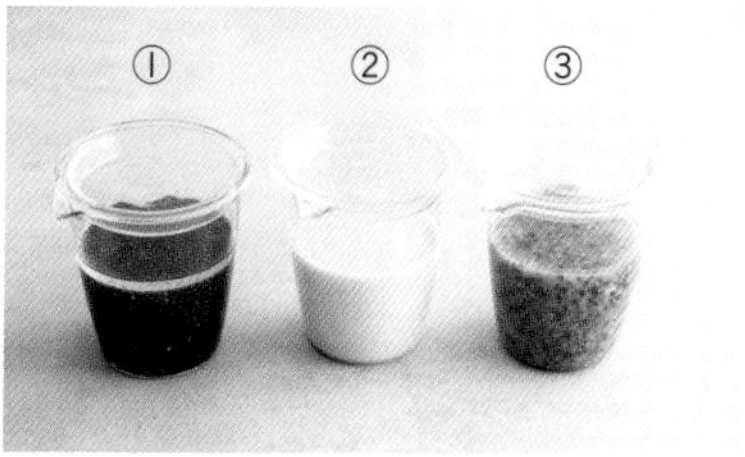

材料と作り方

ドレッシング①

チアシードを水で戻し、醤油大さじ1・みりん大さじ1・レモン汁（酢）大さじ1・アマニ油大さじ1と混ぜる。

ドレッシング②

豆腐200g・味噌大さじ2・酢大さじ1・アマニ油大さじ3（オリーブオイル可）すべてをミキサーにかける。

ドレッシング③

粒マスタード大さじ2・酢大さじ1・オリゴ糖大さじ1・アマニ油大さじ1・塩麹または塩小さじ1を混ぜる。

生活習慣病予備軍

スルフォラファンで糖化を抑える

生活習慣病は、慢性炎症が原因で起こっていると言われています。急性の赤く腫れたようなわかりやすい炎症ではなく、肌や骨や脳や歯肉、肝臓、腸等に起こり、自覚症状がないまま長年経過してしまうのが慢性炎症です。特に肥満の人は全身に炎症を起こしやすく、ＢＭＩが25を越えると生活習慣病を罹患する確率が上がり、治療が必要な人が多くなります。生活習慣病だけではなく、アルツハイマー、慢性関節リウマチなどの自己免疫疾患、肝炎、脳卒中、皮膚炎、癌《がん》、歯肉炎、気管支炎、喘息《ぜんそく》、アトピーなどのリスクもあがります。

ブロッコリースプラウト

これを改善する食薬は『ブロッコリースプラウト』です。抗糖化・抗酸化作用があり、慢性炎症の予防になります。ブロッコリースプラウトは、野菜の中でも糖化を抑える働きが高いスルフォラファンを非常に多く含んでいます。細かく刻んで食べると有効成分の吸収がアップします。

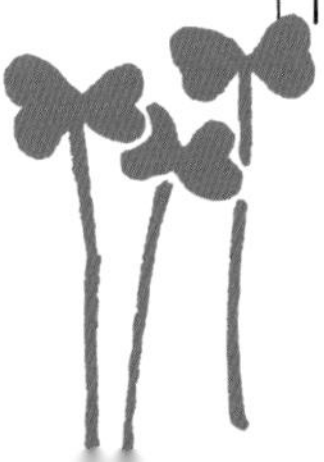

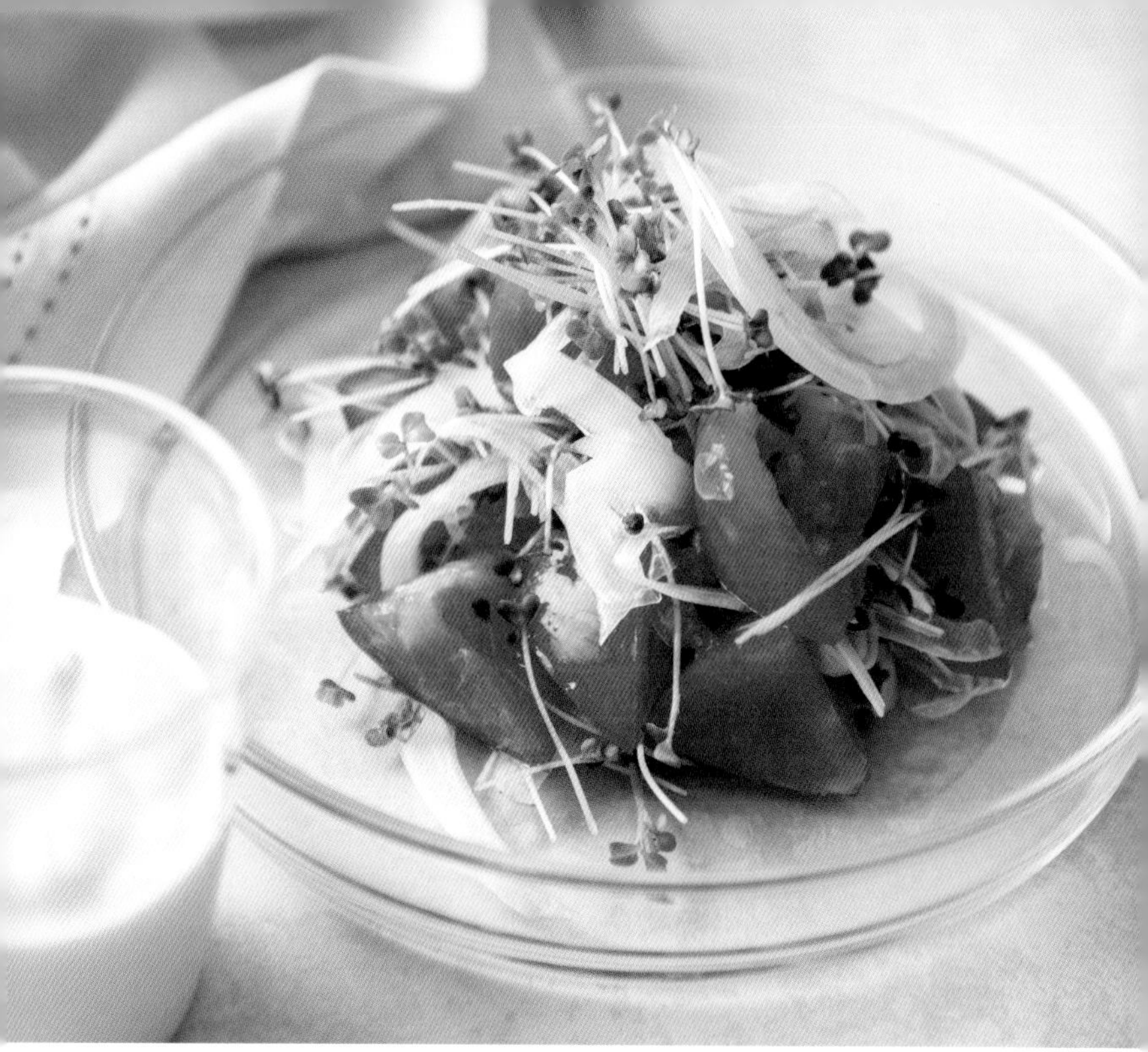

ブロッコリースプラウトのサラダ

材料

ブロッコリースプラウト

　＿ 1パック（20g）

トマト ＿ 2個

玉ねぎ ＿1/4個

ベース②のドレッシング（→ p.93）

作り方

1 ブロッコリースプラウトは2cm程度に刻み、トマトは一口大にカット、玉ねぎはスライスする。

2 **1**をお皿に盛り、ベース②のドレッシングをかける。

顔のテカリ

美肌作りに多角的に効くハーブ

顔がテカテカして毛穴が詰まったり、乾燥したり、お肌の状態は、加齢とともにコントロールしづらくなります。加齢以外にも、食事やストレス、ホルモン状態にも翻弄《ほんろう》され美肌をキープするのは難しいものです。特にホルモンの変化や加齢に伴いお肌の水分量がどんどん減っていきますが、乾燥に負けずに肌を保護しようと皮脂の分泌が増え、見た目はテカテカなのに中は乾燥するインナードライとなることがあります。さらにストレスが加わると、活性酸素、コルチゾールやアンドロゲンというホルモンが過剰に分泌され、皮脂分泌がさらに増えて、毛穴が詰まったり吹き出物ができやすくなったり、ターンオーバーが乱れたりもします。

こういった症状を抑える食薬は『ルッコラ』です。抗酸化作用が高くお肌のターンオーバーを支えるβカロテン、ビタミンC、ビタミンEが、野菜の中でも特に豊富です。糖化・酸化・炎症を抑えるイソチオシアネートも含まれています。

ルッコラ

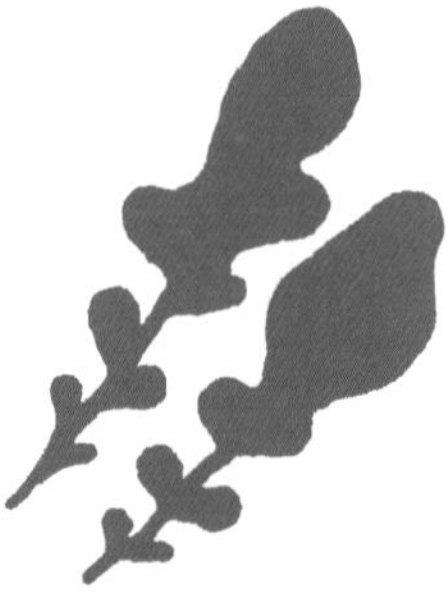

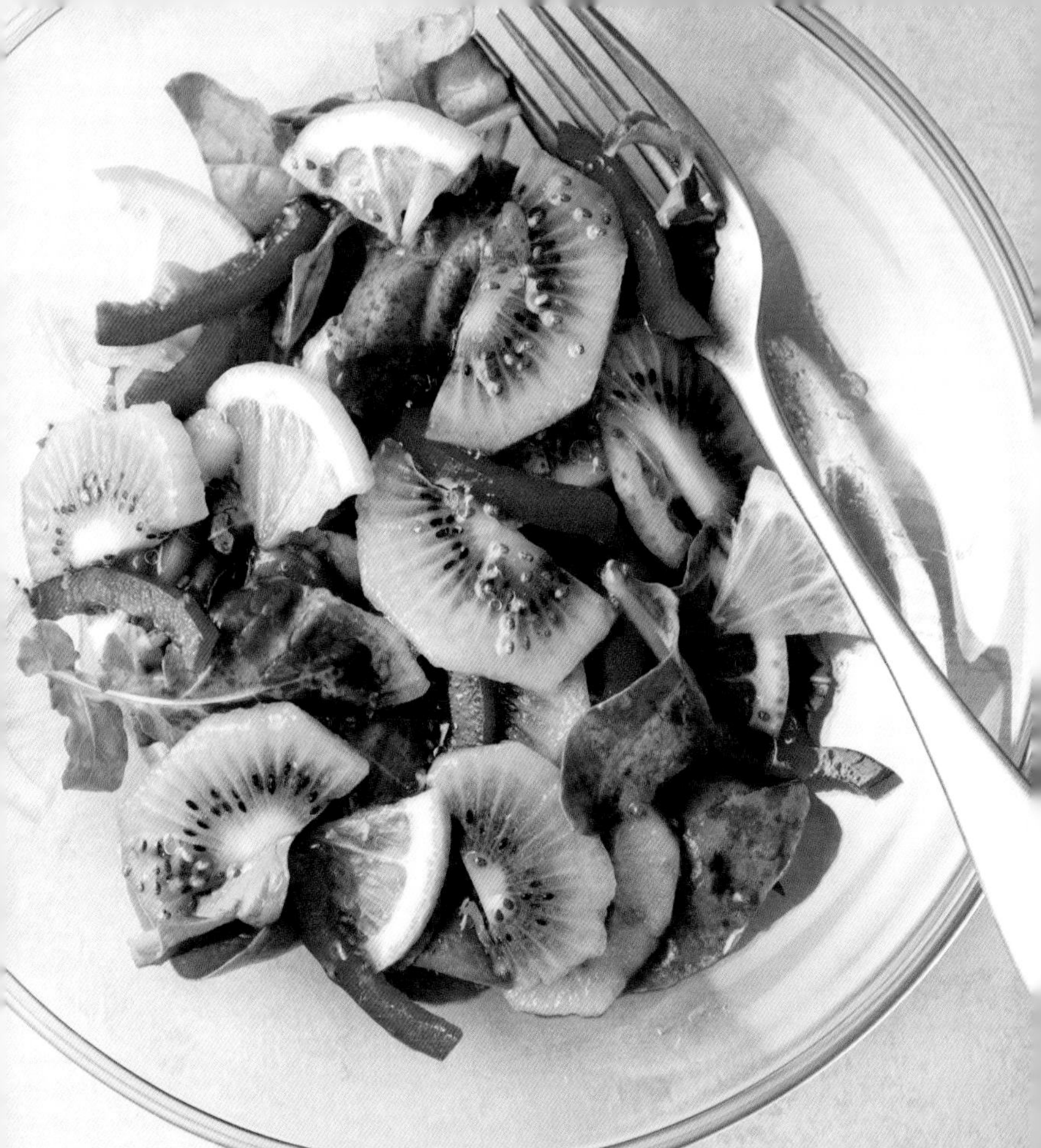

ルッコラとレモンのサラダ

材料

ルッコラ ＿ 1束（100g）
キウイ ＿ 1個
パプリカ ＿1/4 個
レモン ＿1/4 個
ベース①のドレッシング
(→ p.93)

作り方

1 ルッコラ、キウイ、パプリカを食べやすい大きさにカットし、レモンはスライスする。
2 ベース①のドレッシングで和える。

かゆみ

かゆみ成分を抑制して栄養も豊富

一度かきはじめると自分の力ではなかなか止めることが難しくなるかゆみ。かゆみの原因には様々なものがあります。皮膚の乾燥、皮脂分泌が増え雑菌が繁殖、紫外線によるダメージ、ストレスによるダメージ、シャンプーや化粧品の刺激、汗や汚れ、アレルギー物質など何か原因があってそれにより炎症を起こし、かゆみを生じます。

これを解決する食薬は『小松菜』です。小松菜はかゆみ成分であるヒスタミンを抑制する働きをもっています。また、抗酸化作用のあるβカロテンやビタミンC、イソチオシアネートが含まれます。他にも、鉄や葉酸、カルシウムやカリウムなどの栄養素が豊富です。また、カルシウム不足は免疫が過剰反応を起こすことがあるので、ビタミンDを含むジャコなどと一緒に食べるとカルシウムの吸収がアップします。

小松菜

じんましんなどアレルギー

豆苗

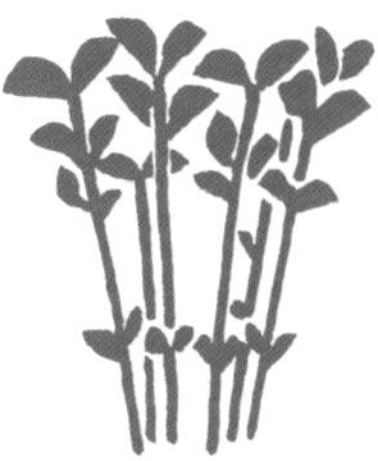

かゆみを誘発するIgE抗体の生成を抑える

じんましんのかゆみは、耐えがたい誰にも理解されないつらいものですよね。とつぜん、蚊に刺されたかのように赤く腫れ、広がり、猛烈なかゆさに襲われますが、数十分から24時間ほどで跡形もなく消えていくことがほとんどです。その原因のほとんどが特定できず、アレルギーを抑える薬によって症状を落ち着かせます。

そんなときの食薬は『豆苗』です。豆苗はエンドウ豆の新芽で、若いさやごと食べるのがさやえんどう、未成熟の実がグリーンピースです。その中でも一番栄養価が高いのが豆苗です。豆苗は抗炎症作用の高いスルフォラファンを含みます。スルフォラファンには、かゆみを誘発するIgE抗体の生成を抑制するはたらきがあります。さらに、かゆみ成分ヒスタミンを抑える玉ねぎ、キャベツ、小松菜、ブロッコリー、レモン、オレンジなどの食材を組み合わせてとるのもおすすめです。

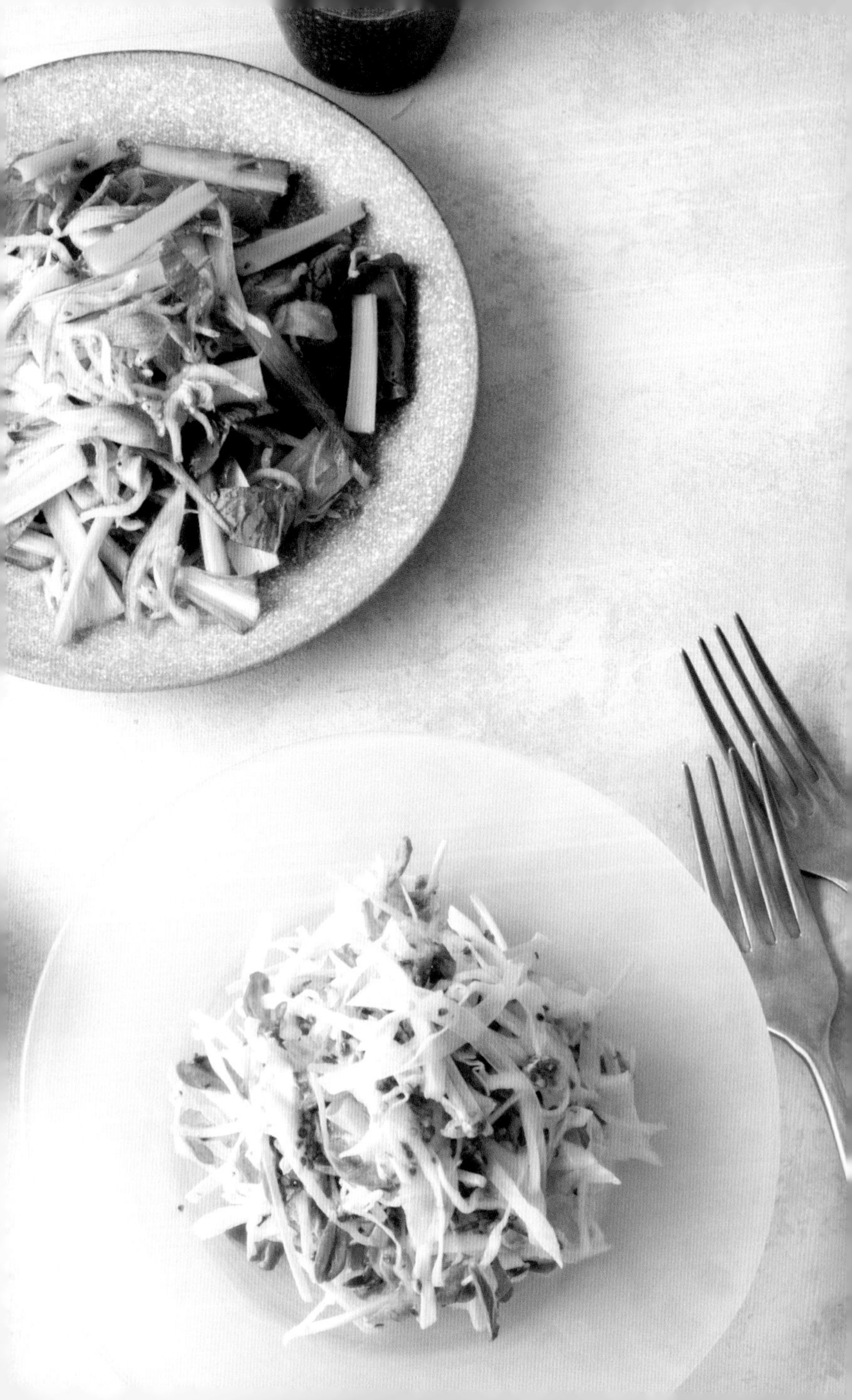

かゆみ

小松菜とじゃこのサラダ

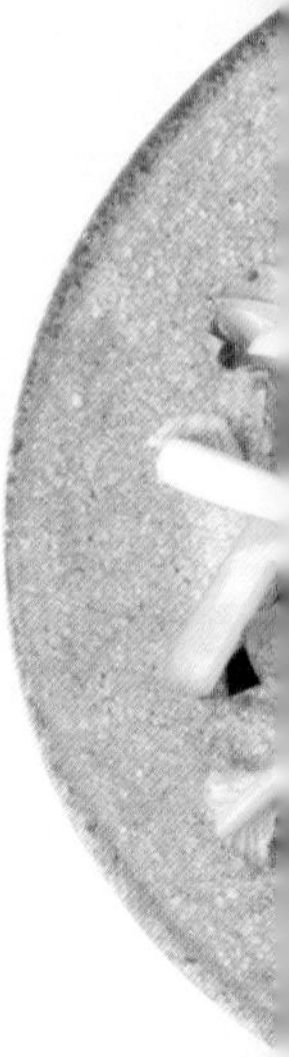

材料

小松菜＿ 1束
ミョウガ＿2個
じゃこ＿ 50g
ベース①のドレッシング
(→ p.93)

作り方

1 小松菜を食べやすい大きさにカットし、ミョウガをスライスする。
2 じゃことベース①のドレッシングをかけて和える。

じんましんなどアレルギー

豆苗と玉ねぎのサラダ

材料

玉ねぎ＿1/4個
キャベツ＿ 4枚
豆苗＿ 1パック
ベース③のドレッシング
(→ p.93)

作り方

1 玉ねぎをスライスし、キャベツと豆苗を食べやすい大きさにカットする。
2 ベース③のドレッシングをかけて和える。

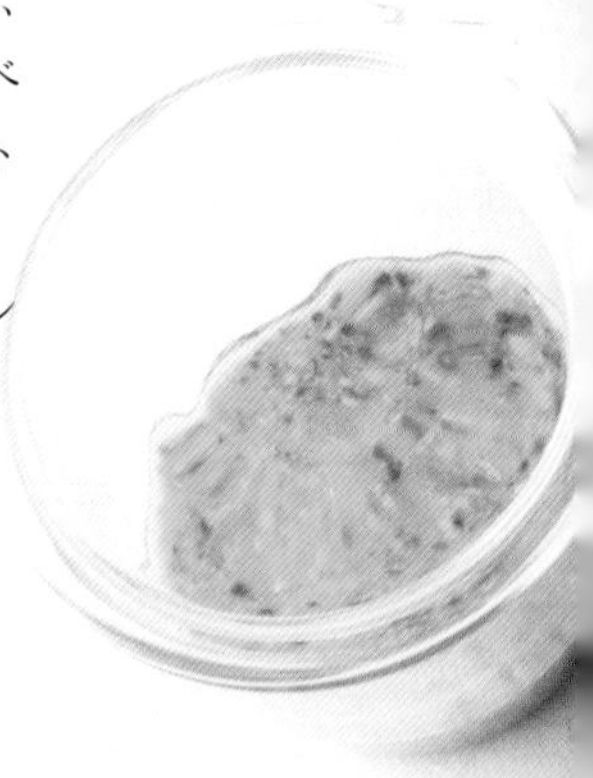

口臭

胃腸を整え、殺菌し、栄養価は主役級

会話しているときに他人の口臭が気になることがありますが、その反面自分の口臭も他人に届いていないか気になることってないでしょうか。口臭の原因は、口腔内だけではなく、胃や腸、肝臓や内臓の問題、ニンニクやアルコールなど飲食物の影響などいくつもあります。特に、胃の不調や腸内環境の悪化による口臭を放っている人は多いものです。

この状況を解決する食薬は、『パセリ』です。パセリには、アピオールとピネンという成分が含まれていて、胃の働きを助けたり、腸内環境を整えることで口臭の予防をしてくれます。また、雑菌の繁殖を防ぐ働きももちます。緑色の色素である葉緑素には、殺菌作用があり、口臭の予防に役立ちます。パセリは名わき役として有名ですが、実は栄養価の高さはトップクラスで特にビタミンCやβカロテン、鉄、葉酸の量が多く含まれます。パセリをメインにしたフルーツサラダはいかがでしょうか。

パセリ

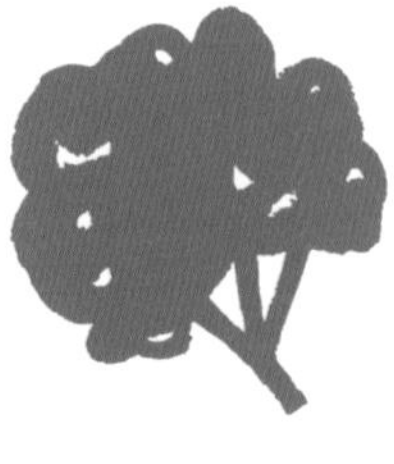

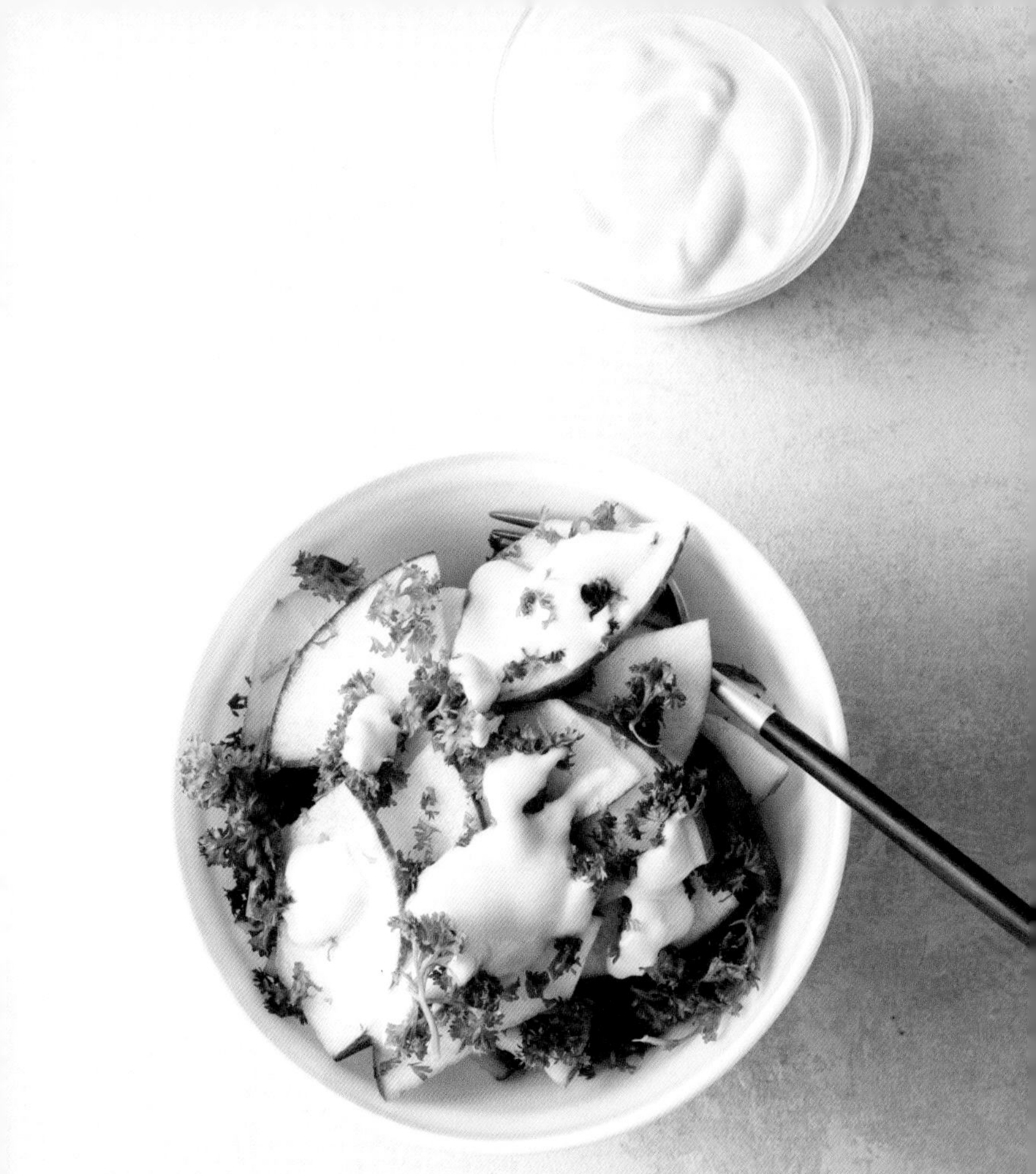

パセリとリンゴのサラダ

材料

パセリ＿1束
リンゴ＿1/4個
ベース②のドレッシング
(→ p.93)

作り方

1 パセリを食べやすい大きさにカットし、リンゴは皮つきのままスライスする。
2 ベース②のドレッシングをかける。

おりものが多い・膣カンジダ

バジル

高い抗菌作用で真菌・細菌を除去

おりものの色やニオイ、形状などがいつもと違ったり、かゆみがあったりすると不安になりますよね。特に、白くカッテージチーズのようなおりものが増えかゆみを感じるときに、カンジダ菌が異常に増殖している可能性があります。カンジダ菌は常在菌ですが、疲れたり、ストレスがあったり、抗生剤を服用したり、抵抗力が弱ったり、下着が蒸れたりすることで発症します。抵抗力の弱い人は繰り返し患うことが多いです。カンジダ菌は膣だけではなく、腸内でも増殖し、リーキーガットを起こすこともあります。そんなときの食薬には『バジル』。バジルの抗菌作用は非常に高く、カンジダ菌などの真菌や細菌などの除去に役立ちます。しっかり治すには、精製された糖質、小麦製品、乳製品、加工肉、加工食品、アルコールなどを控えてバジルをはじめとした抗菌作用のあるクローブ、オレガノ、シナモン、ローズマリー、ニンニク、生姜なども取り入れてみましょう。

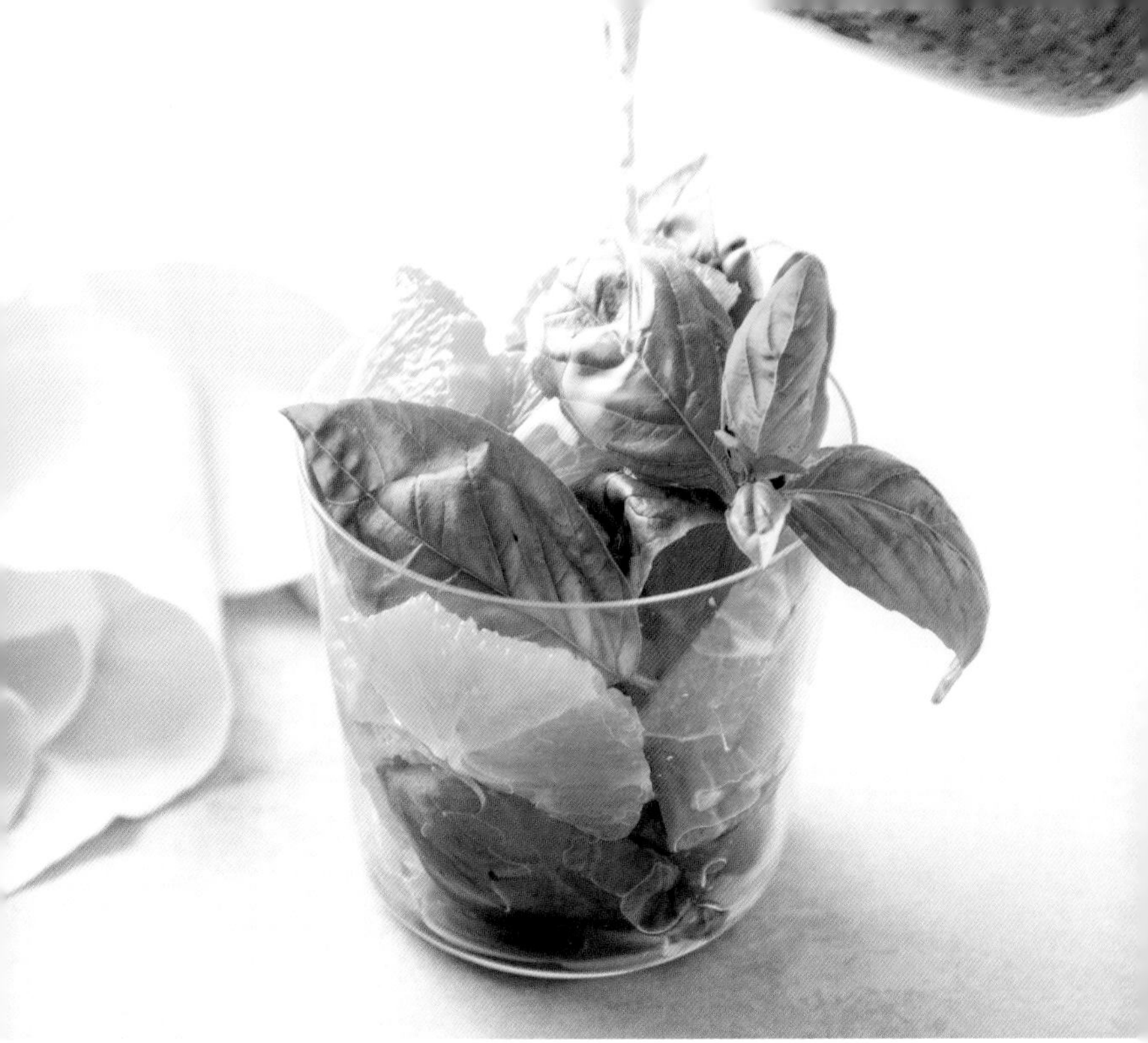

バジルとオレンジのサラダ

材料

バジル＿ 15枚
オレンジ＿1/2個
ベース③のドレッシング
(→ p.93)

作り方

1 バジルは食べやすい大きさにカットし、オレンジは皮をむいてカットする。
2 ベース③のドレッシングをかける。

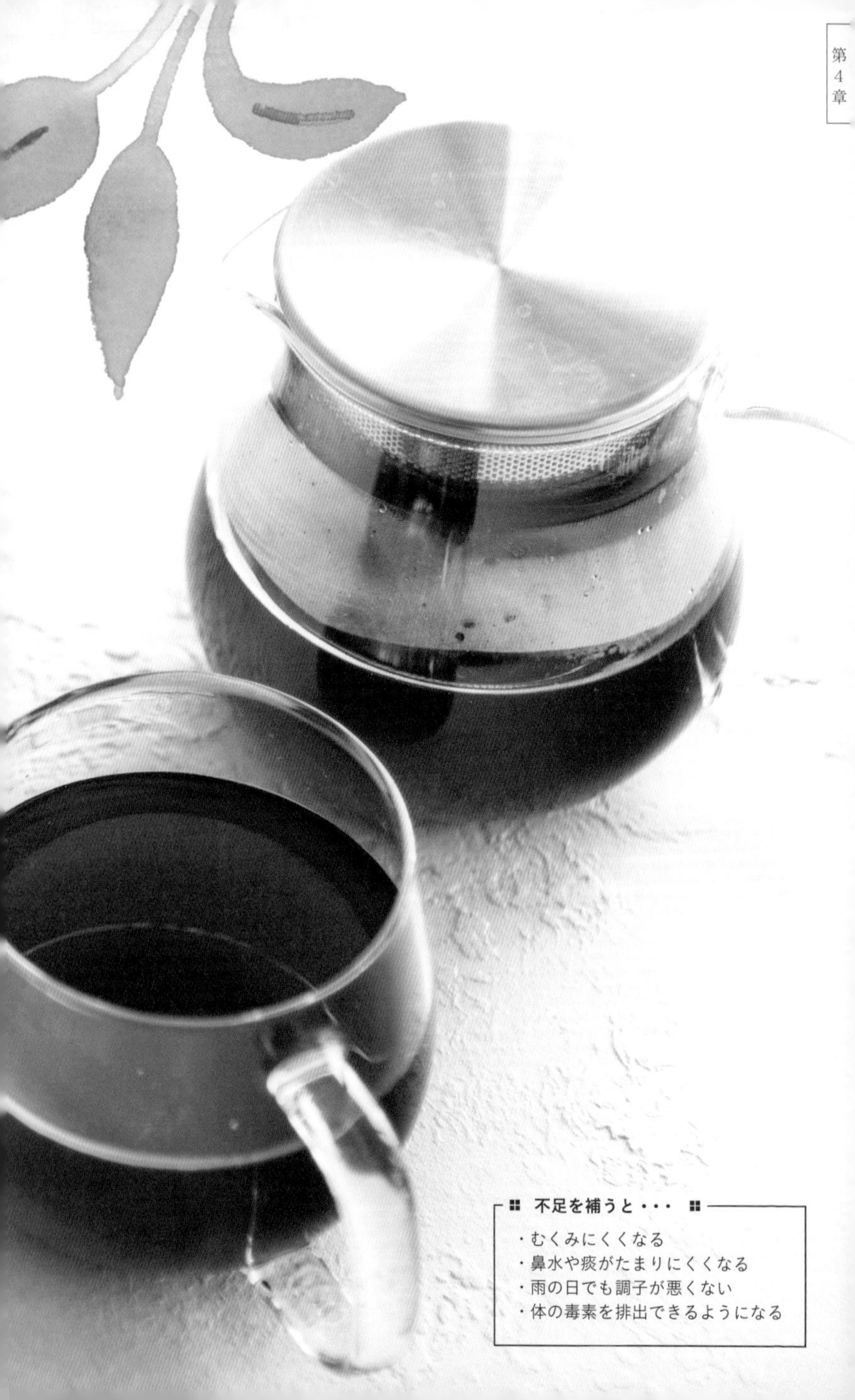

第4章

不足を補うと・・・

・むくみにくくなる
・鼻水や痰がたまりにくくなる
・雨の日でも調子が悪くない
・体の毒素を排出できるようになる

排毒食品

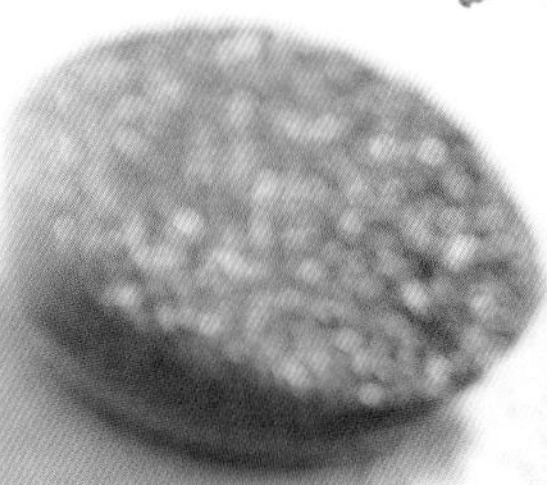

体にたまる余分な水分を漢方で「痰湿」や「湿熱」と言います。排毒食品は特に「痰湿」の除去に役立ちます。具体的には、むくみ、痰、鼻水、余分な脂肪、ニキビなどの膿《うみ》などの症状として現れます。そこで、体の内側から温め、利水作用があり、ファイトケミカルを豊富に含む温かいハーブティを使って体にたまった余分なものを排毒していきます。

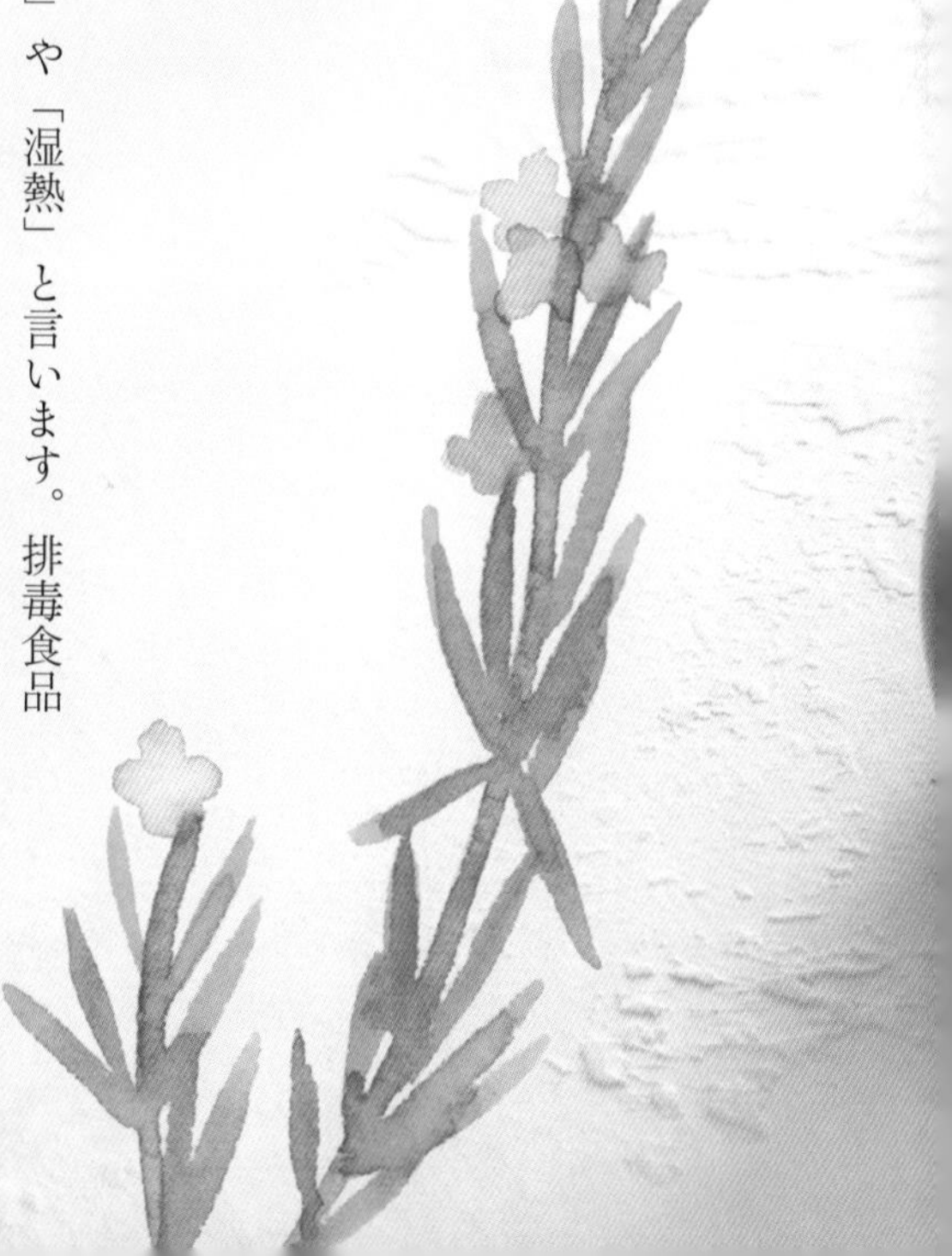

ステップ 4

排毒食品

血管を強くする&毒素を尿から排泄

漢方には、毒素や老廃物を便から排泄する方法と尿から排泄する方法があると考えます。なので、水分代謝が悪いと、毒素や老廃物が体に蓄積され、むくみ、痰のからみ、鼻水、吹き出物、おりものの異常などの症状が現れる『痰湿』がたまっている状態と考えます。そのため、毒素を尿から排泄する『清《せい》熱《ねつ》利《り》湿《しつ》』を促していきます。

東：体にたまった余分な「痰湿」を出す「清熱利湿」を促す。
漢：茵蔯《いんちん》五苓散《ごれいさん》
西：尿から毒素の排泄を促す&毛細血管を強くする
栄：ファイトケミカル・カリウム・ビタミンC

また、栄養や酸素、老廃物や毒素は、血管やリンパ管を巡りますが、毛細血管やリンパ管が老化していると、栄養や老廃物、毒素などがもれ出てしまい、むくみなどとなり、水分が停滞します。そのため、老廃物や毒素の排泄のためには、同時に全身を隅々まで巡る毛細血管を丈夫にしていくことを同時に行っていきます。

・ルイボスティーにハーブをちょい足し

これを一品で改善できるように構成さ

れているのが「排毒食品」です。毛細血管を増やし血管構造を安定させる温かいルイボスティーをベースに、尿からの毒素や老廃物の排泄を促すハーブをちょい足しします。ハーブ、スパイスを足すことで、カリウム・ビタミンCをはじめとしたミネラルを補っていきます。

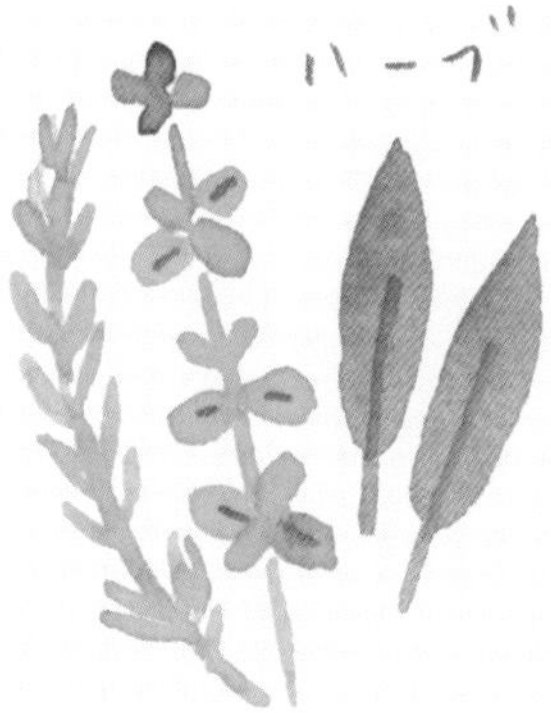

ベース料理の効果

ルイボスティー

抗酸化作用が非常に高く、茶葉の中でもミネラルの含有量が多く、毛細血管の老化を防ぐノンカフェインの温かいルイボスティーをベースに使っていきます。そして、様々な作用をもつハーブを使ってオリジナルブレンドし、『痰湿』の除去をしていきます。

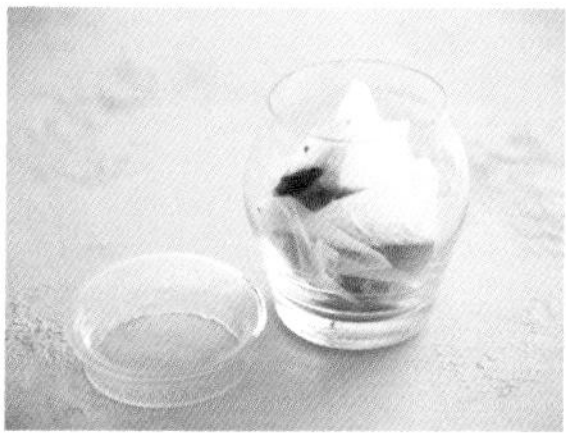

〈ベースのお茶〉

ルイボスティー

ルイボスティーは茶葉やティーバッグなど利用するタイプはお好みで温かくして飲みましょう。毛細血管の老化を防ぐものには、他にシナモン、ヒハツ、サンザシ、月桃葉などもあります。

むくみ

甘味を味わいつつ腎・生理・胃の不調を改善

フェンネルシード

　朝にはなかったむくみが夕方になると足に出てきたり、朝起きると顔がむくんでいたりと何らかの原因で様々な場所に現れるむくみ。太ったわけではないので、食事を減らしたから改善するということもなく対策が明確ではないのも困りものだと思います。

　そんなときの食薬は『フェンネルシード』です。フェンネルシードは、お茶にしてもピクルスに使っても独特の甘味があり取り入れやすいです。フェンネルシードに含まれるα-ピネンとカリウムには、末梢血管を拡張し、血流を改善して、腎臓の機能を助ける働きがあります。また、アネトールという女性ホルモンと似た分子構造をもつ成分が含まれるため、生理前の不調、更年期による不調にも役立ちます。さらに、太田胃散や仁丹《じんたん》などにも使われているほど、胃の働きの改善にも役立ちます。様々な場面で活用してみましょう。

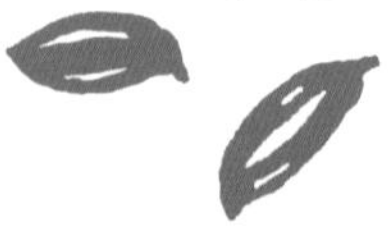

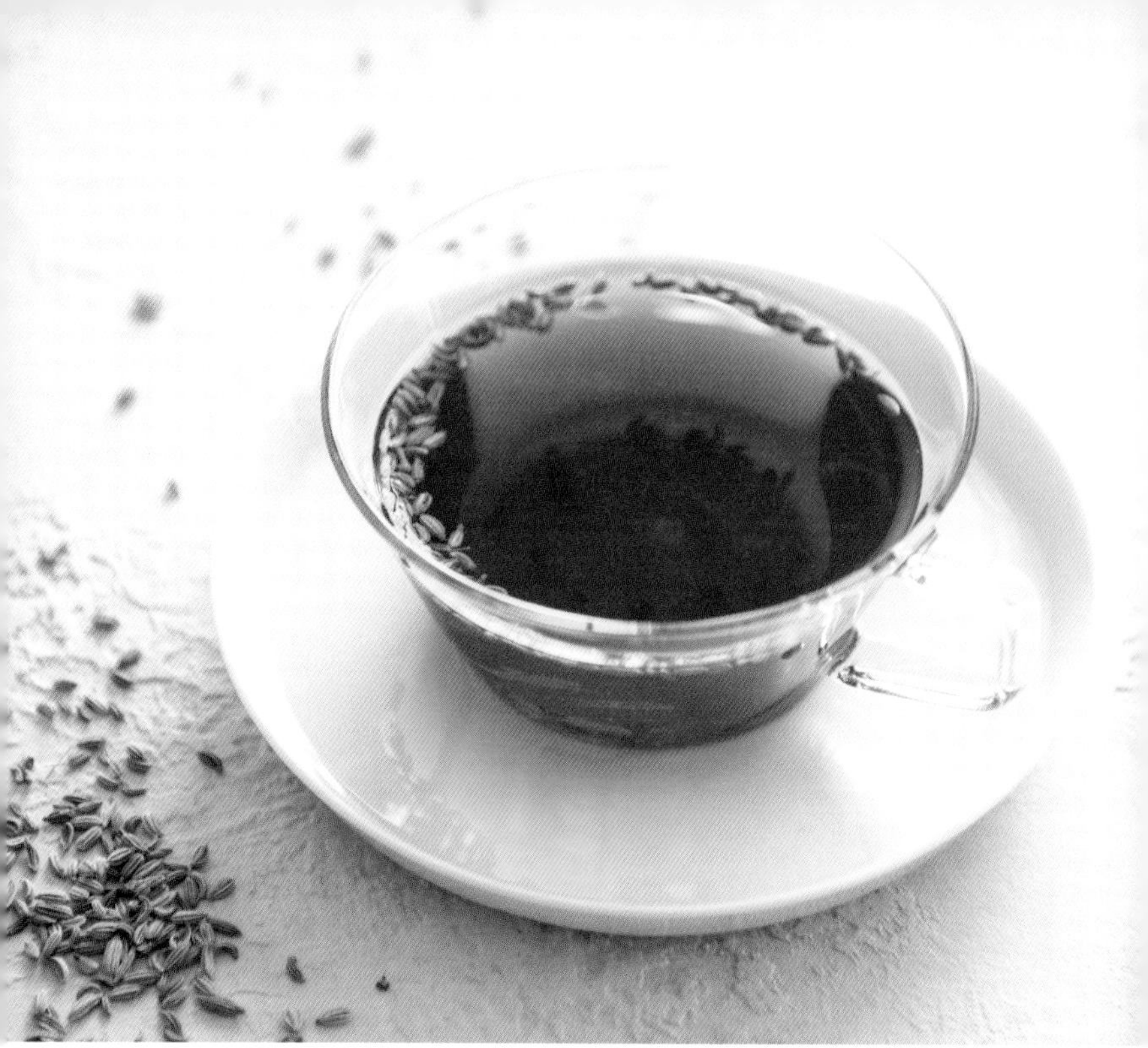

フェンネルシードルイボスティー

材料

フェンネルシード＿小さじ２

ベースのルイボスティー＿200ml

作り方

1 ルイボスティーとフェンネルシードを一緒に加熱する。もしくは、熱湯を入れて７分蒸らす。

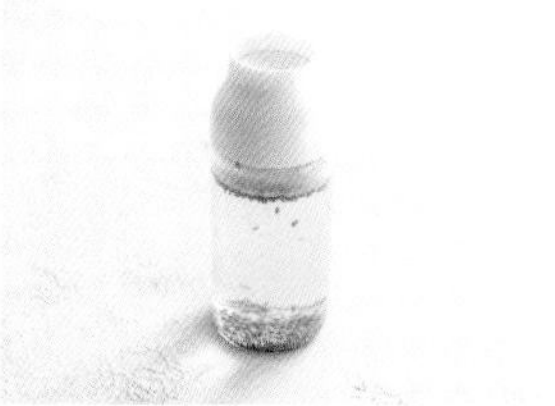

＊フェンネルシード大さじ１に水を１ℓ注いで一晩おくだけでフェンネルシードウォーターに。

低気圧・雨の日の不調

余分な水分を排泄しウイルスにも対抗

　お天気が悪いときには気圧が下がり、湿度が上がりますが、こういった自然の変化にその都度、頭痛やだるさ、眠気、むくみ、消化器系の不調などを敏感に感じる人がいます。漢方では体にとって余分な水分である『痰湿《たんしつ》』が体にたまりやすい人が感じやすいとされています。胃腸が弱かったり、耳鼻科系が弱かったり、日ごろからむくみやすいという人がそれに該当します。

　そんなときの食薬は『ハトムギ』です。

ハトムギ

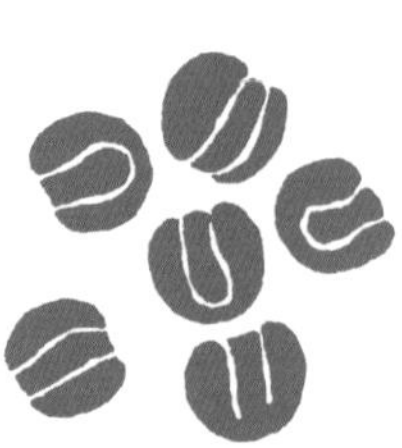

漢方では「ヨクイニン」と呼ばれイボとりなどに使われ、美肌にも役立ちますが、水分代謝を改善する働きもあり、体にたまった『痰湿』の排泄を促します。また、抗ウイルス作用、免疫を高める働きなどもあります。ハトムギは、お茶だけではなく、お米と一緒に炊いたり、スープにしたりしても取り入れることができます。シナモンを加えるとさらに効果的です。

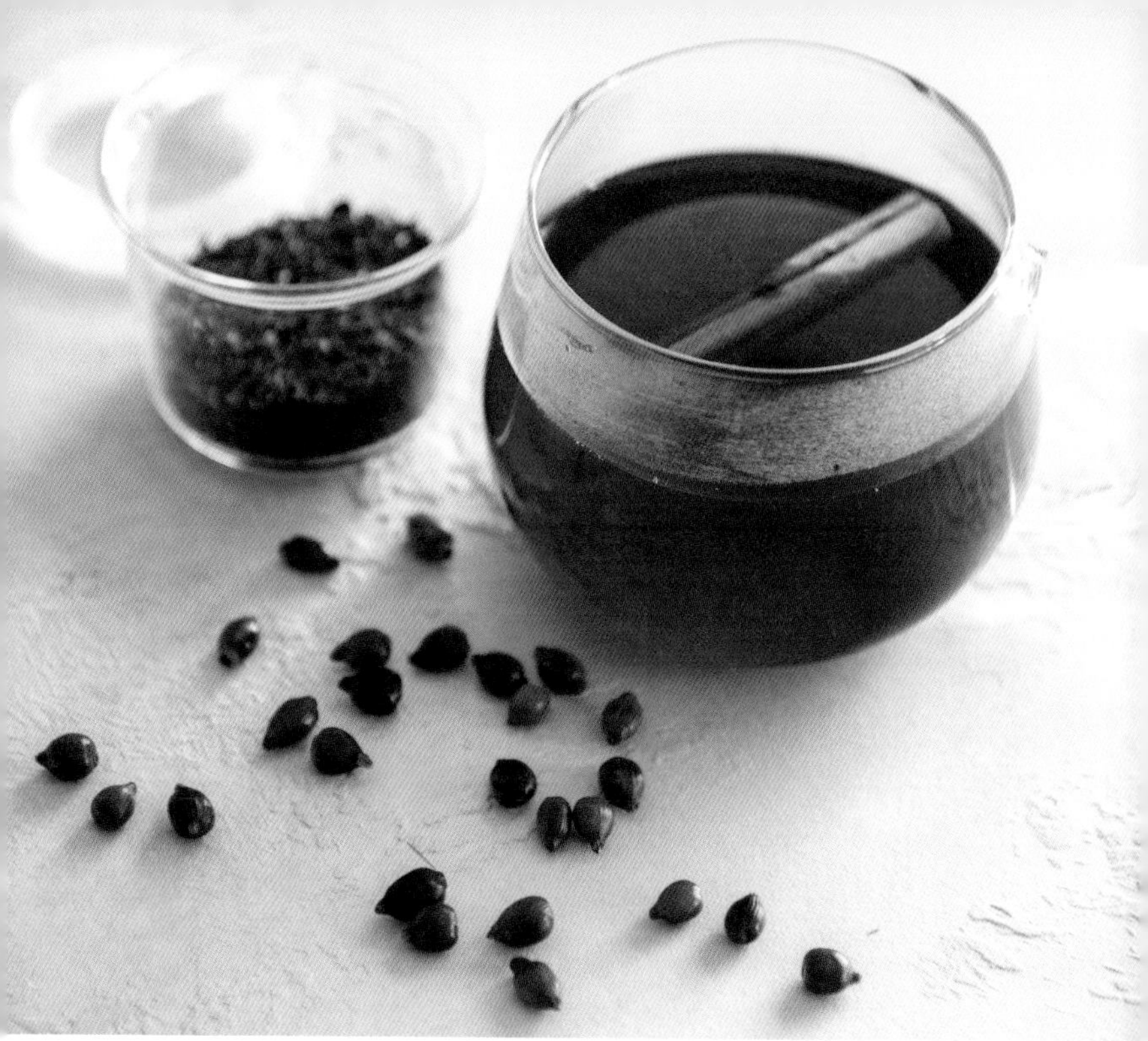

ハトムギルイボスティー

材料

ハトムギ＿大さじ1
ベースのルイボスティー＿200ml
シナモンスティック＿1本

作り方

1 ルイボスティーとハトムギを一緒に加熱する。もしくは、熱湯を入れて7分蒸らす。
2 シナモンスティックを添える。

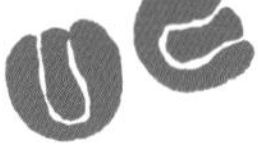

＊ポン菓子のように食べられるハトムギがある。オリーブオイルと塩、カレーパウダーをまぶしてポップコーンのようなおやつに。

二日酔い

ドクダミで毒出しして身体をリセット

アルコールを飲みすぎてしまった翌日、むくみや頭痛、だるさ、口臭、体臭など不快症状がたくさん現れることがあると思います。飲むのをセーブできるのが一番ですが、ちょっとスイッチが入ると止められなくなるのがアルコールの特徴でもあります。アルコールは代謝される段階で有毒なアセトアルデヒドとなり、その後無毒化されます。二日酔いはアセトアルデヒドが処理しきれていない状態です。また、アルコールにより脱水状態になるため、水分摂取が大切です。

ドクダミ

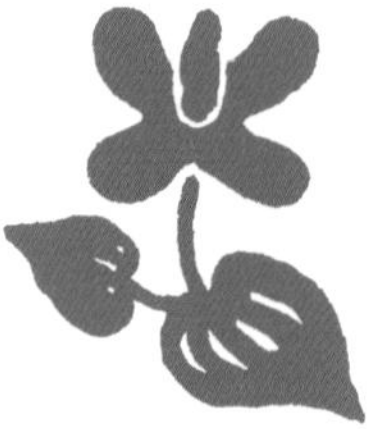

そんなときの食薬は『ドクダミ』です。ドクダミに含まれるクエルシトリンによって体にたまる毒素を尿と便からの排泄へ促します。また、ドクダミは漢方では、十薬《じゅうやく》と呼ばれ利尿、解熱、湿疹などの体にたまる余分なものの排泄に使われています。

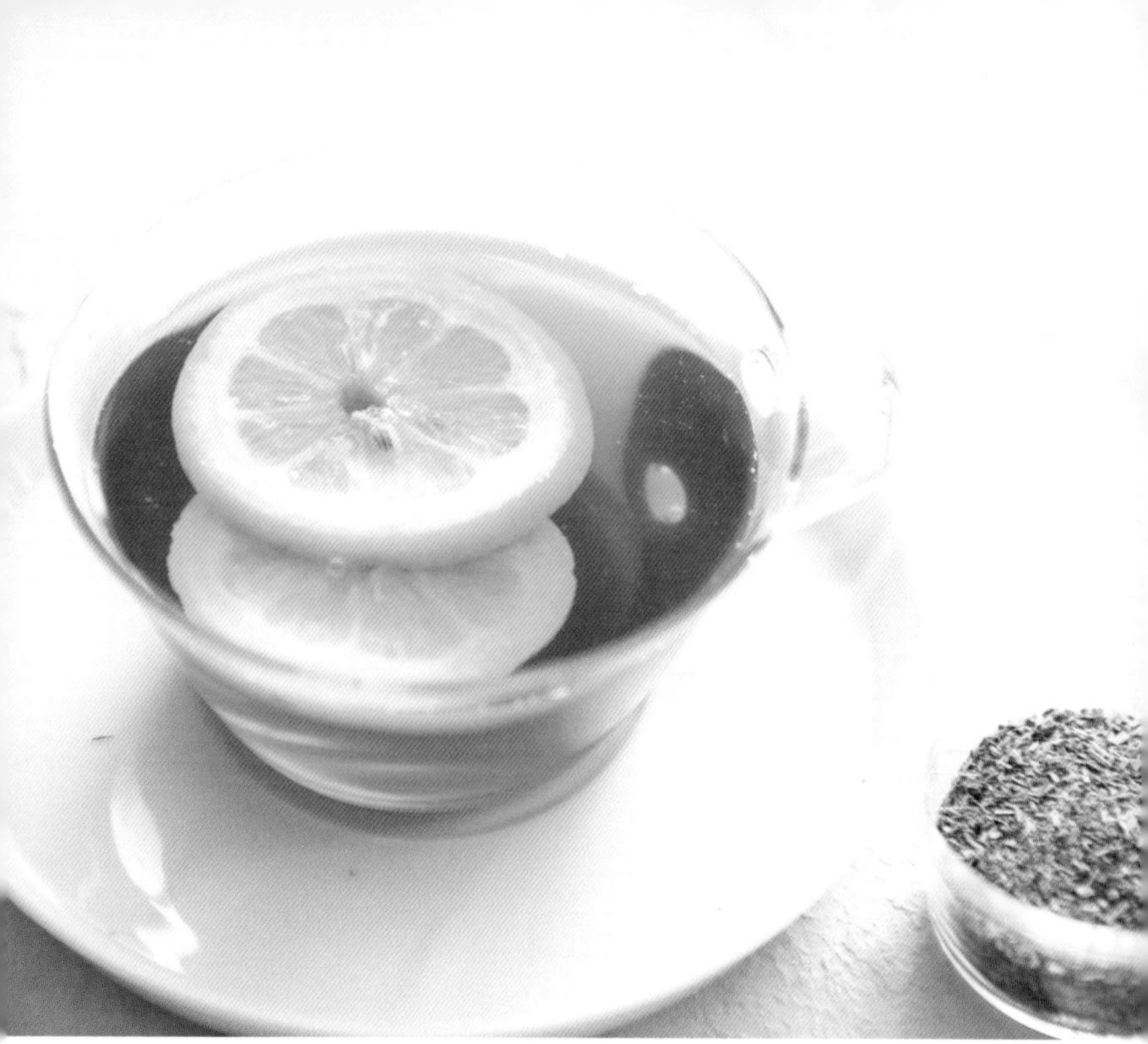

ドクダミルイボスティー

材料

ドクダミ ＿ 3g
ベースのルイボスティー ＿ 200ml
スライスレモン ＿ 2枚

作り方

1 ルイボスティーとドクダミを一緒に加熱する。もしくは、熱湯を入れて7分蒸らす。

2 レモンスライスを浮かす。

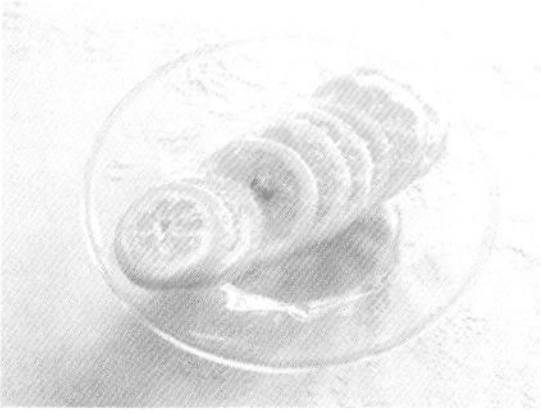

＊スライスしたレモンを冷凍で保存しておくと便利。

吹き出物・ニキビ

加熱してもOKなビタミンCの爆弾

ニキビの原因の菌としてアクネ菌があります。ただ、アクネ菌は通常悪さをしない菌です。しかし、空気がないところで増殖し、悪さをし、ニキビの原因となります。食事、生活習慣、ストレス、ホルモンの乱れなどにより皮脂分泌が増えると毛穴が詰まり、アクネ菌が増殖して炎症を起こし、ニキビとなります。その中でも不摂生により、胃腸の働きに負担がかかることでニキビを生じているものを「脾《ひ》胃《い》湿《しつ》熱《ねつ》」と呼びます。

ローズヒップ

これを解決する食薬は、『ローズヒップ』です。ローズヒップは、ビタミンCの爆弾と呼ばれるほどビタミンCを含有しています。ビタミンCは抗酸化作用があり美肌のために役立ちます。そして、ビタミンCを熱から守るビタミンPも含むため、加熱してもビタミンCをしっかり摂取することができます。他にも抗酸化作用のあるビタミンEやビタミンAも含んでいるので、ニキビの炎症を起こしているときにおすすめです。

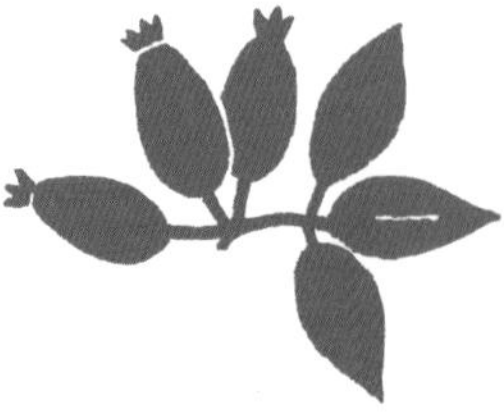

ローズヒップルイボスティー

材料

ローズヒップ ＿ 3g
ベースのルイボスティー ＿ 260ml
生姜 ＿ お好みで

作り方

1 ルイボスティーとローズヒップを一緒に加熱する。もしくは、熱湯を入れて7分蒸らす。
2 お好みで生姜をトッピングする。生姜はすりおろして冷凍保存しておくと便利。

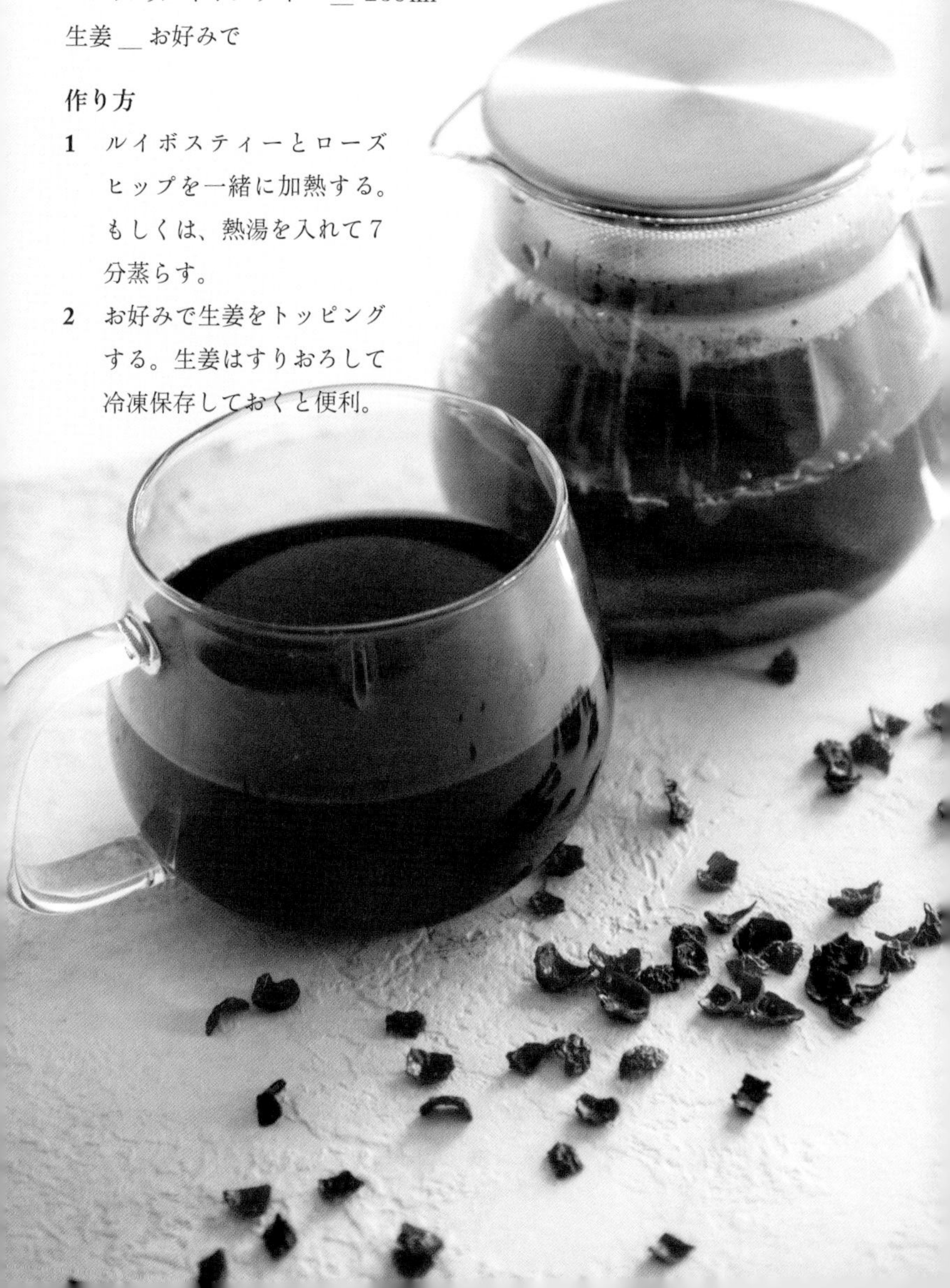

のぼせ

清熱《せいねつ》して気の巡りもよくする

更年期障害の代表的な症状です。頭や顔に異常に熱をもちほてりを感じる状態です。ホルモン分泌の乱れだけではなく、ストレスや炎天下の気候の影響など、原因は複数あります。また、頭部は熱いのに手足や下半身は冷えていることもあります。この状態は、頭部の血管が拡張して血流が増えている状態です。眠りにつくときなどにも、ほてりを強く感じて眠れなくなることもあります。

そんなときの食薬は、『ミント』です。

ミント

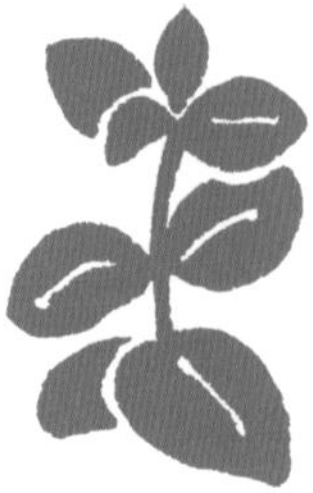

ミントには、清熱作用があるので、のぼせを冷ましてくれます。さらに、「疏肝理気」という気の巡りを改善する働きももつため、自律神経を整える働きもあります。そのため、ストレスによるのぼせや更年期や生理周期の高温期ののぼせなどにも効果的です。イソフラボンを含む豆乳と合わせて飲むのがおすすめです。

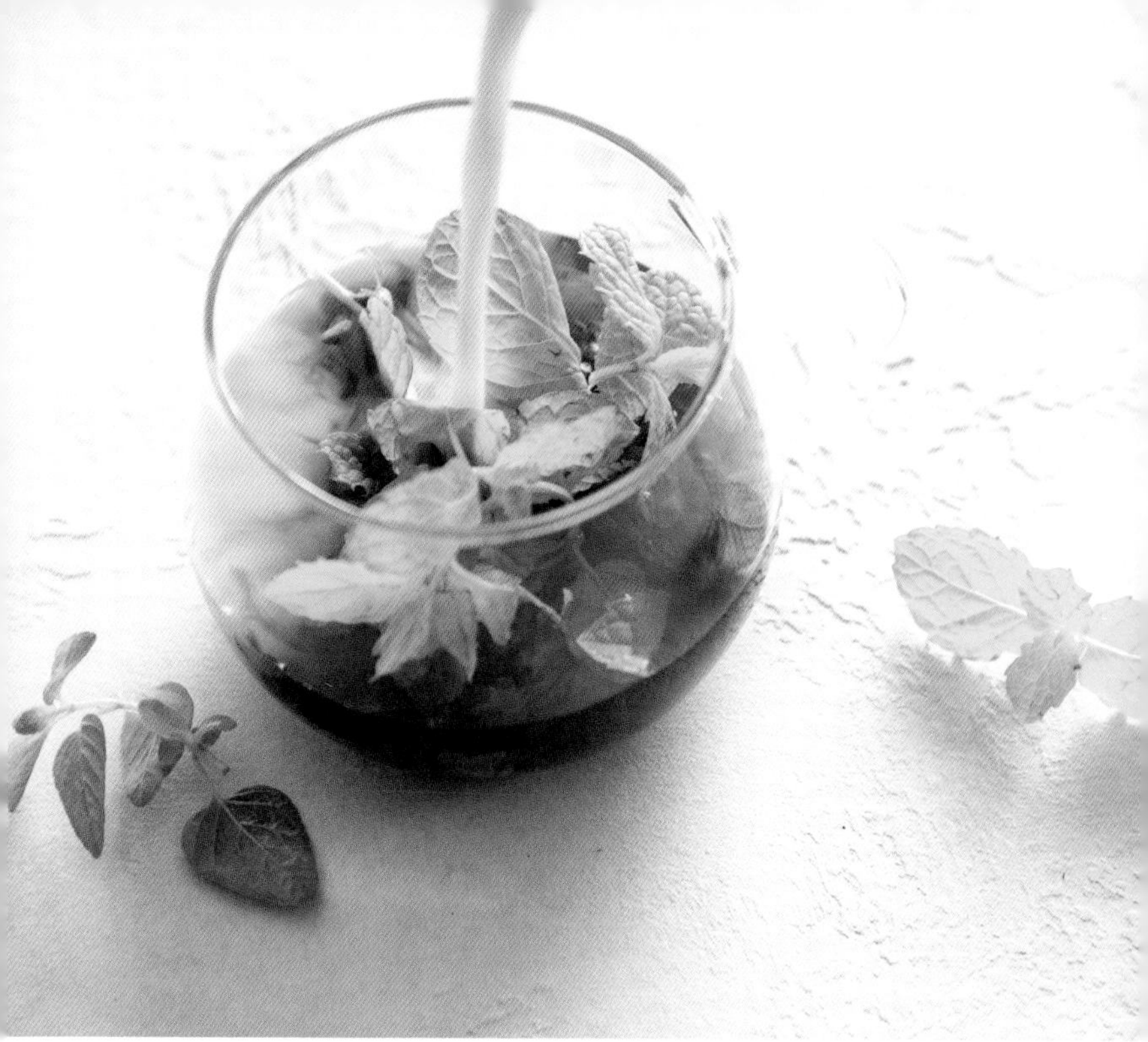

ミントルイボスティー

材料

フレッシュミント＿適量
ベースのルイボスティー＿150ml
無調整豆乳＿50ml

作り方

1 ルイボスティーにフレッシュミントを見栄えがいいだけ入れる。
2 豆乳を加える。

鼻炎

原因物質の分泌を抑制して効果的に止める

鼻炎になると鼻詰まりや鼻水などが増え、呼吸がしづらくなったり、口呼吸になったりいびきをかいてしまったり、食べものの味を感じにくくなったりと、生活していて不快に思うことが増えます。

通常、鼻の中には、殺菌作用をもつ鼻水が少しずつ分泌されているのですが、病原菌やアレルゲンが侵入してくるとその防御反応として過剰に分泌され、鼻腔の粘膜に炎症を起こして腫れてしまいます。これが鼻炎の状態です。

ネトル

これを解決する食薬が、『ネトル』です。ネトルは、くしゃみや鼻詰まりを起こしているときに分泌されるヒスタミンやロイコトリエンなどの原因物質の分泌を抑制する働きがあります。そのため、花粉症やアトピー性皮膚炎などのアレルギー症状にも効果的です。また、利尿作用もあり、老廃物の排泄にも役立つため、痛風や泌尿器感染や残尿にも効果的です。

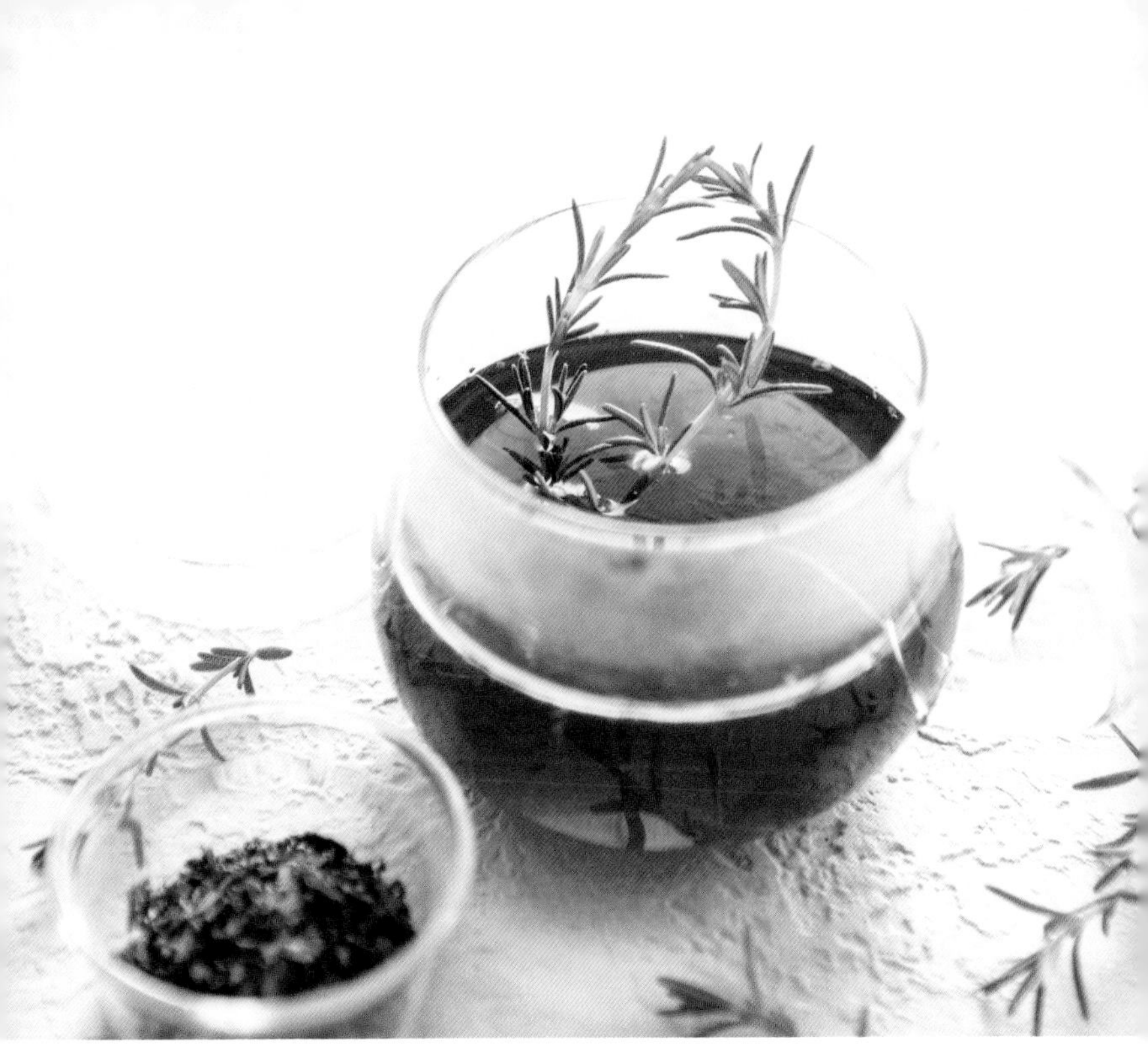

ネトルルイボスティー

材料

ネトル＿3g
ベースのルイボスティー＿200ml
ローズマリー＿適量

作り方

1 ネトルとルイボスティーを加熱する。もしくは、熱湯を入れて7分蒸らす。
2 ローズマリーを見栄えよく入れる。

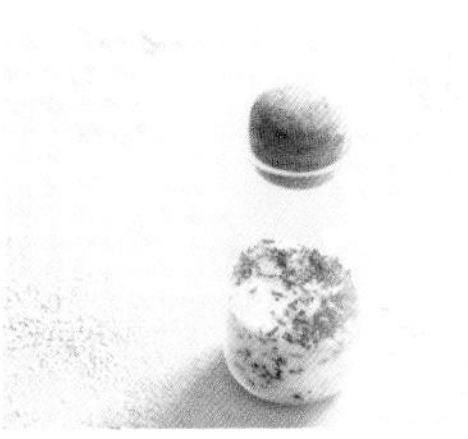

※ネトルを粉砕して塩と合わせたハーブソルトはお料理に。

第5章

活血食品

血の巡りが悪いのは、血が不足していることも大きな原因です。血を補う基礎食品の摂取だけでも巡りの改善は見込めます。体に余分なものがたまり炎症が起きているような場合には、それを取り除いてから巡らせた方が効率がよくなります。湿熱が体にある状態で血行を促進すると、症状が悪化し湿疹やかゆみなどが現れることも。そこで、排毒の次のステップとして「活血」があります。オメガ3脂肪酸、ビタミンEなどの栄養素とスパイスを使い血流を促していきます。

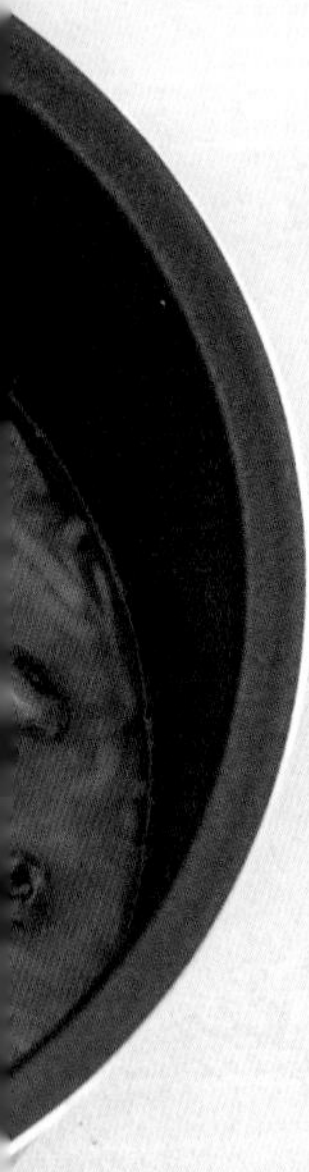

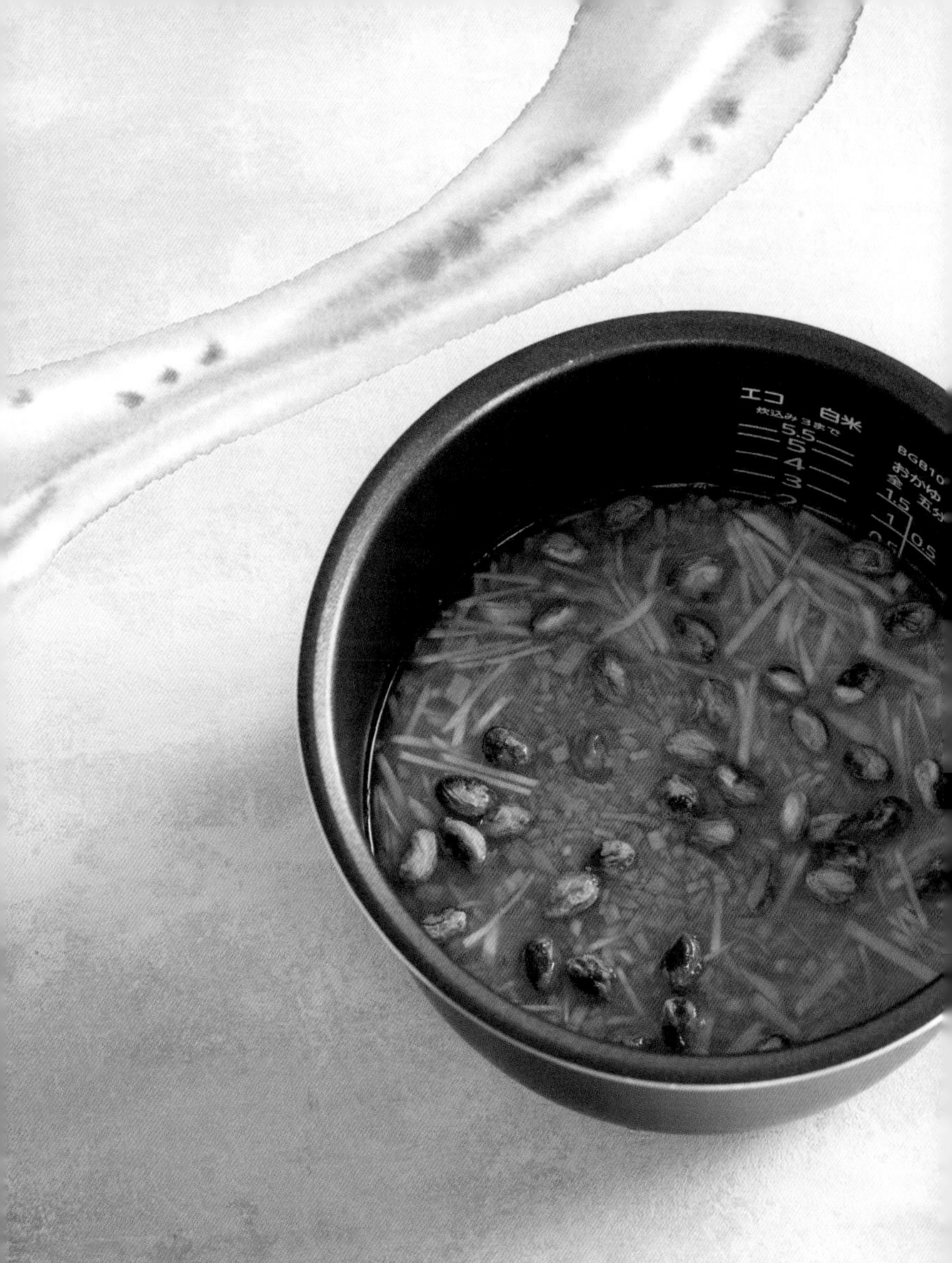

不足を補うと・・・

・しびれがなくなる
・頭痛や肩こりなどが緩和する
・顔色がよくなる
・生理痛が改善される

ステップ
5 活血食品

東：「活血化瘀《かっけつかお》」を行い「瘀血」を解消する。
漢：温経湯《うんけいとう》
西：血行促進&神経修復し痛みの原因物質を減らす。
栄：オメガ3脂肪酸、スパイス、ビタミンB群

血球をしなやかに&痛みを減らす

漢方では、血流が悪いことを『瘀血』と呼び、特に痛みを伴う病気の原因となるものと考えています。『不通即痛《ふつうそくつう》』といって巡りが悪く、滞《とどこお》っている部分に痛みが生じるという考え方があるためです。ただ、『気血水』が不足し、巡らせる『血』が不足していたり、巡らせるエネルギーである『気』が不足していたりする場合には、巡らせる手段よりも『気血』を補うことを優先させる必要があります。

また、体にとって余分であり炎症を起こす『湿熱』がたまった状態で血流をよくしても、老廃物や毒素が全身を巡り逆効果となることもあります。

・アマニ油をサッとかけよう

そこで、これを一品で改善できるように構成されているのが〝活血食品〟です。炊飯器に血流を促す材料を全部入れてスイッチオンするだけで完成です。食べる

瞬間にアマニ油をサッとかけるとさらにGOODです。

炊き込みのベース料理の方法を参考にしてもトッピング食材のみ参考にしてもどちらでもお試しください。

毛赤血球をしなやかにするオメガ3脂肪酸を取り入れて血行を促します。また、血行が悪いと神経が圧迫されたり、痛み・炎症成分のプロスタグランジンが停滞したりすることで、しびれや痛みを感じることがあります。神経を修復し、痛み成分や炎症を抑制するオメガ3脂肪酸、スパイス、ビタミンB群などを取り入れるようにしましょう。

ベース料理の効果

ベースのだし（炊き込みごはん）

ご飯を炊くときに炊飯器に血流を改善するために必要な栄養を含んだ食材を一緒に入れるだけで完成する簡単な調理です。食べる瞬間にオメガ3脂肪酸を多く含むアマニ油をかけるのも、活血のポイントです。

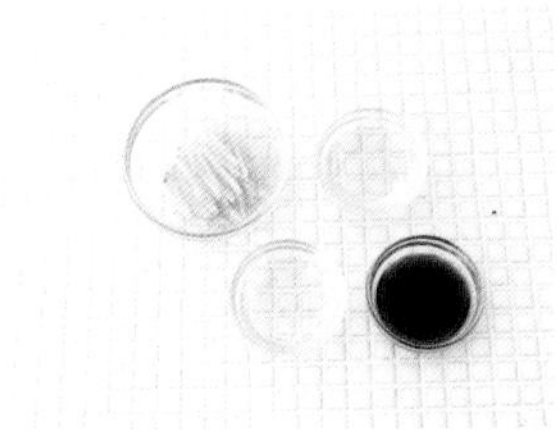

材料と作り方

千切りした生姜2片・醤油小さじ2・みりん小さじ2・酒小さじ2を混ぜ合わせる。これが、炊き込みごはんの共通の味付けになる。食べる直前にアマニ油を小さじ1（1人前）たらす。味が足りないときは塩で調える。

頭痛

栄養も食物繊維も豊富なナッツの女王

今や2人に1人は月に1度以上の頭痛を感じている程、一般的な不調です。原因は、肩こりや眼精疲労、血行不良、寝不足、自律神経の乱れ、貧血ぎみなど様々ですが、複数の原因が重なっていることもあります。ただ、共通して言えるのは、ミトコンドリアの活性を助けるビタミンB群、マグネシウムをとりいれることで頭痛の軽減ができるということです。

そんなときの食薬は『ピスタチオ』です。ナッツの女王と呼ばれるほど栄養が豊富でビタミンB群やマグネシウム、鉄、カルシウム、カリウムなどのミネラル、ビタミンE、食物繊維なども豊富に含んでいます。ビタミンEは、血流を促進し、頭痛緩和に役立ちます。ピスタチオを炊き込みごはんに入れる発想は普通はないと思いますが、炊飯器で調理すると栗ご飯のように、ほくほくになり意外と美味しく仕上がります。

ピスタチオ

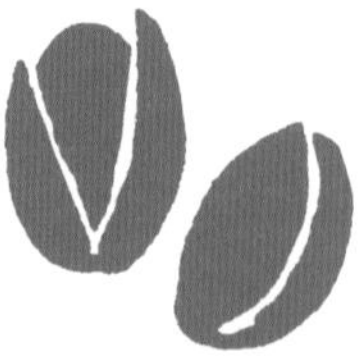

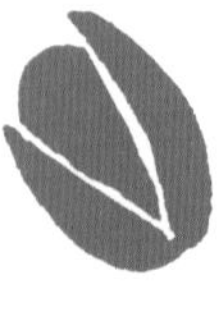

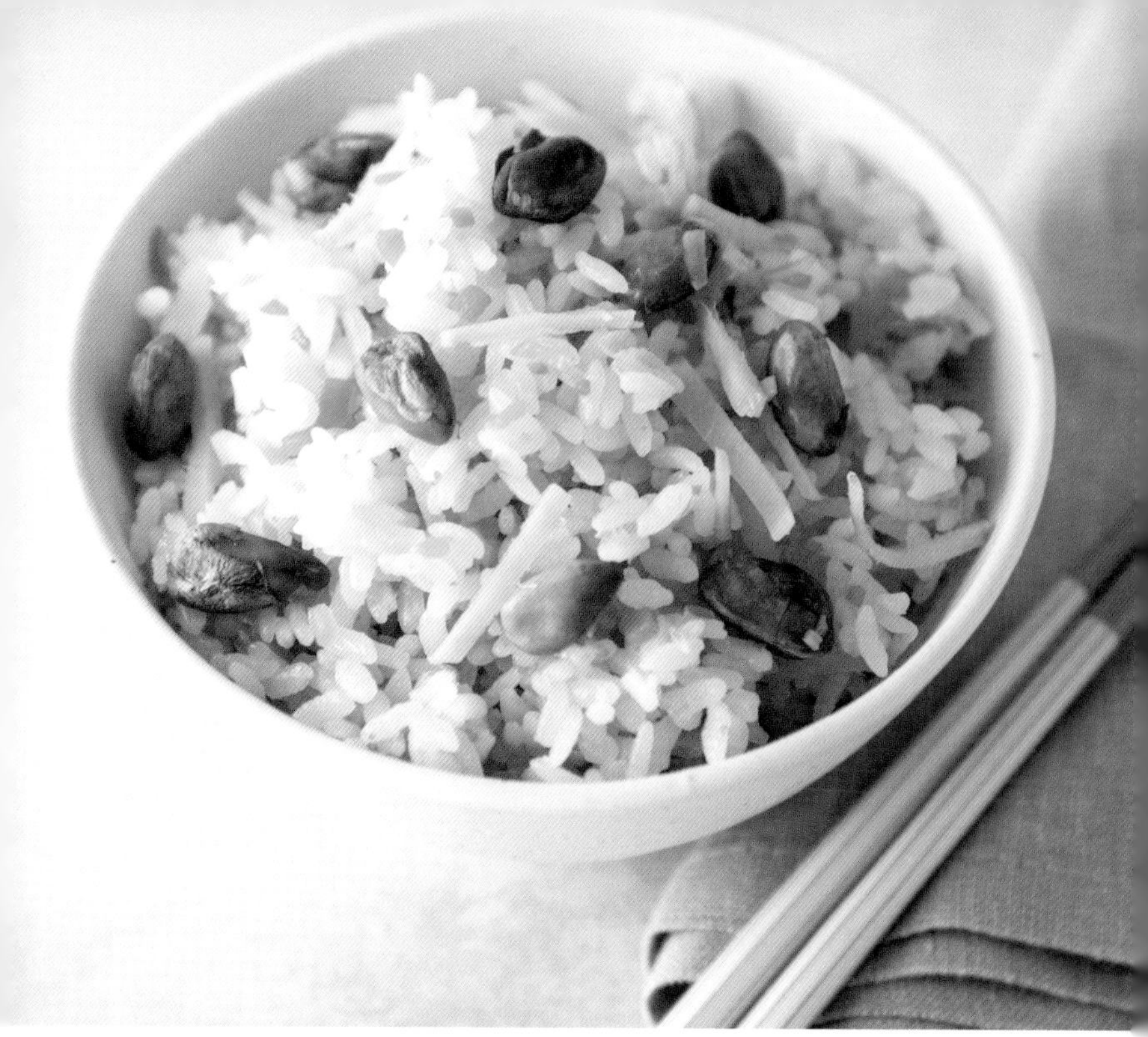

ピスタチオの炊き込みごはん

材料

米 __ 2合

ピスタチオ __ 40粒

人参 __ 1/4

生麦 __ 1片

ベースのだし（→ p.125）

アマニ油 __ 少々

作り方

1 人参はみじん切り、生姜は千切りにする。

2 炊飯器に研いだ米とベースのだしを入れ、分量まで水を加えたらピスタチオと**1**をのせて炊く。

3 食べる前にアマニ油をたらし、お好みで塩をふる。

目の疲れ

オメガ3脂肪酸で目も脳も元気に

鯖缶

目がかすむ、まぶしく感じる、充血する、目元が重い、目の奥が痛くなるなど目の疲れを感じることはあると思います。私たちが得られる情報は、五感のうち視覚からの情報が8割以上だと言われ、目は、外界とつながるうえで最も重要な器官です。そして、情報過多な日常からたくさんの情報を取り込んでくれている目は、非常に疲れやすい状況です。さらに、目の周りの筋肉は自律神経に支配されているため、目を使いすぎると自律神経が乱れやすくなり全身的な不調を感じるとも考えられます。

そんなときの食薬は『鯖《さば》』です。鯖にはオメガ3脂肪酸が豊富に含まれていますが、オメガ3脂肪酸は、目の網膜や神経細胞、角膜などの健康に役立ち、さらに脳の活性化にもつながるため情報伝達もスムーズにしてくれます。

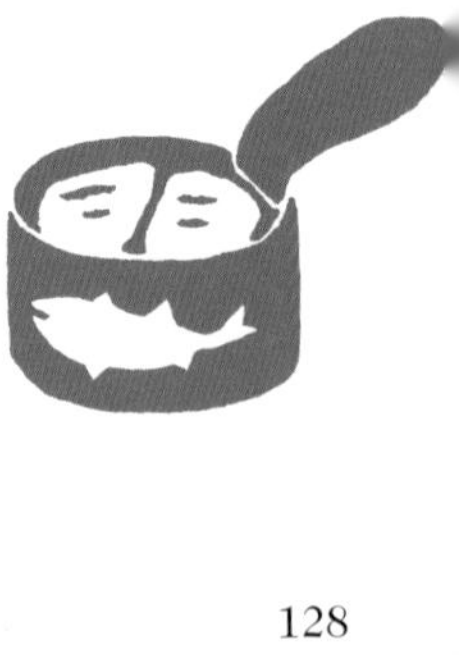

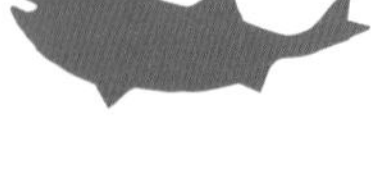

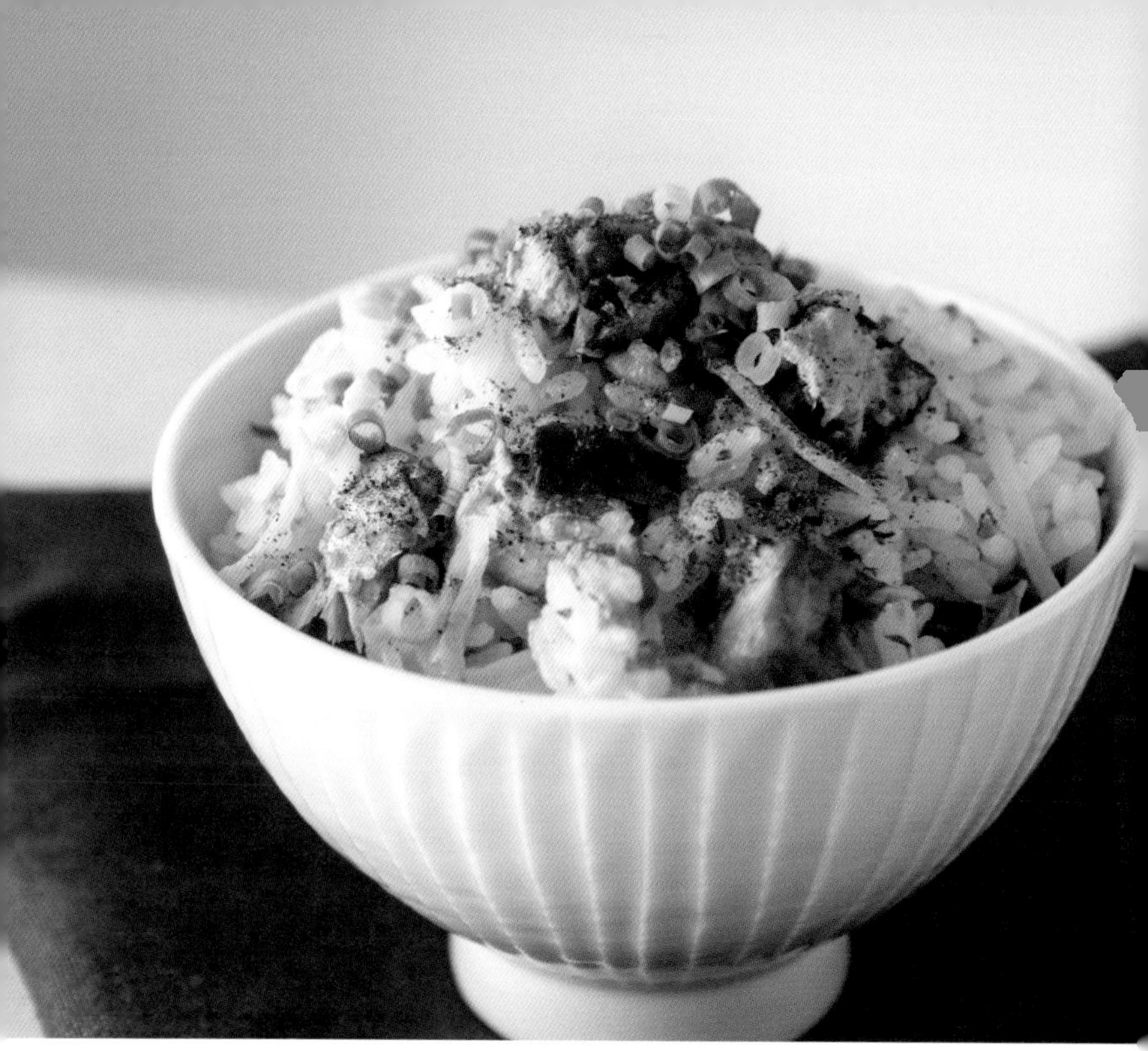

玉ねぎと鯖の水煮缶ごはん

材料

米＿2合
玉ねぎ＿1個
鯖の水煮缶＿1個
ネギ＿少々
山椒＿少々
ベースのだし（→ p.125）

作り方

1 炊飯器に研いだ米とベースのだし、鯖缶の汁を入れ、分量まで水を加えたらスライスした玉ねぎと鯖をのせて炊く。

2 仕上げに刻んだネギと山椒をかける。

くま

強い抗酸化作用で血行をよくする

目元は、良くも悪くもインパクトが大きい部分です。アイライナーやマスカラ、アイシャドウなど、様々なアイテムを駆使して毎朝何分も時間を費やし、目元のメイクを繊細に作り上げる人が多いと思います。もし、これほど目元の重要性を感じているのであれば、くま対策もしましょう。目の周りの皮膚は非常に薄く、毛細血管が多く通っています。そのため、擦《こす》ったり、紫外線を浴びたりなどの外的な刺激に弱く色素沈着を起こしやすくなっています。また、血行不良を起こすような疲労や寝不足、肝臓や腎臓など全身的な疾患などの状態が目元に現れることがあります。

そんなときの食薬は『緑茶』です。緑茶に含まれるカテキンには強い抗酸化作用があり、血管を強化して、血圧やコレステロール値を下げ、血行をよくする働きがあります。

緑茶

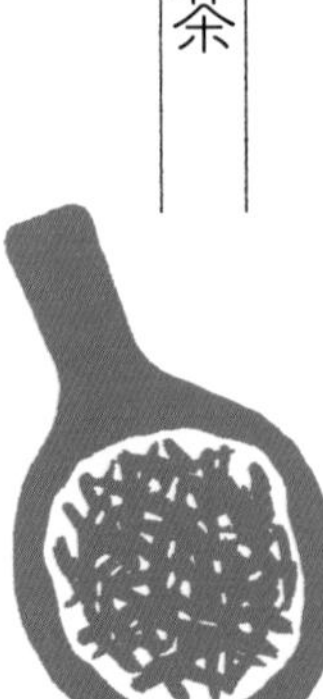

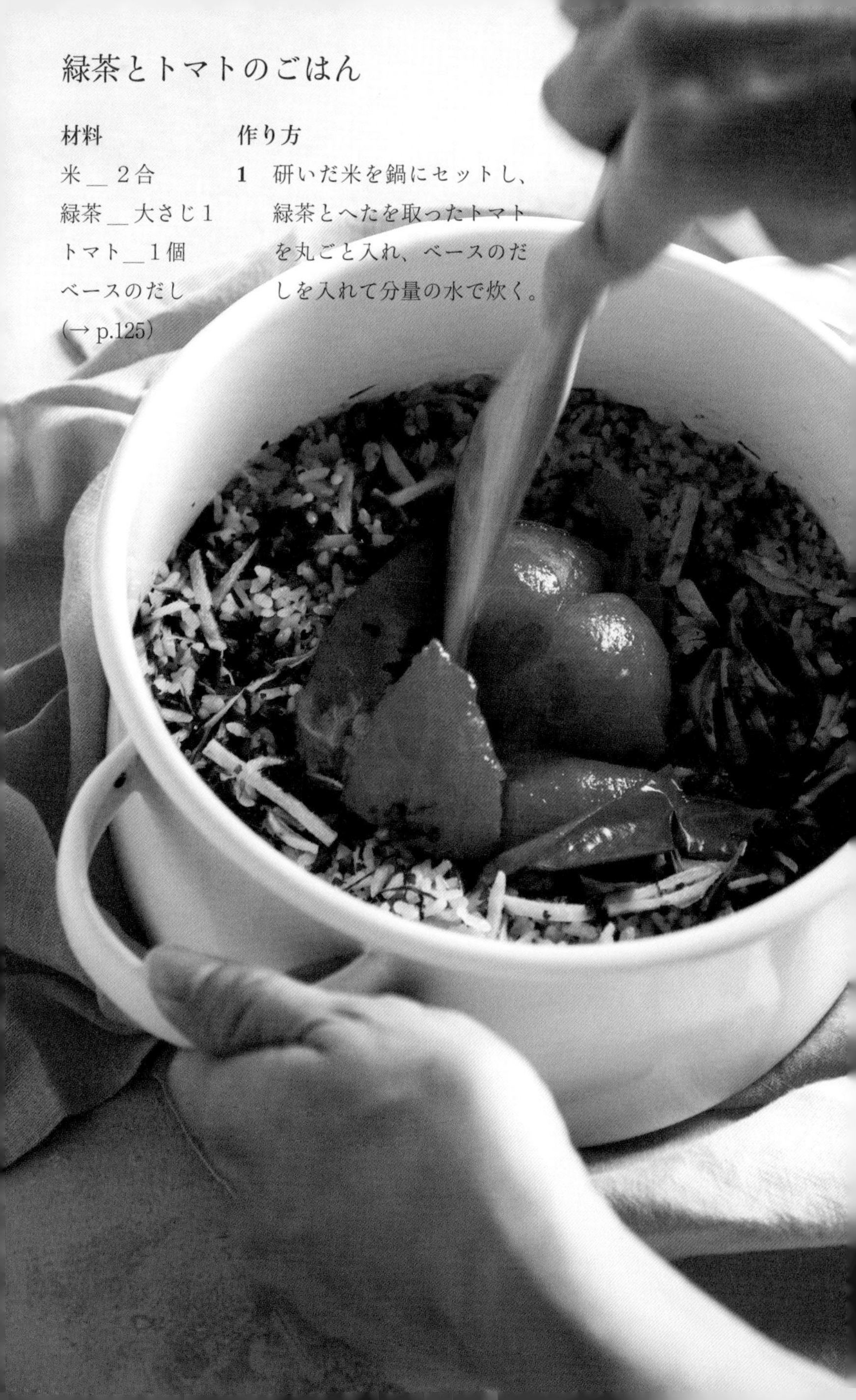

緑茶とトマトのごはん

材料

米＿２合
緑茶＿大さじ１
トマト＿１個
ベースのだし
（→ p.125）

作り方

1 研いだ米を鍋にセットし、緑茶とへたを取ったトマトを丸ごと入れ、ベースのだしを入れて分量の水で炊く。

肩こり

丸ごと食べて肩こりと眼精疲労に効く

桜エビ

　男女ともに自覚する不調の上位に君臨する肩こり。前のめりになって作業をすることが多く、緊張やストレスから体に力が入りがちな私たちにとって、重い頭を支えている首や肩の筋肉が凝《こ》り固まり痛みを感じてしまうことは当然だと思います。

　そんなときの食薬は、『桜エビ』です。桜エビの特徴は、頭、殻、しっぽまで丸ごと食べることができるため、栄養をたっぷりとることができることです。特に、血流を促すビタミンEを豊富に含んでいます。また、抗酸化作用の高いアスタキサンチンを含むため、肩こりとセットで起こりやすい眼精疲労にも効果的です。とはいえ、姿勢を正したり、血行を促進するように温めたり、体を動かしたりして防いでいくことも同時に行いましょう。

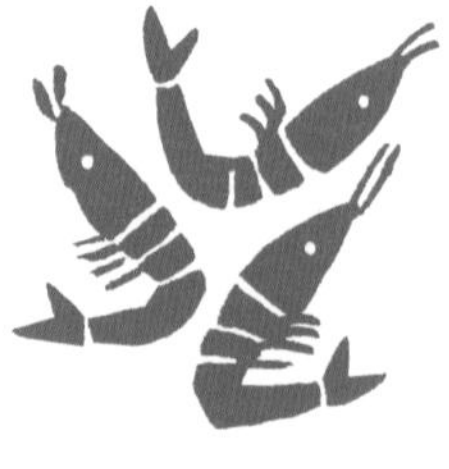

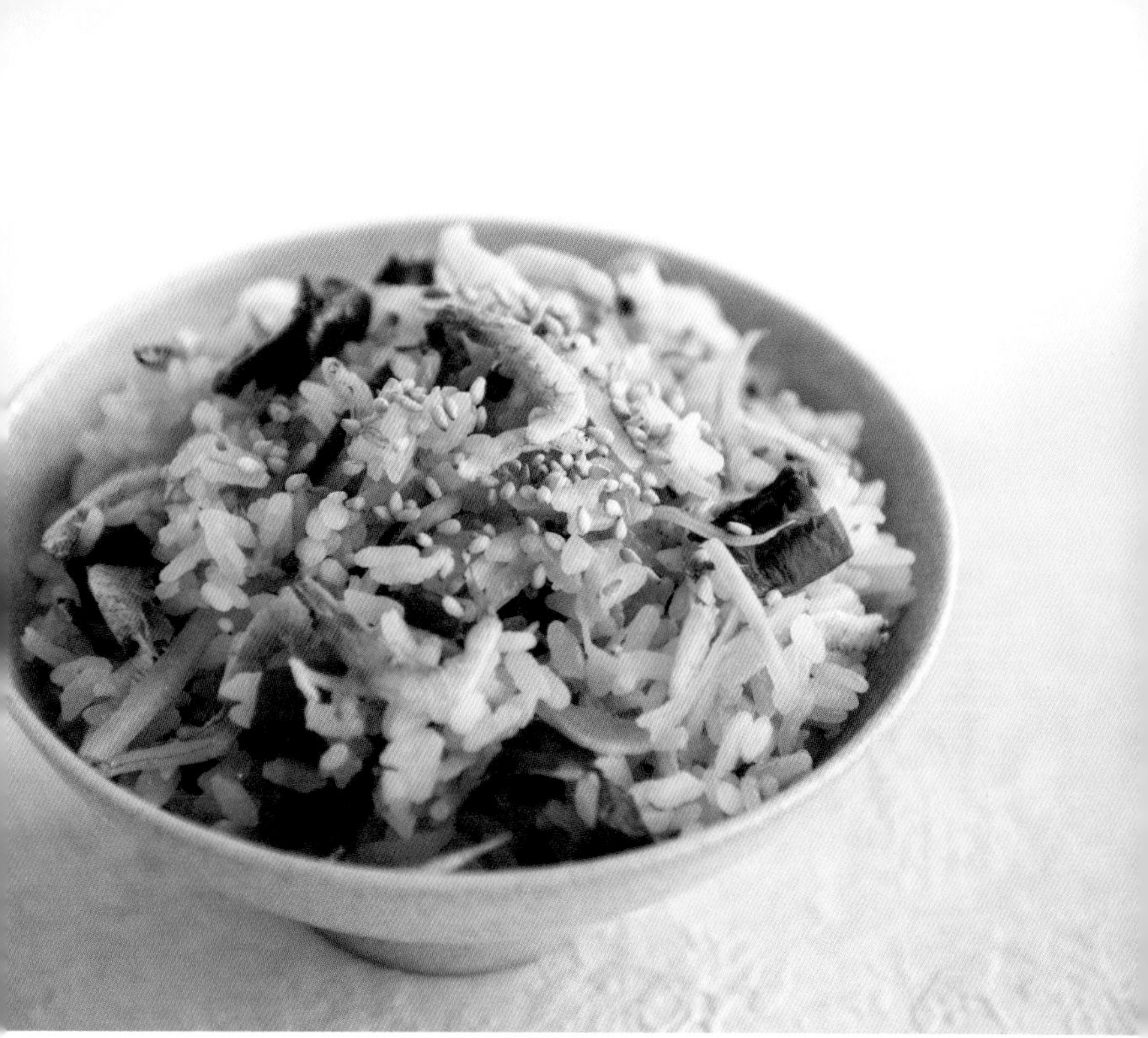

桜エビのごはん

材料

米＿２合
干し桜エビ＿大さじ２
じゃこ＿大さじ１
ワカメ＿大さじ１
ベースのだし（→ p.125）
白ごま＿大さじ１

作り方

1 研いだ米を炊飯器にセットし、材料をすべて入れて分量の水で炊く。
2 仕上げに白ごまをふりかける。

しびれ

神経を修復して血行を促進

しびれの主な原因は、神経が圧迫されることで起こっています。ただ、中には脳に関わることもあるので、注意が必要です。

そんなときの食薬は、『たらこ』です。神経の修復に働くビタミンB群、血行を促進するビタミンEが豊富に含まれています。また、アミノ酸スコアは、満点の100でタンパク源としても優秀です。

たらこ

たらことあたりめの炊き込みごはん

材料

米＿２合
たらこ＿１腹
あたりめ（おつまみ用）
　の物＿30g程度
ベースのだし（→ p.125）
紫蘇《しそ》＿適量

作り方

1　炊飯器に研いだ米とベースのだしを入れ、分量まで水を加えたらたらことキッチンバサミで刻んだあたりめをのせて炊く。

2　仕上げに紫蘇の千切りをのせる。

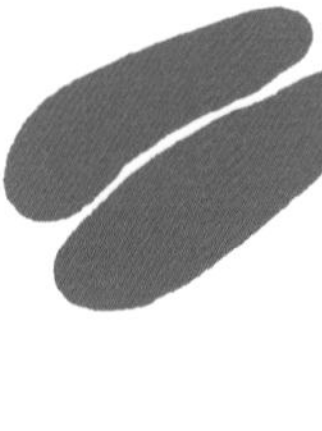

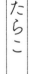

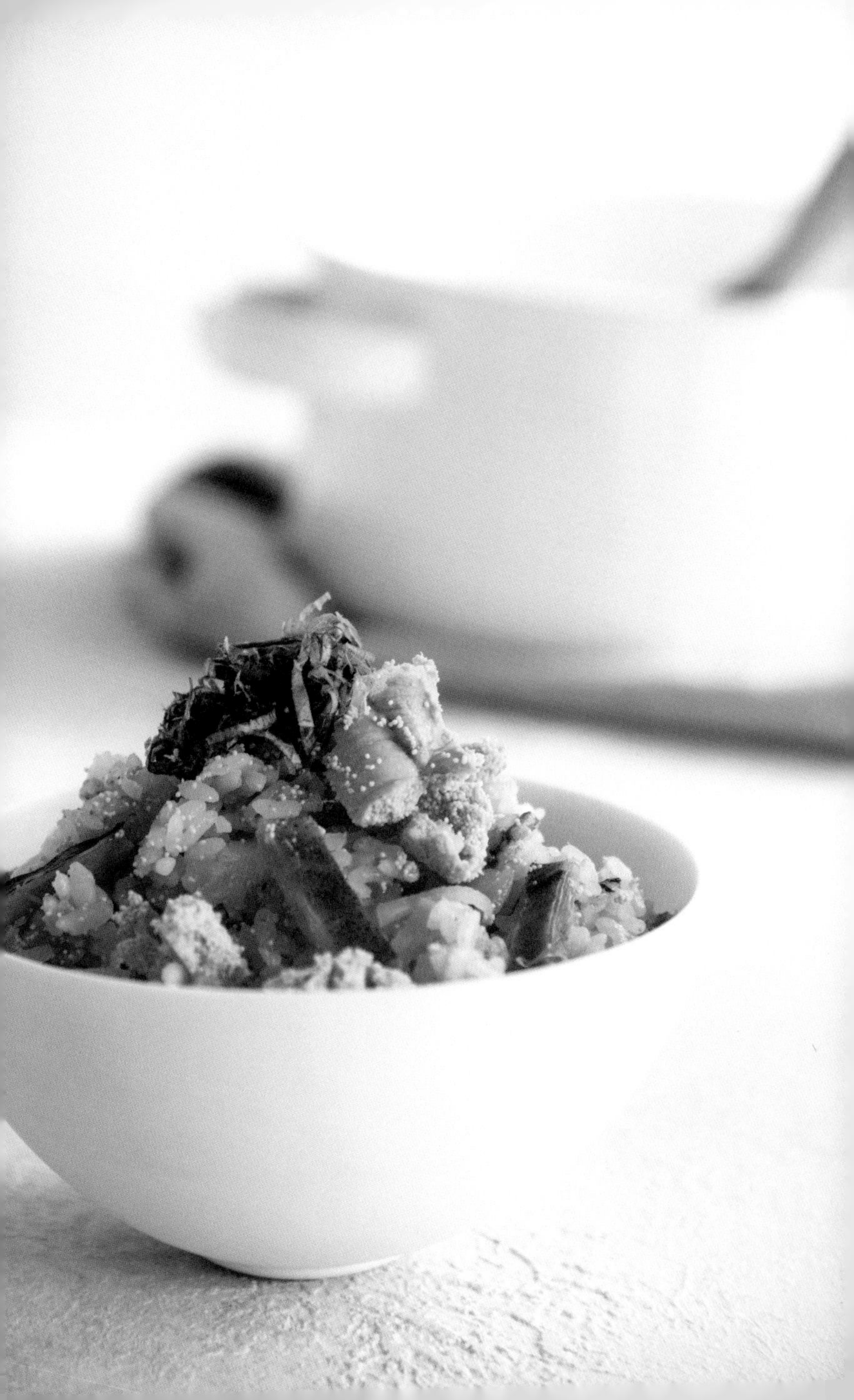

生理痛

5種類以上のスパイスで血流を促す

生理痛で悩む方は非常に多いため、生理痛があることが普通だと考える人が多いと思います。ですが、実は生理痛はないのが普通です。レバーのような大きな塊が出たりするときには血流が悪くなっていることがあるので注意が必要です。また、生理が起こるためにプロスタグランジンが子宮内膜から分泌されますが、この物質は過剰に分泌されると痛みを感じさせます。さらに骨盤まわりの血流が悪いと、プロスタグランジンが滞ったり、経血がスムーズに排泄できないと体が認識して分泌量が増えたりして、生理痛が悪化すると考えらています。

カレーパウダー

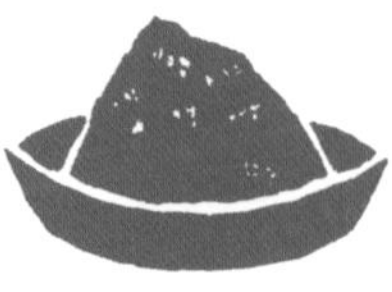

そんなときの食薬は『カレーパウダー』です。カレーパウダーには、チリパウダー、ターメリック、胡椒《こしょう》、生姜《しょうが》、フェンネル、シナモン、クミンなど5種類以上のスパイスが含まれています。これらは基本的に血流を促す働きがあるので、様々な料理をカレー風味にしてみるのもおすすめです。

鯖缶カレーの炊き込みごはん

材料

米＿ 2合
鯖の水煮缶＿ 1個
玉ねぎ ＿1/2 個
カレーパウダー＿大さじ1
ベースのだし（→ p.125）
パセリ＿適量

作り方

1 炊飯器に研いだ米とベースのだし、カレーパウダー、鯖缶の汁を入れ、分量まで水を加えたらスライスした玉ねぎと鯖をのせて炊く。

2 仕上げにみじん切りにしたパセリをかける。

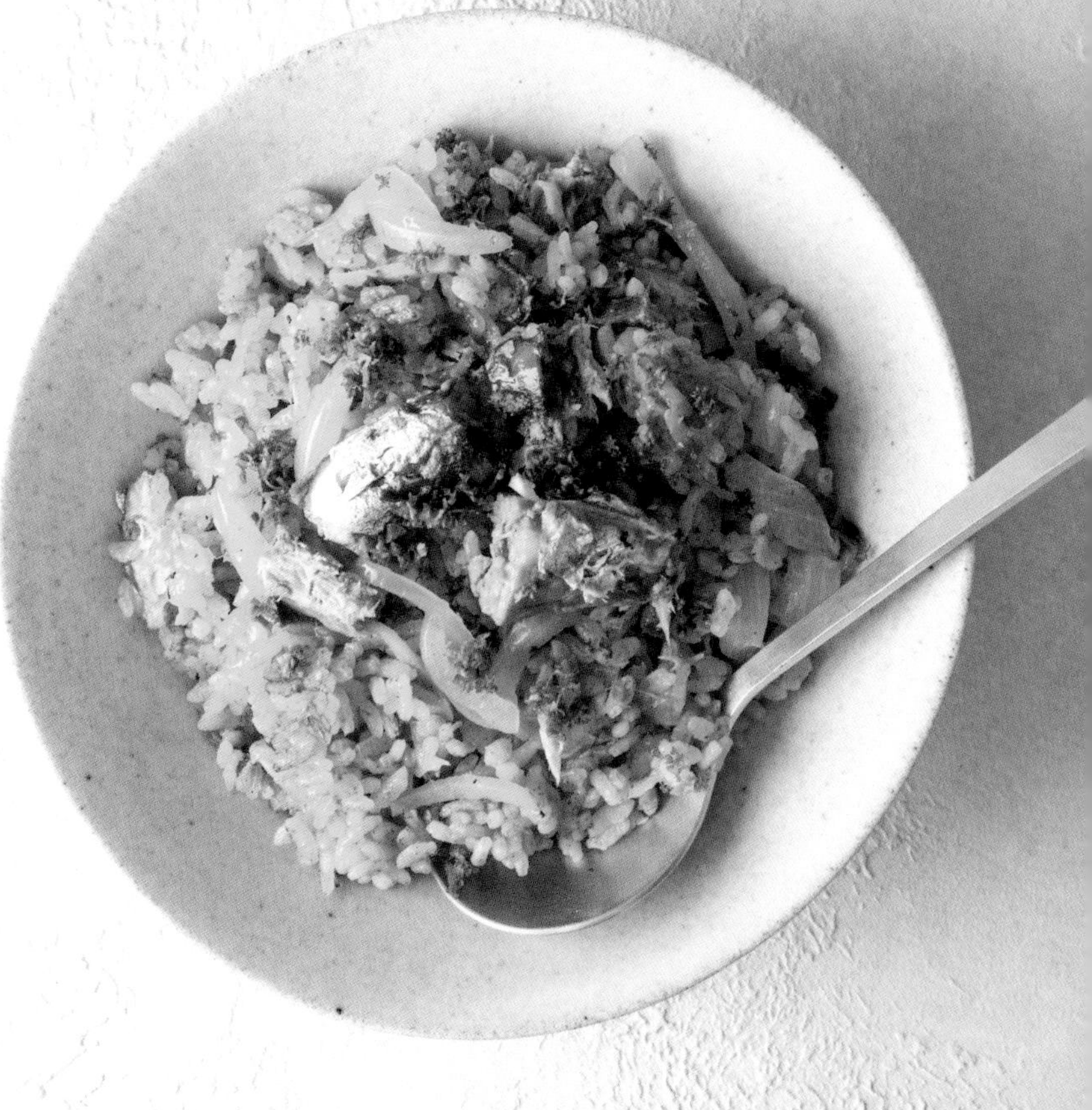

そろえておきたい調味料

毎日取り入れる調味料を選ぶ基準は、味覚をだまさないこと。発酵したり濃縮されることによって作られる調味料は、味覚を整え、栄養の吸収を促し、心と体に響きます。

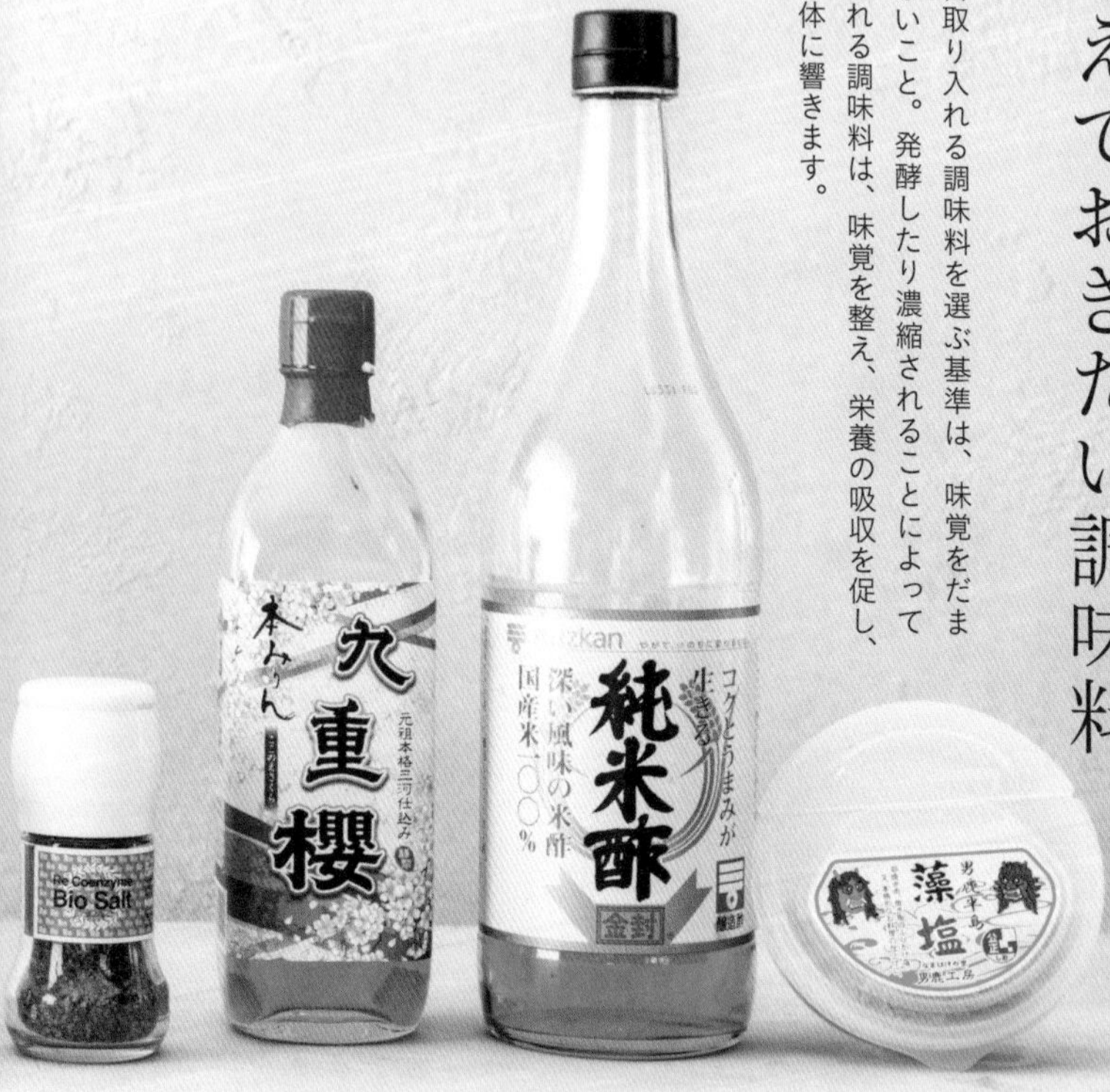

みりん

本みりんを選びましょう。原料は、もち米、米麹、焼酎のみでアルコール度数は、14%程度です。ブドウ糖や水あめを含むみりん風が多いので注意です。

純米酢

醸造酢を選びましょう。通常、酢酸菌により作られた調味料ですが、合成酢を選ぶと合成した酢酸を水で薄め、アルコール、着色料、甘味料を加えた未発酵のものもあります。

塩（天然塩）

精製塩ではなくカリウム、カルシウムなどミネラルを含む塩を選びましょう。中でも海塩は岩塩よりもミネラルが豊富です。また、塩と麹で発酵させた塩麹も減塩できおすすめ。

醤油

本醸造のものを選びましょう。原料は大豆、小麦、塩のみです。カラメル色素やアミノ酸、甘味料などを含まないものがベスト。

魚醤

魚介類を塩とともに発酵させた調味料です。ナンプラー、しょっつる、いしり、いかなご醤油、ニョクマム、コラトゥーラなどと呼ばれ日本、世界各地で作られています。

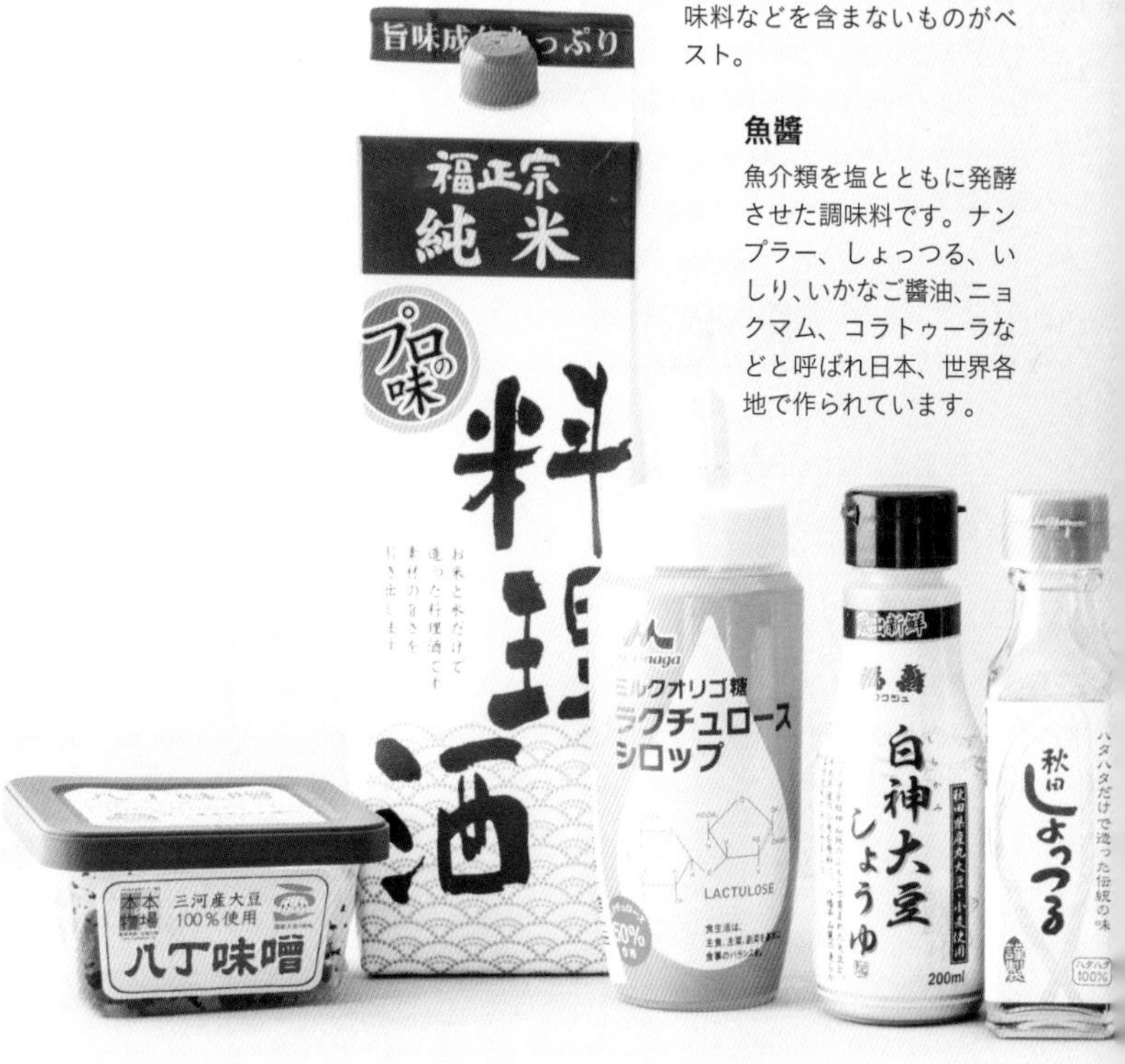

味噌

天然醸造を選びましょう。原料に、大豆、米、麦、塩、水、麹以外の酒精などの表示がないものが理想です。製造過程で簡単に作れる醤油麹も味噌と同様に使うことができます。

酒

純米料理酒を選びます。原料は、米と米麹のみです。水あめ、クエン酸、タンパク加水分解物、酒精、酸味料、ブドウ果汁などが含まれないものがベスト。日本酒でも可。

甘味料

オリゴ糖を選びましょう。甘味は選び方によっては害になりますが、オリゴ糖は血糖値の上昇が起こりにくく、腸内環境を整えます。

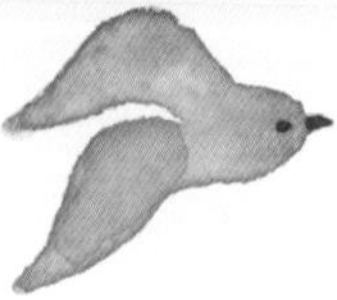

第6章

リラックス食品

〈ワンランク上の食薬〉実施にあたっては、心の安定に必要な「血」の材料である鉄やビタミンB群、タンパク質などの栄養素が充実していることが前提です。突発的に嫌なことが起きたりして不安になったり、イライラしたり、落ち込んだりするときには気の巡りを改善する酸味の強いピクルスや、香り高いハーブを使い気分をリセットしましょう。同時に肝臓の解毒の働きをサポートするため、解毒を促しつつもお腹や背中の張りや、肩こりの改善にも役立つ食品です。

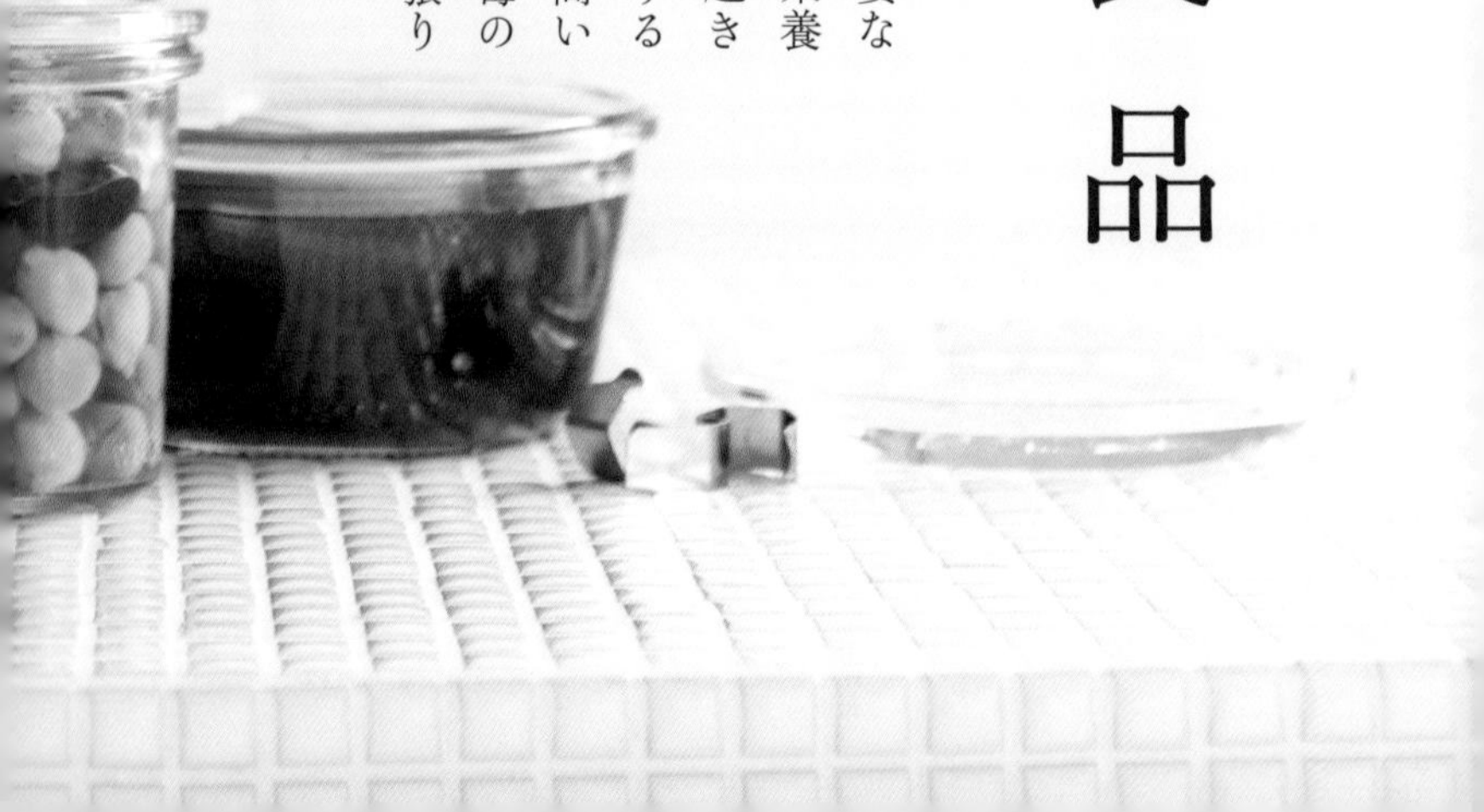

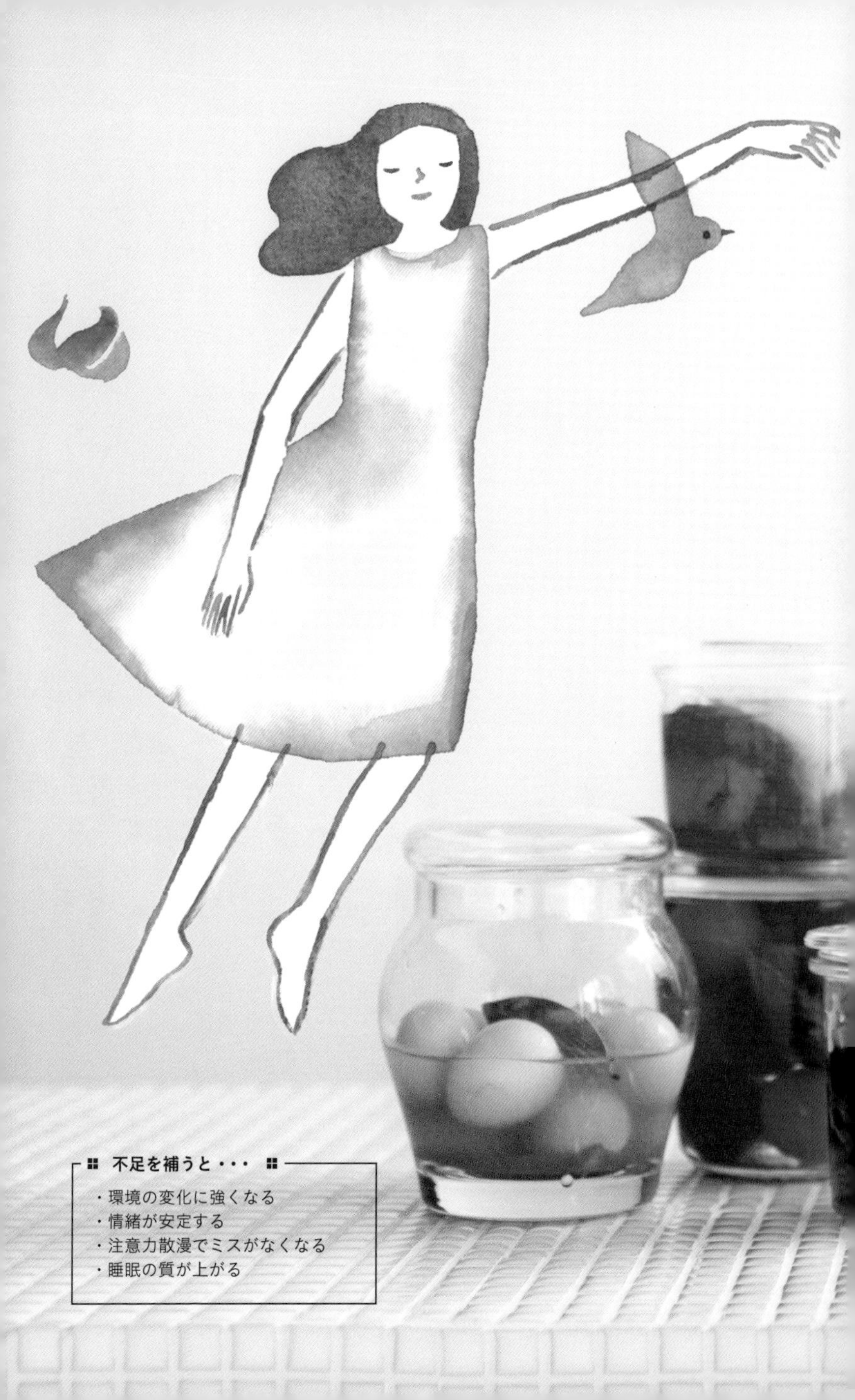

不足を補うと・・・

- 環境の変化に強くなる
- 情緒が安定する
- 注意力散漫でミスがなくなる
- 睡眠の質が上がる

ステップ

6 リラックス食品

東：「肝気鬱結」を取り除きリラックスさせる。
漢：肝散《かんさん》加陳皮《かちんぴ》半夏《はんげ》
西：自律神経が整う
栄：ファイトケミカル

肝気鬱結&自律神経と肝機能の改善

ストレスから心と体を守ります。

漢方でストレスがかっている状態を『肝気鬱結《かんきうっけつ》』とよびます。ストレスは自律神経を乱し、活性酸素を発生させます。自律神経は様々な臓器の機能を支配しているので、自律神経の乱れは、食欲の低下、便秘、下痢、過食、頭痛、手汗、ため息、しゃっくり、ゲップ、喉の詰まり、めまい、頭痛、不眠、情緒不安定、ホルモンの乱れなど様々な不調をもたらします。そして、活性酸素の過剰な発生は、全身に炎症を起こし、あらゆる病気の原因となります。

・『血』の不足が重なると

これらによって生じた炎症や毒素などは主に肝臓で解毒されます。その結果、肝臓の負担となり、わき腹が張ったり、首や肩、肩甲骨にコリを感じたりすることもあります。これが漢方の『肝気鬱結』なのです。肝臓にたまる貯蔵鉄（フェリチン）『血』の不足が重なると不調をより感じやすくなります。

これを解決するのが〝リラックス食品〟です。ピクルスを活用します。肝臓の働きを支えるお酢と、抗酸化・抗炎症作用をもつファイトケミカルを含むハーブを組み合わせてピクルスを作ります。

ストレスの軽減に役立つ食材を漬けこみ常備しておくと便利です。余った野菜をピクルス（酢漬け）にする習慣をつくってみてはいかがでしょうか。

ベース料理の効果

ピクルス（酢漬け）

気の巡りを改善し、肝臓の働きを助けるスパイスとお酢を使った料理といえばピクルス。ピクルス液に気分をリラックスさせる食材を漬けこんで、食べるサプリとして常備しましょう。

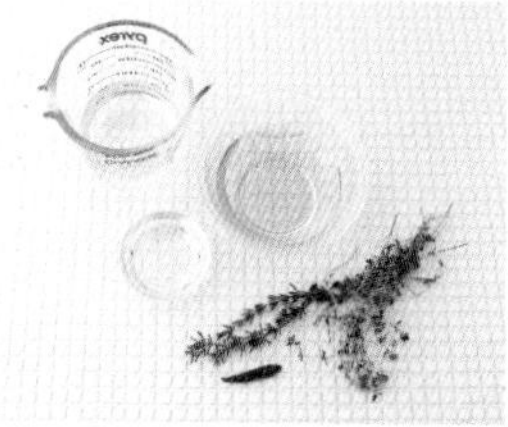

材料と作り方

お酢：水を1：1で合計400mlの液に塩少々オリゴ糖大さじ2を入れる。日持ちさせたければ、お酢100％でもよい。フェンネル・ローリエ・ニンニク・鷹の爪・タイム・オレガノ・ローズマリーなど好きなスパイスを入れて。

めまい

神経を修復して働きをサポート

そのときの不快感だけでなく、日頃から行動を制限したり不安を感じたりと生活全般にも影響してきてしまうことのあるめまい。その原因には、自律神経の乱れ、血圧の低下、内耳の異常、貧血など様々なものがあります。

　そんなときに共通して役に立つ食薬が、『ミックスビーンズ』です。ミックスビーンズは、赤いんげん豆、青えんどう豆、ひよこ豆、大豆、白いんげん豆などが含まれています。そして、めまい対策には、

ミックスビーンズ

神経の修復を促し、脳の神経細胞など働きをサポートするビタミンB群が効果的です。豆は全般的にビタミンB群が豊富に含まれる特徴があります。さらに、様々なお豆をとることで、それぞれに含まれる複数の栄養素をとりいれることができるので、便利な食材です。

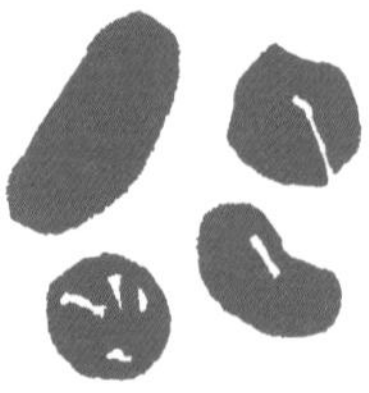

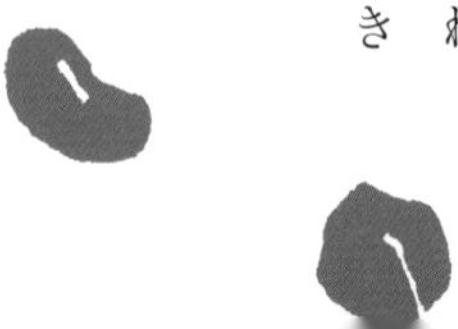

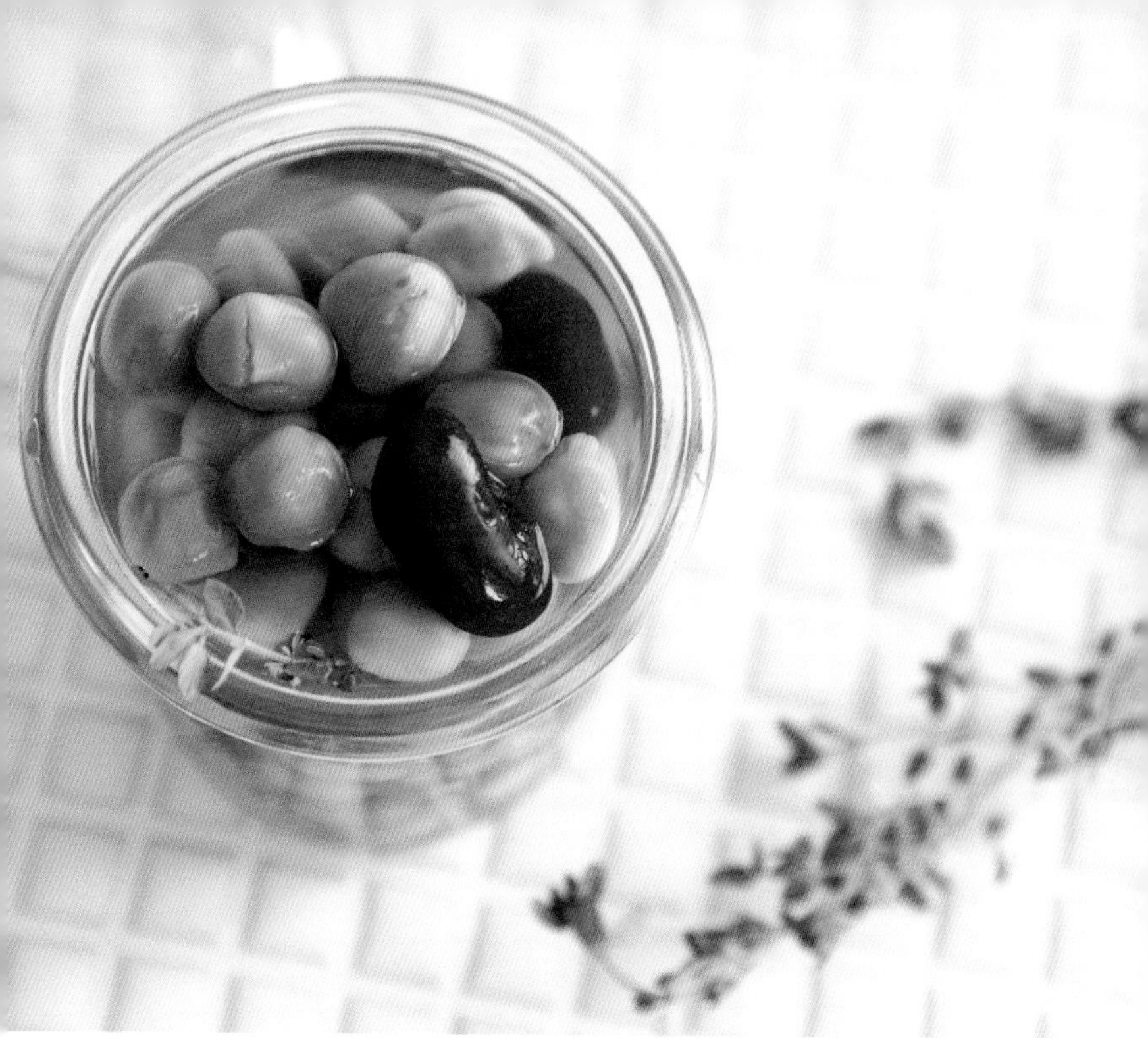

ミックスビーンズのピクルス

材料

ミックスビーンズ ＿ 1缶（110g）
タイム ＿ 適量
ベースのピクルス液（→ p.143）

作り方

1 保存容器にピクルス液を入れ、材料をすべて漬ける。
2 冷蔵庫で3〜4時間置いたら完成。

環境の変化に弱い

香り成分リモネンが気の巡りを改善

新しい場所に出かけたり、引っ越したり、はじめての人と会ったりと環境の変化というものは常について回ると思います。その場に適応するのに時間がかかるときってありますよね。こういったときには自律神経が乱れているのですが、心の安定に必要な『血』の原料であるビタミンB群、鉄、タンパク質などの栄養素が充実していると自律神経は乱れにくくなり、環境の変化に強くなります。ただ、それでも緊張して顔がひきつったり、本来の自分のよさが出せなくなったり、お腹をこわしてしまったりと不調を感じる場合には、『気』の巡りを改善することが必要です。

そんなときの食薬は、『グレープフルーツ』です。グレープフルーツの香り成分であるリモネンが気の巡りを改善し、気持ちをリラックスさせてくれます。

グレープフルーツ

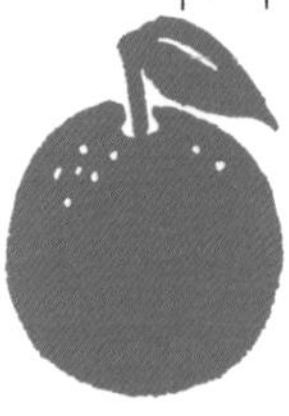

グレープフルーツのピクルス

材料

グレープフルーツ２種＿各１個
ディル＿適量
ベースのピクルス液（→ p.143）

作り方

1 グレープフルーツは薄皮をむく。
2 保存容器にピクルス液を入れ、材料をすべて漬ける。
3 冷蔵庫に２時間置いたら完成。

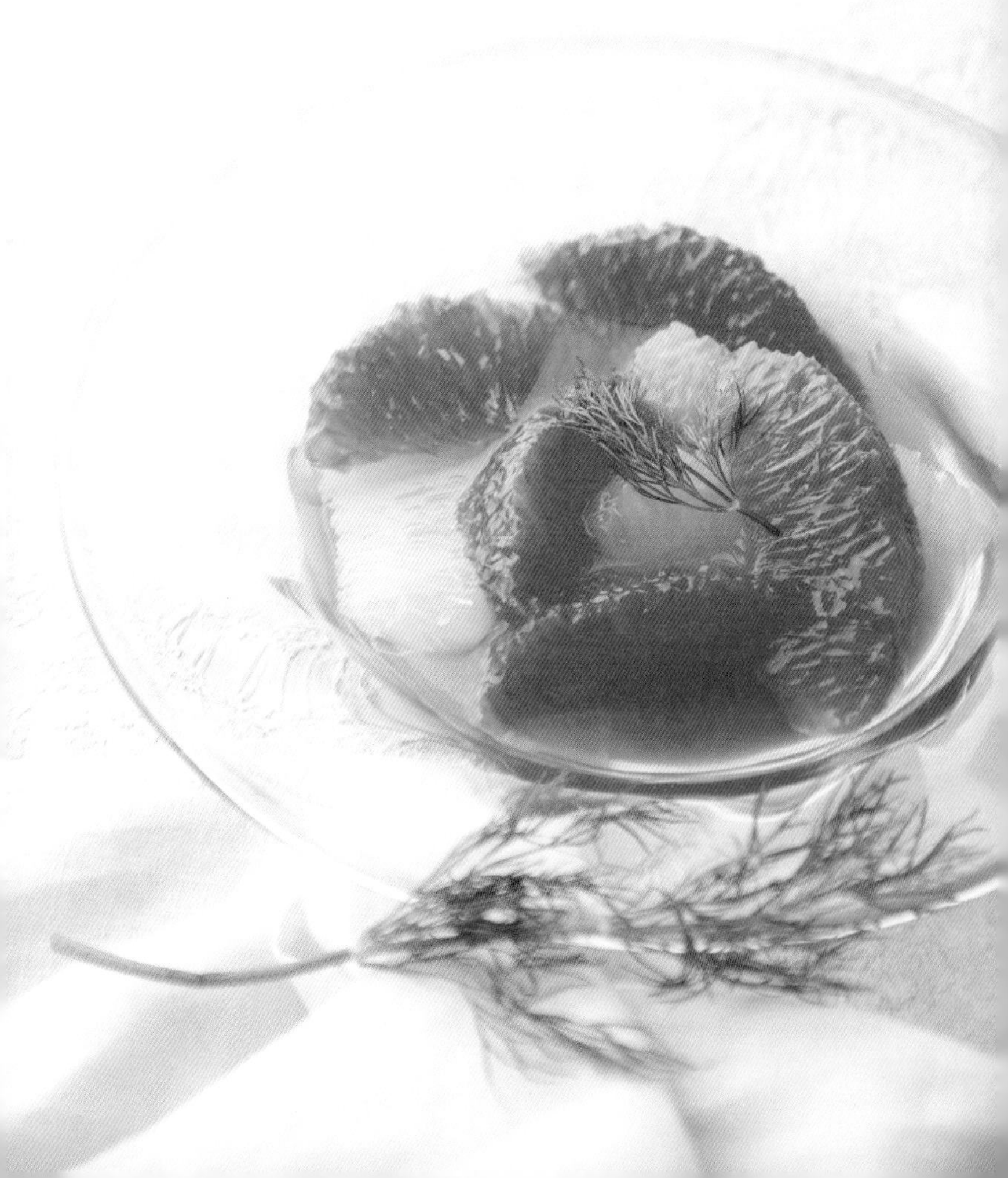

食欲にむらがある

ネバネバ成分が消化機能をサポート

　私たちの生活には、心配事があったり、何か許せないことがあってイライラしていたり、失敗して落ち込んだりとよいことばかりではなく、ネガティブなことも必ず起こります。そのたびに、お腹がキリキリしたり、食欲がなくなったり過食ぎみになったりと胃の調子に問題を感じることもあるかもしれません。気分がゆったりとし副交感神経が優位になっているときには胃は正常に働きますが、精神的に落ち着かないと消化の機能がうまく働かないことがあります。

　そんなときの食薬は、『オクラ』です。オクラに含まれるネバネバ成分が、胃の粘膜を保護したり、タンパク質の吸収を助け、コレステロールの吸収を抑えたり、腸の働きを助けたりと低下する消化の機能を助けてくれます。また、βカロテンも含むため、抗酸化作用や目や皮膚、粘膜の健康維持にも役立ちます。

オクラ

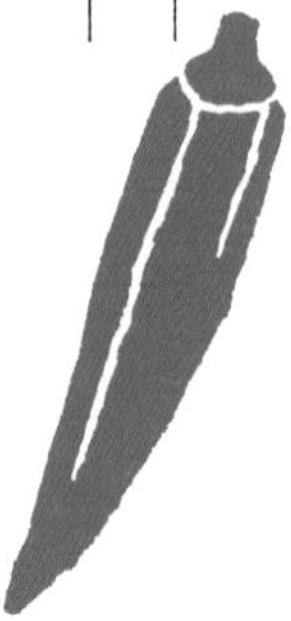

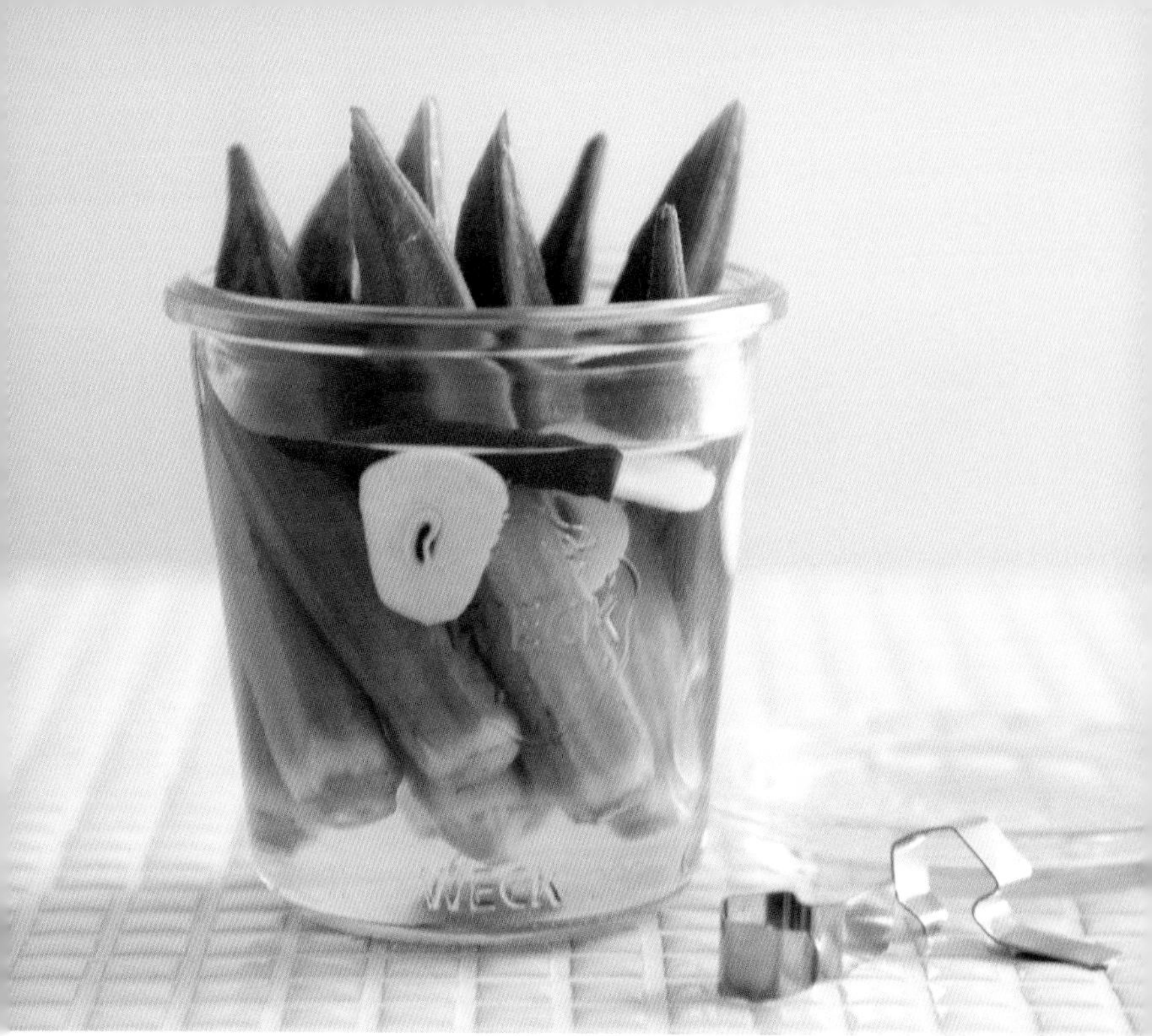

オクラのピクルス

材料

オクラ ＿ 8本
ニンニク ＿ 1片
鷹の爪 ＿ 1本
ベースのピクルス液
(→ p.143)

作り方

1 ニンニクをスライスする。オクラはヘタとガクを取り、さっと茹でる。(きざむとネバネバ成分が減ってしまうので、切らずに丸ごと漬ける。)
2 保存容器にピクルス液を入れ、材料をすべて漬ける。
3 冷蔵庫で3～4時間置いたら完成。

眠りが浅い・夢をたくさん見る

セロリ

香り成分アピインとセネリンが心を静める

漢方では、『血』が不足していると寝つきが悪くなったり、眠りが浅くなったり、悪夢をたくさん見たりと睡眠の質が低下すると言われています。そのため、睡眠に異常を感じるときは、まずは、タンパク質、ビタミンB群、鉄をとりいれ『血』を充実させる必要があります。それでも何か気なる出来事があったりしてぐっすり眠れないときは、『気』の巡りが滞り、自律神経が乱れています。

そんなときの食薬は、『セロリ』です。

セロリの香り成分には、アピインやセネリンという心を落ち着かせる作用があるので、ストレスなどで睡眠の質が下がっているときや精神的に落ち着かないときなどに取り入れてみましょう。

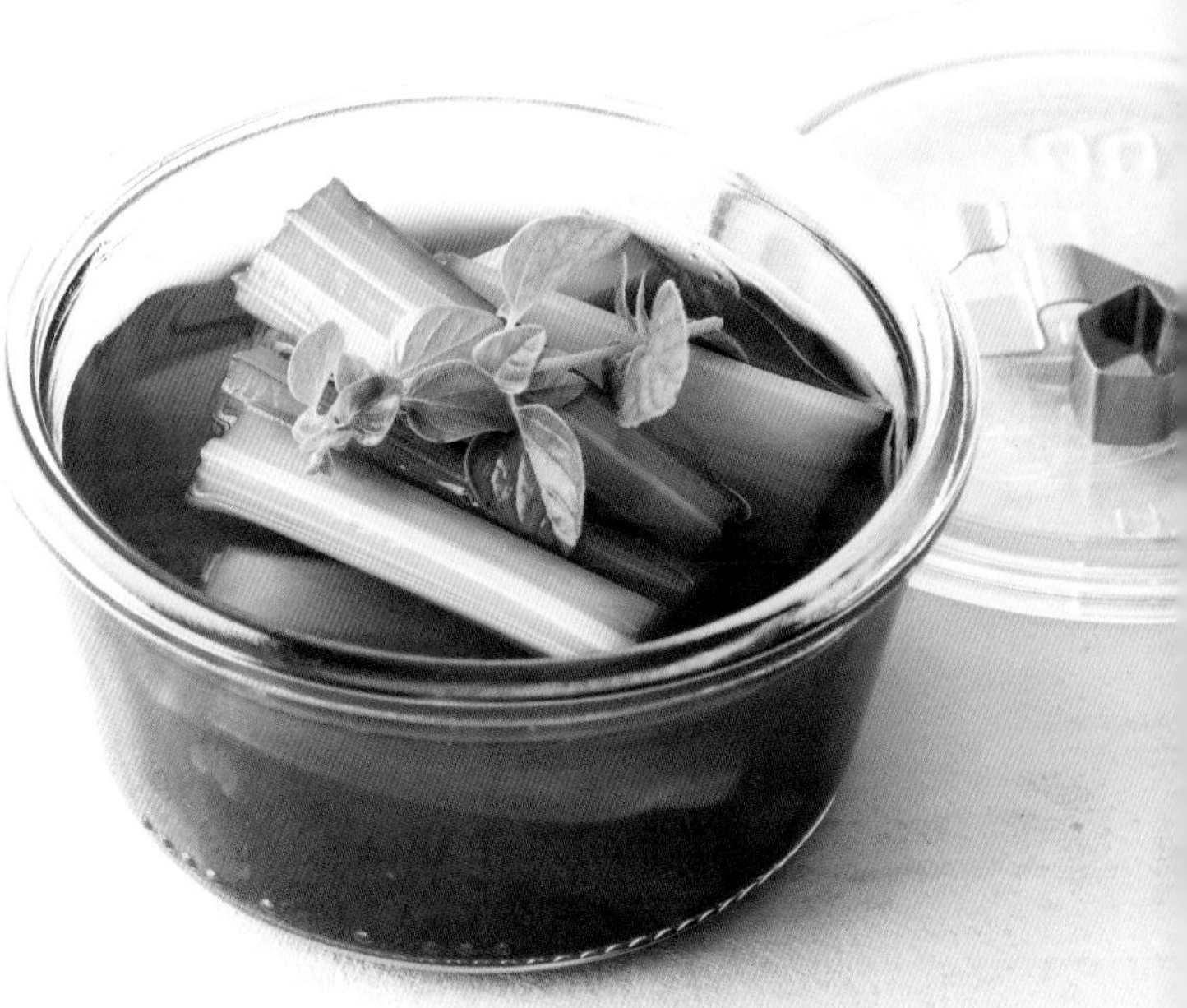

セロリのピクルス

材料
セロリ＿1本
オレガノ＿適量
赤ワイン＿100ml
ベースのピクルス液（→ p.143）

作り方
1 セロリは、4㎝くらいにカットする。
2 ベースのピクルス液の水をワインに代えた液を作る。
3 保存容器にピクルス液を入れ、材料をすべて漬ける。
4 冷蔵庫で3～4時間置いたら完成。

気分の落ち込み・イライラがある

ミニトマト

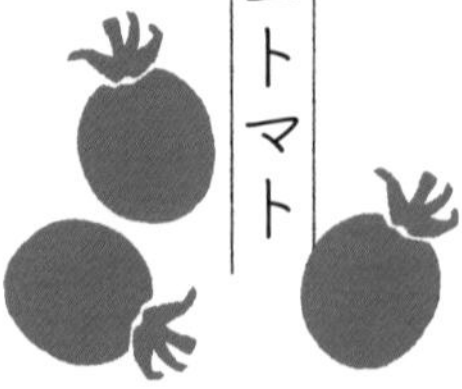

ミニトマトの方が栄養価が高い

些細《ささい》な出来事に一喜一憂して、空回りしてしまうときってありませんか？　人はいつも順風満帆《じゅんぷうまんぱん》に過ごせるわけではないので、ちょっと不安定になってしまうことは誰にでもあります。そういうときには、ＧＡＢＡが不足していることがあります。ＧＡＢＡが不足すると自律神経が乱れやすくなり、ちょっとしたことが気になり始め、それについて考え続け、感情をさらに乱してしまいます。

そこで食薬には、『ミニトマト』が効果的です。トマトには、ＧＡＢＡが多く含まれるため自律神経を整えて気分を安定させてくれます。漢方でもトマトには、『清熱作用』があり興奮を抑える働きがあるとされています。また、ストレスにより発生する活性酸素を除去するリコピンも含みます。さらに、トマトは一般的にミニトマトの方が栄養価が高く、リコピンに関しては約2・5倍も多く含まれています。

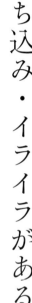

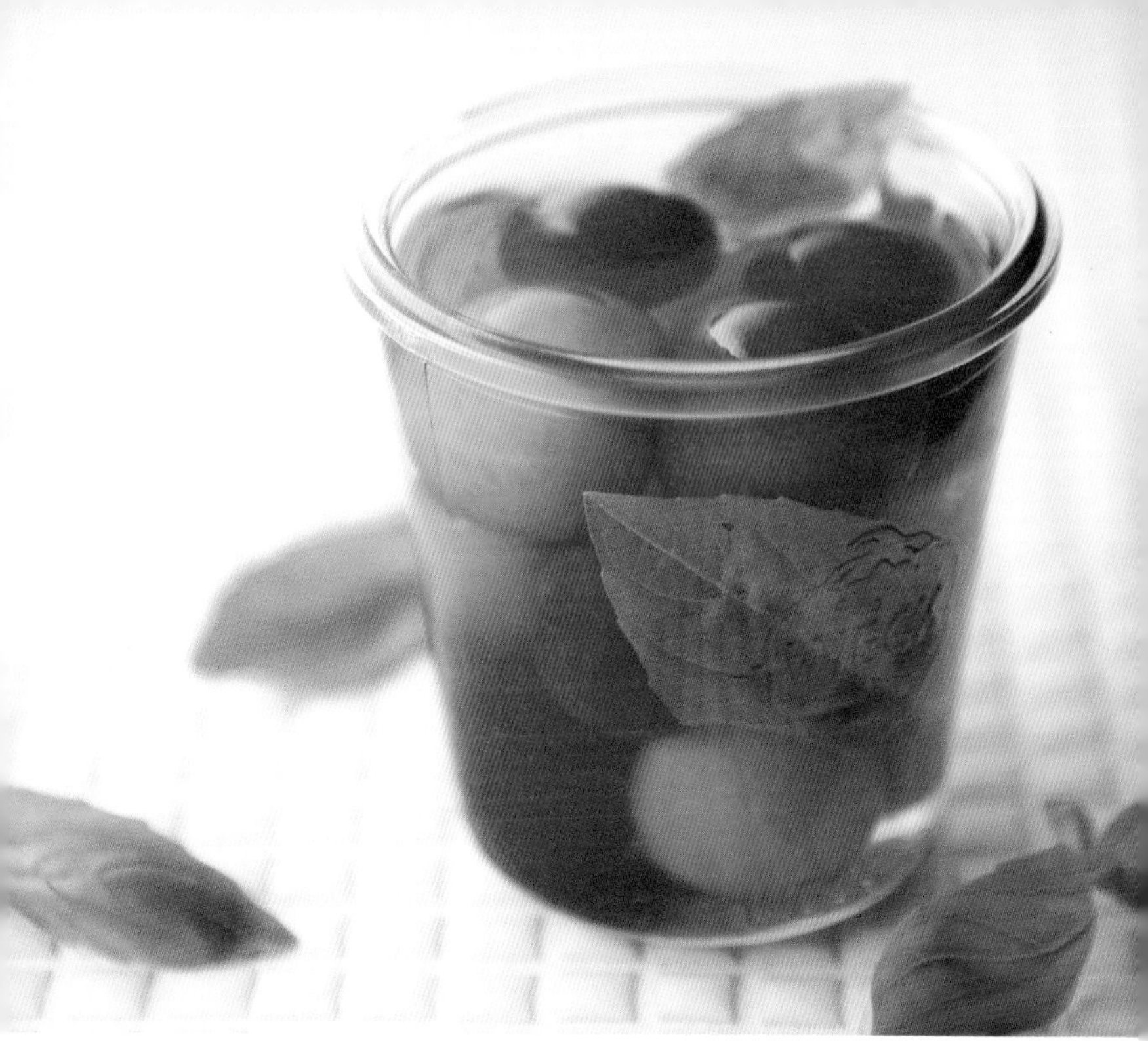

ミニトマトのピクルス

材料

ミニトマト ＿ 12個

バジル ＿ 適量

ベースのピクルス液（→ p.143）

作り方

1 ミニトマトヘタを取る。

2 保存容器にピクルス液を入れ、材料をすべて漬ける。

3 冷蔵庫で3～4時間置いたら完成。

集中力が続かない・注意力が散漫

うずらの卵

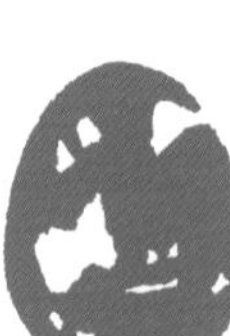

うずらの卵は鶏卵よりもレチノールが高い

やらなければならないことがたくさんあるときに限ってなくなる集中力。現実逃避に走りたくなりますよね。ただ、注意力が散漫になりすぎるとミスが増えたり、転んだり、こぼしたりと二度手間になり、さらにやることが増えてしまいます。集中するためには、『血』が必要なので、貧血気味であるときには気合で集中力を取り戻すことは困難になります。まずは、舌の色や下瞼の裏の色が白くなっていないかチェックしてみても良いかもしれません。

集中力を高めたいときの食薬は、『うずらの卵』です。『血』を補うために必要な栄養素がすべて含まれています。また、集中するときには必ず目を酷使することになりますが、うずらの卵と鶏卵を比べると、視力維持や疲れ目の改善に役立つレチノールが1個当たりの比較でうずらの卵の方に多く含まれているので、集中したい時にはウズラの卵がおすすめです。

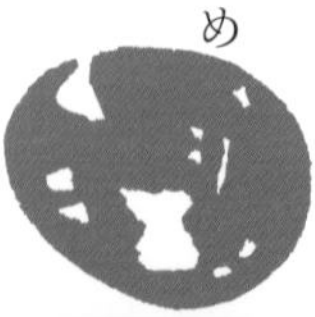

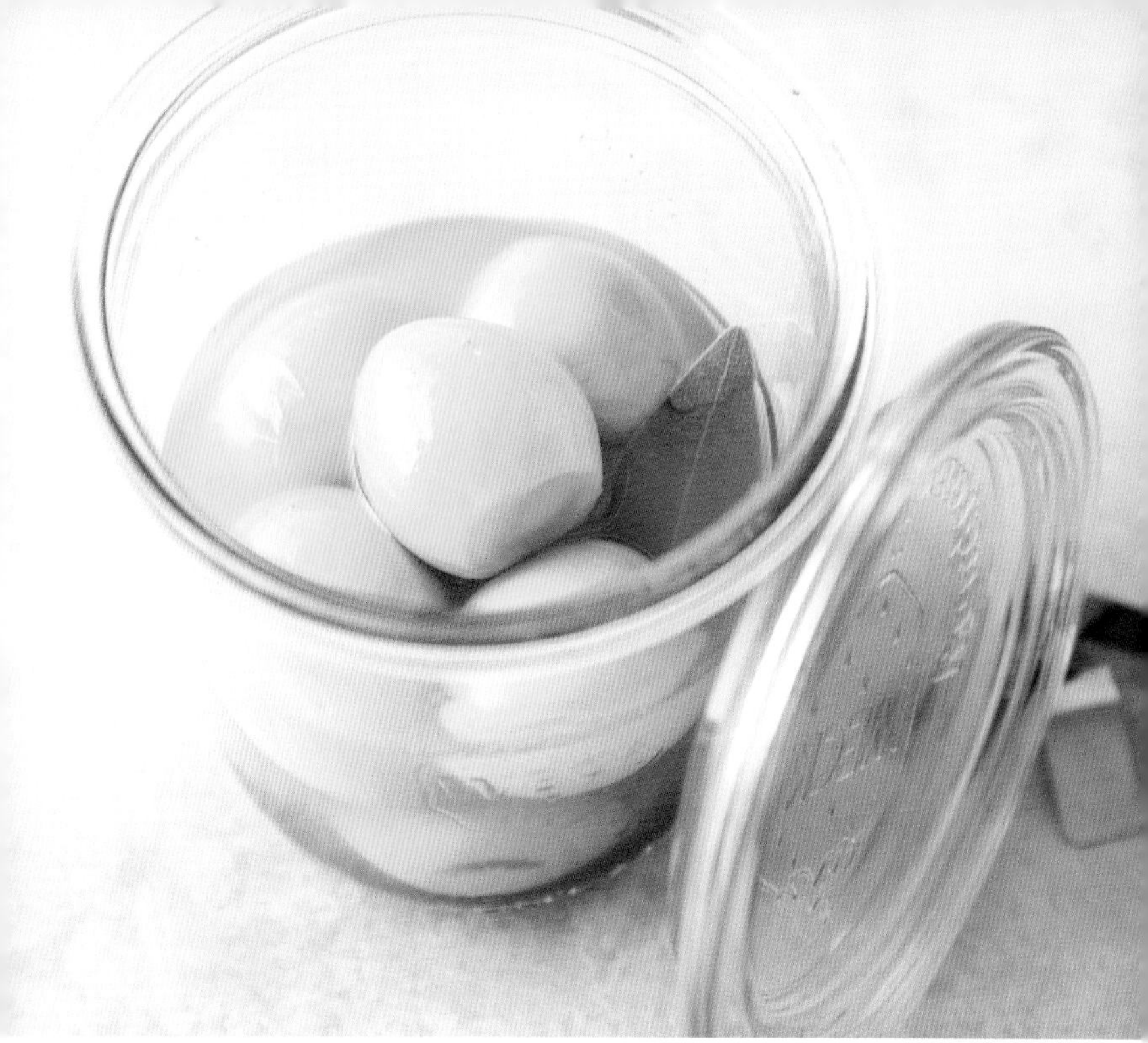

うずらの卵のピクルス

材料

ウズラの卵 __ 10個
カレーパウダー __ 小さじ1
ローリエ __ お好みで
ベースのピクルス液（→ p.143）

作り方

1 保存容器にピクルス液を入れ、材料をすべて漬ける。
2 冷蔵庫で3〜4時間置いたら完成。

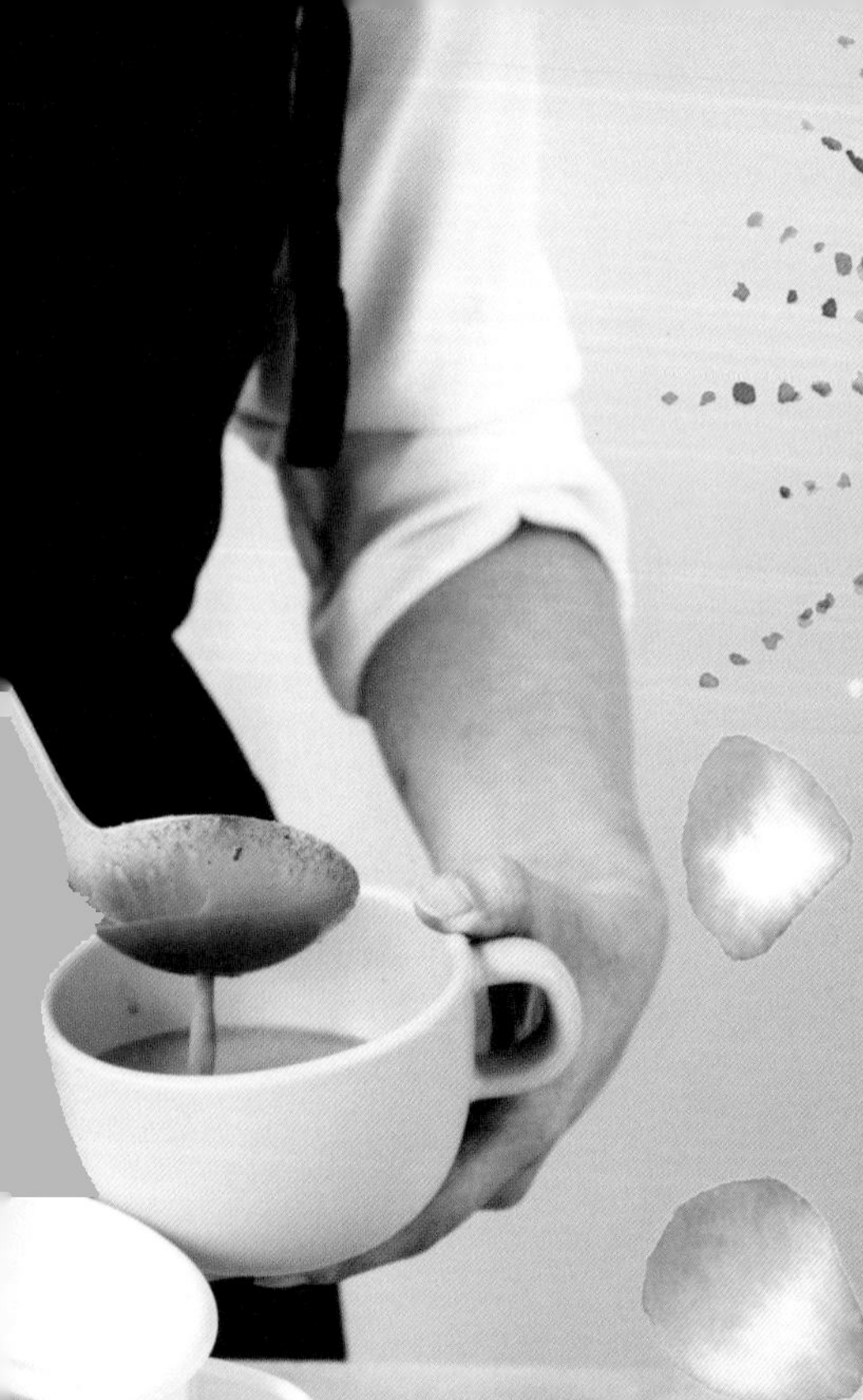

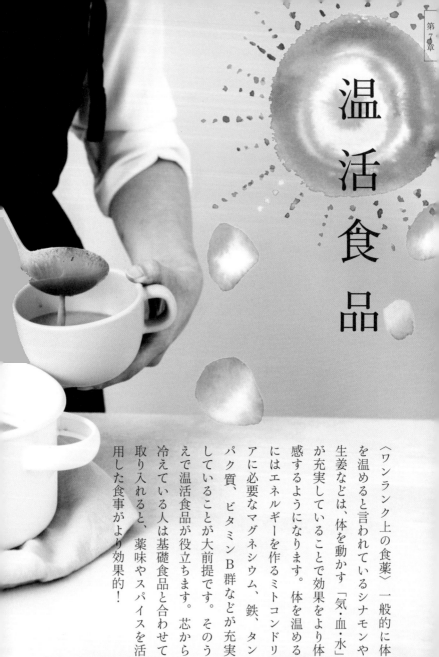

第7章

温活食品

〈ワンランク上の食薬〉一般的に体を温めると言われているシナモンや生姜などは、体を動かす「気・血・水」が充実していることで効果をより体感するようになります。体を温めるにはエネルギーを作るミトコンドリアに必要なマグネシウム、鉄、タンパク質、ビタミンB群などが充実していることが大前提です。そのうえで温活食品が役立ちます。芯から冷えている人は基礎食品と合わせて取り入れると、薬味やスパイスを活用した食事がより効果的！

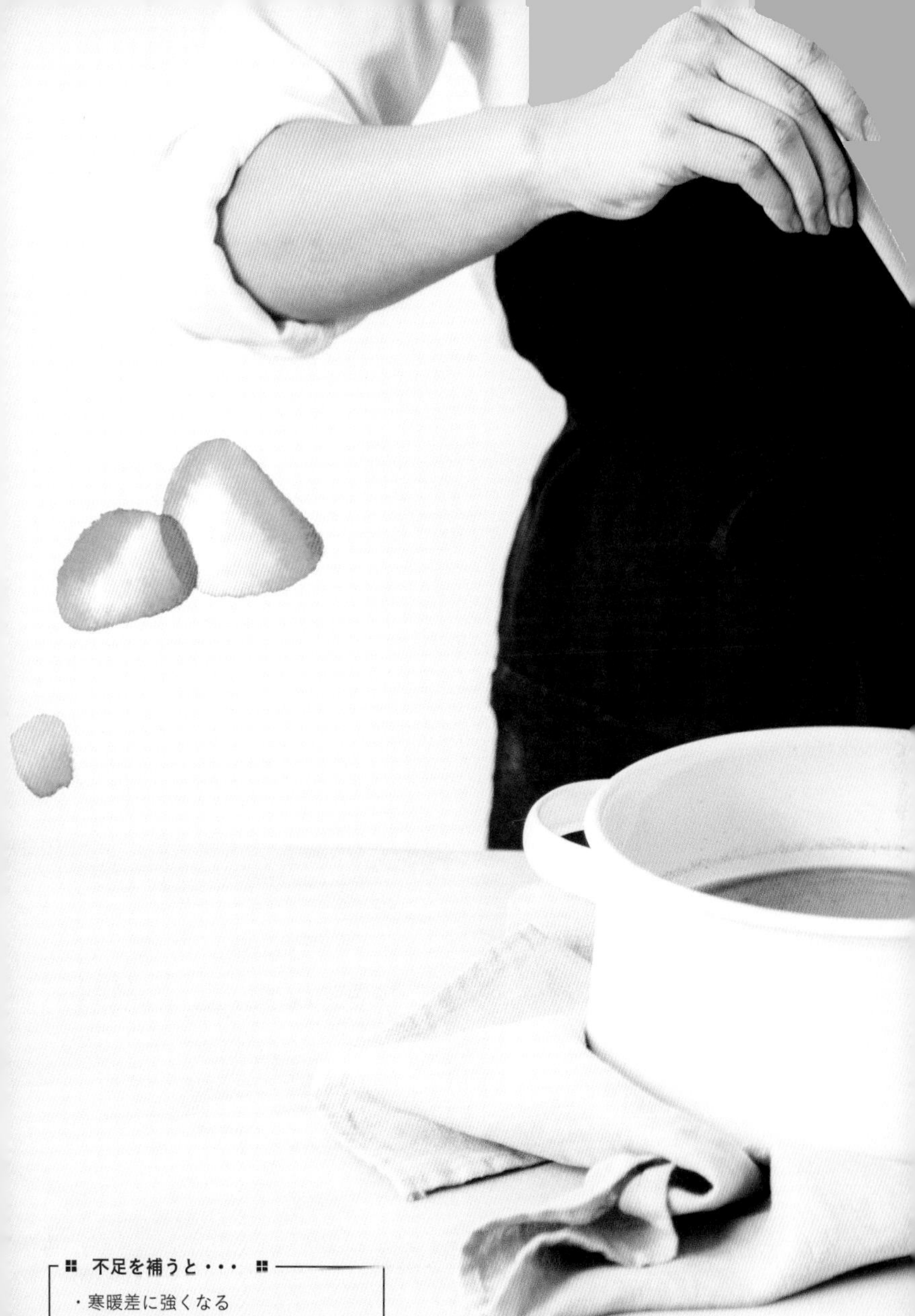

■ 不足を補うと・・・ ■

・寒暖差に強くなる
・寒がりでなくなる・手先足先が冷えなくなる
・トイレが近かったのが解消される
・足腰が強くなる

ステップ
7

温活食品

東：まず「気血」を補い次に「温裏散寒」で腎や脾の働きを改善。
漢：真武湯《しんぶとう》
西：体を温める。
栄：ファイトケミカル、タンパク質、鉄、マグネシウム

温裏散寒&体を温める

冷えから心と体を守ります。

漢方で体の中から温めることを『温裏散寒』と言います。冷えが続くと、「腎」や「脾」の働きを低下させ、体の中の水分の動きを乱します。

胃内停水、頻尿、むくみなどを感じさせることがあります。また、冷えの症状は『気血』が不足している場合には、一度冷えると体が温まりづらくつらい症状が継続しやすくなります。

これを解決するのが「温活食品」です。温かいポタージュを活用します。ポタージュの材料としては、体を温める食材を使います。

・活用しやすいメニュー

ポタージュは、食材が細かくペースト状になっているので栄養を吸収しやすいのが特徴です。ポタージュのベースとし

て体を温めつつも炎症を抑える玉ねぎとくるみとブラックペッパーを使っています。他のベースを使ってもよいですが、ポタージュは一般的にベースさえ決まっていれば、ブレンダーでペースト状にするので、今必要とする食材を好きなように入れても基本的に美味しく、本格的な料理のように仕上げることができます。実は、かなり健康でおしゃれな活用しやすいメニューなんです。

ベース料理の効果

ポタージュ

お腹を温め、血行を促進し、糖化・酸化・腸内環境を整える玉ねぎ・くるみ・コショウ・豆乳をベースにしたポタージュに温活に役立つ食材をトッピングしていきます。ポタージュは、どんな食材とも比較的相性がいいのでアレンジも楽しみやすいです

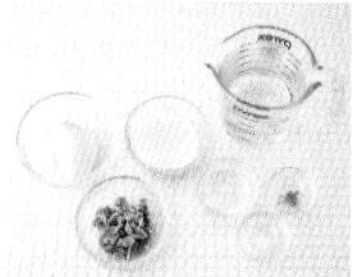

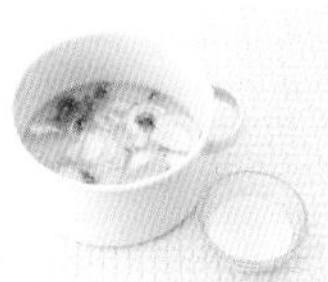

材料と作り方

玉ねぎ1/ 4 個・水300ml（加える野菜によって500ml)・くるみ30gをブレンダーにかける。塩・コショウで味を調え、仕上げに豆乳50〜100mlを注ぐ。

冷え症

里芋

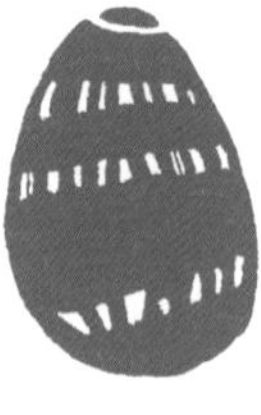

特有のねばねばで体を温めて免疫を上げる

体が冷えるということは、体が作り出すエネルギーが少ない基礎代謝が低い状態です。そのため、冷えやすいということは太りやすいということでもあります。そして、免疫までも低下していきます。冷えやすい体質は、体にとって全くよいことはありません。筋肉をつけ基礎代謝を上げる努力も必要になります。そして、体を温める『気』の原料となるミトコンドリアを動かすタンパク質、鉄、マグネシウムなどの栄養素は必須となります。

それを前提に体を温め、低下した免疫を支える食薬が『里芋』です。根菜系には体を温める働きがありますが、里芋には特有のガラクタンやムチンといった成分のねばり気があり、体を温めるために欠かせないタンパク質の消化吸収を高めたり、滋養強壮の働きが期待できます。また、ビタミンB軍も豊富に含むため、糖質やタンパク質の代謝を高めてくれます。

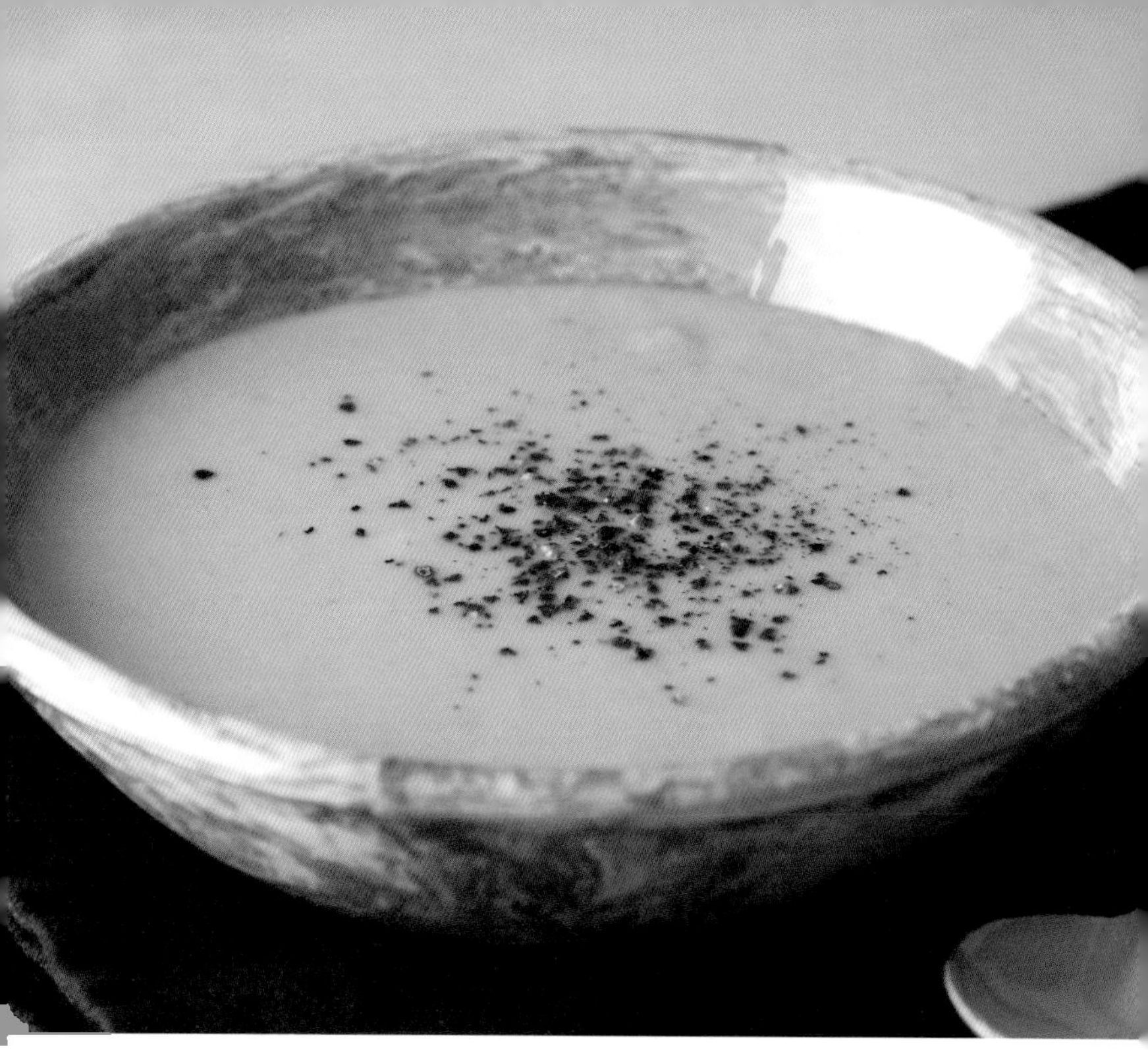

里芋とブラックペッパーのポタージュ

材料

里芋＿5個
ブラックペッパー＿適量
ベースのポタージュ
(→ p.159)
豆乳＿ 50～100ml

作り方

1 ベースのポタージュに里芋を加えて煮込み、ブレンダーをかける。
2 仕上げに豆乳を加えてひと煮たちさせ、たっぷり黒胡椒をふる。

尿漏れ・頻尿

膀胱括約筋《ぼうこうかつやくきん》の収縮をしっかりサポート

銀杏

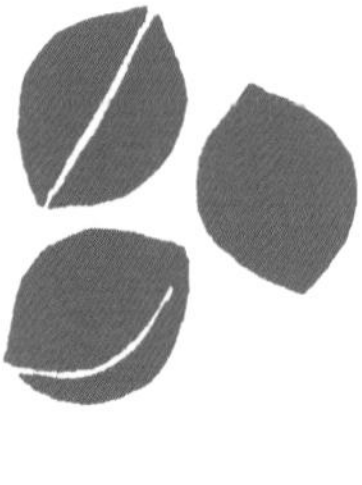

急に我慢できない尿意を感じたり、何度もトイレに行ったり、咳をしたときなどお腹に力が入るときに漏れてしまったりと尿にまつわる問題は、かなり一大事です。頻尿や尿漏れの原因は、骨盤底筋群が弱くなる、冷えて膀胱まわりの筋肉に血液が巡らない、膀胱炎など様々な原因が考えられます。

そんなときの食薬は『銀杏《ぎんなん》』です。銀杏には膀胱括約筋の収縮を促すマグネシウム、血行を促進するビタミンEも豊富に含んでいるからです。さらにカリウムを多く含むため、高血圧やむくみの改善にも役立ちます。また、古くから民間療法として、夜尿症や頻尿の改善、咳止めとして使われていました。さらにカボチャの種をあわせると過活動膀胱や頻尿の軽減につながるリグナンが含まれるので効果的です。

銀杏とカボチャのポタージュ

材料

銀杏（加熱済み）＿ 10粒

カボチャ ＿1/4個

カボチャの種

ベースのポタージュ（→ p.159）

豆乳 ＿ 50～100ml

作り方

1 ベースのポタージュに銀杏とカボチャを加えて10～15分煮てブレンダーをかける。

2 仕上げに豆乳を加えてひと煮たちさせ、カボチャの種をのせる。

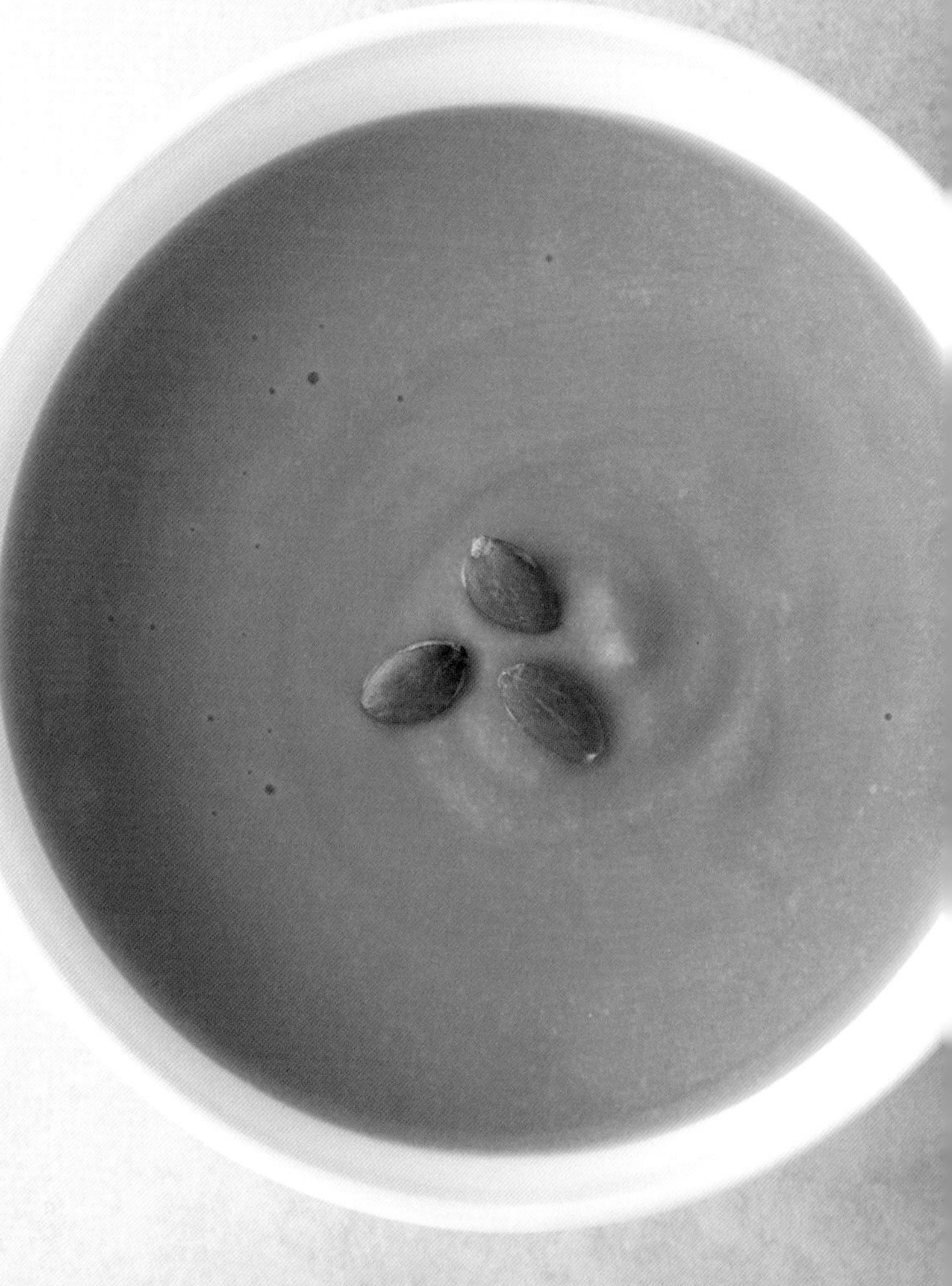

腰痛

血流をよくし骨を丈夫にする栄養が豊富

腰痛は男女ともに肩こりと同じくらい悩む人が多い不調です。冷えによって血行不良を起こし、腰痛が悪化することもあります。また、閉経後の女性に多いのが腰椎圧迫骨折による腰痛です。ホルモンの影響で骨密度が低下していることが原因です。また、骨からは、重要なホルモンが出されています。オステオポンチンは免疫の活性化に役立ち、オステオカルシンは記憶力に必要なものです。漢方で『腎』の働きが弱ると骨とともに記憶力や抵抗力も弱っていくと言われているのはこのためです。

こんなときに役立つ食薬は、『マッシュルーム』です。血管を拡張し血流を促すナイアシンと骨を丈夫にするカルシウムの吸収を促すビタミンDを多く含みます。カルシウムを多く含み、それを有効利用するために必要なマグネシウムも豊富に含むごまを一緒に食べるとより効果的です。

マッシュルーム

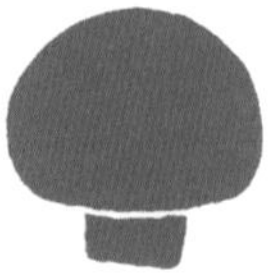

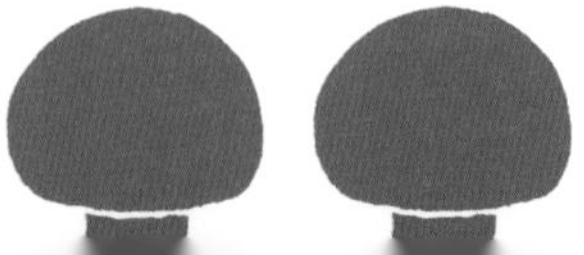

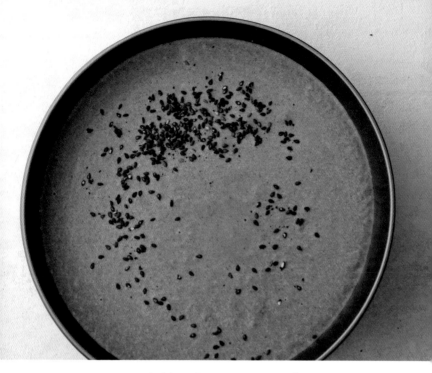

マッシュルームと黒ごまのブラックポタージュ

材料

黒練りごま ＿ 大さじ1

マッシュルーム ＿ 10～12個

黒炒り胡麻 ＿ 適量

ベースのポタージュ（→ p.159）

豆乳 ＿ 50～100ml

作り方

1 ベースのポタージュに黒練りごまとマッシュルームを加えて煮込み、ブレンダーをかける。

2 仕上げに豆乳を加えてひと煮たちさせ、黒ごまをふる。

気温差に弱い

抗酸化作用と粘膜強化で
ウイルスをブロック

暖かい日が続き、急に寒い日が来ると風邪をひいたり、寒暖差疲労や天気痛などの体調不良を感じることがあります。そんなときの食薬は、『ニンジン』です。抗酸化作用があり、粘膜を強化する働きがあるため、喉や気管支、肺、皮膚などから細菌やウイルスが侵入するのを防ぎ、体を外敵から守ります。冷えやむくみを改善するクマリンも含まれ、気温差で体が冷えるときには効果的です。

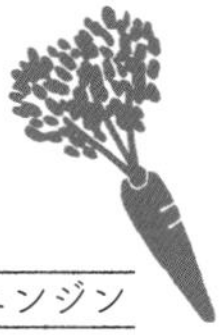

ニンジン

手先足先が冷える・しもやけができやすい

血流を促し、
同時に風邪予防も

血流のコントロールに不調を生じることで冷えたり、腫れやかゆみが生じます。また、『血』の不足、筋力の低下、自律神経の乱れでも生じやすくなります。そんなときの食薬は、『ネギ』です。硫化アリルが、血流を促し、リラックスさせ、栄養の吸収を促進させる働きがあるからです。抗菌作用のあるネギオールや粘膜を強化し、風邪など感染症の予防になるβカロテンも含まれます。

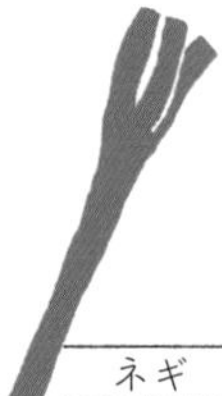

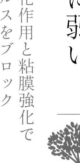

ネギ

低体温ぎみ

Ｔｉｅ2分子を活性化して血流を改善

シナモン

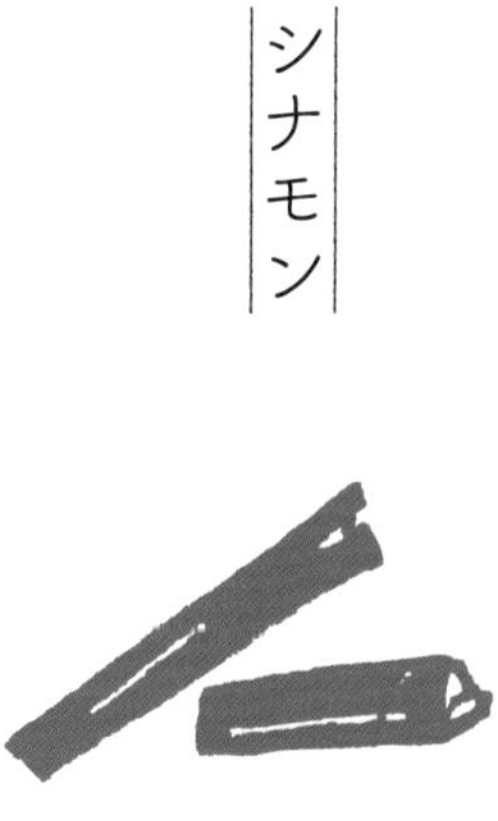

低体温は、冷え症とは違い、必ずしも冷えを感じるものではありませんが、ダルさや疲労感、免疫の低下などを感じさせることもあり軽視できない問題です。平熱が36度以下であると低体温と判断します。ストレスにより自律神経が乱れ血行不良を起こしたり、栄養が偏っていたり冷たいもののとりすぎだったり、運動不足がたたっていたり、寝不足が続いていたりすることで低体温になります。今までの自分の生活が結果として低体温として現れている状態です。また、全身を巡る血管の99％は毛細血管で、全身の細胞に栄養と酸素を分配し、老廃物を回収しています。ただ、毛細血管は、加齢、生活習慣によって減少し、代謝を低下させています。

こんなときの食薬は、『シナモン』です。シナモンには、Ｔｉｅ2分子を活性化させることで、毛細血管がうまく機能しなくなったり、消滅したりすることを防ぎ、全身に血流を促し代謝を上げていきます。

| 気温差に弱い |

ニンジンとジンジャーのスパイシーポタージュ

材料

ニンジン __1/2 本
生姜 __ 1片
タイム __ 適量
ベースのポタージュ
(→ p.159)
豆乳 __ 50 ~ 100ml

作り方

1 ベースのポタージュにニンジン、生姜を加えて煮込み、ブレンダーをかける。
2 仕上げに豆乳を加えひと煮たちさせ、タイムを添える。

| 手先足先が冷える・しもやけができやすい |

ネギのポカポカポタージュ

材料

長ネギ __ 1本
小ネギ __ 適量
アマニ油 __ 適量
ベースのポタージュ
(→ p.159)
豆乳 __ 50 ~ 100ml

作り方

1 ベースのポタージュに長ネギを加えて煮込みブレンダーをかける。
2 仕上げに豆乳を加えてひと煮たちさせ、小口切りのネギとアマニ油を適量かける。

| 低体温ぎみ |

ホウレンソウのポタージュ　シナモン風味

材料

ホウレンソウ __1/2 束
シナモンパウダー __ 適量
ベースのポタージュ
(→ p.159)
豆乳 __ 50 ~ 100ml

作り方

1 ベースのポタージュにホウレンソウを加えて煮込み、ブレンダーをかける。
2 仕上げに豆乳を加えてひと煮たちさせ、シナモンパウダーをふりかける。

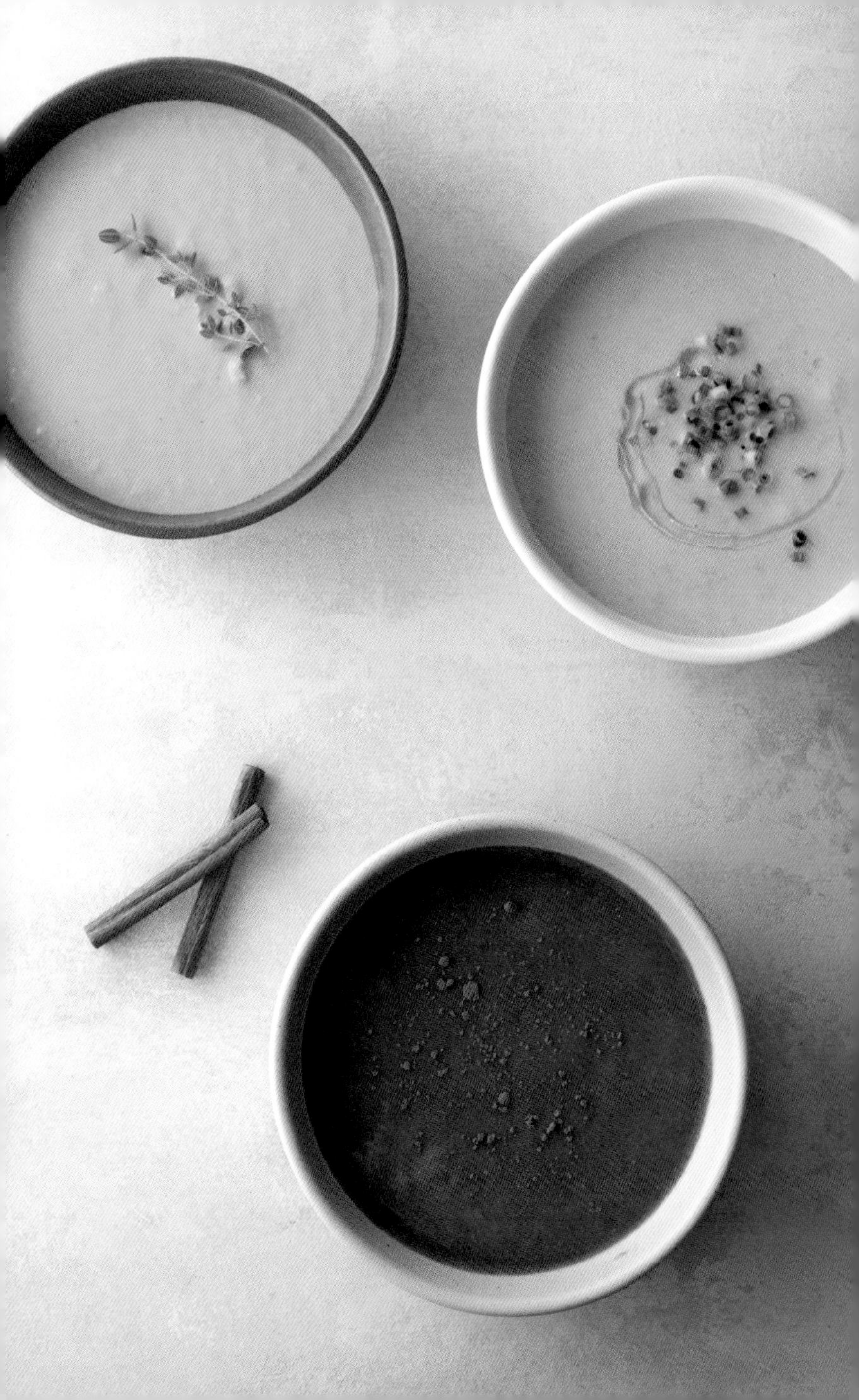

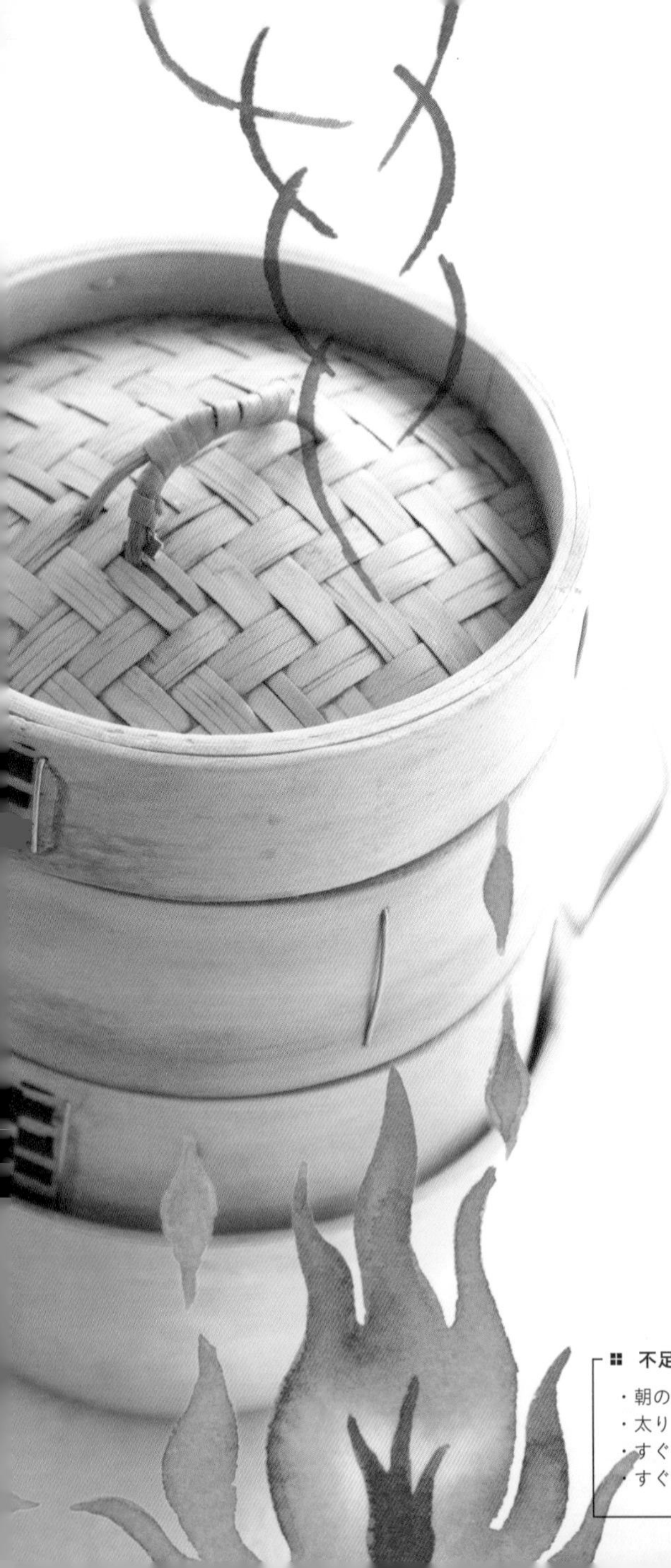

第8章

■ 不足を補うと・・・ ■

- 朝のだるさがなくなる
- 太りにくくなる
- すぐに息が切れなくなる
- すぐに横にならなくなる

体力強化食品

〈ワンランク上の食薬〉体力をつけたい人はお肉を食べているイメージがありますが、やはりお肉に含まれるタンパク質・ビタミンB群・ミネラルなどは大事です。ただ、ワンランク上を目指すなら「蒸し料理を」マスターしましょう。酸化・糖化を促す物質AGEを増やす調理方法であるグリル・炒める・揚げるの調理を控えると、さらに不調・老化を遠ざけるからです。体力強化食品は、調理方法に気を付けながらタンパク質と中鎖脂肪酸を中心に取り入れていきます。

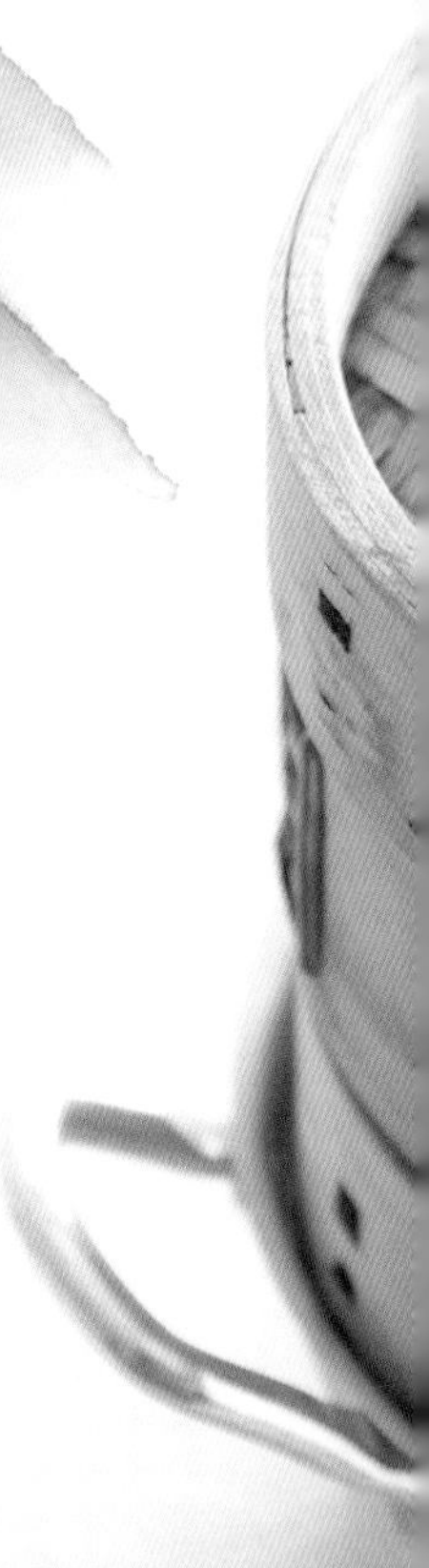

ステップ 8

体力強化食品

東：「補脾腎」で体力強化。
漢：補《ほ》中《ちゅう》益《えっ》気《き》湯《とう》
西：基礎代謝を高める。
栄：中鎖脂肪酸、ビタミンB群、タンパク質、マグネシウム

脾腎陽虚の改善&基礎代謝アップ

疲労、寝不足、食の乱れなど不摂生から心と体を守ります。

漢方で体力を強化することを『補脾腎』と言います。「脾」は生命の源である「気血水」を作り出し、「腎」はエネルギーをためこむところです。「脾腎」を強化することで、基礎代謝を上げ、持久力もつけることができます。ただ、そもそも『気血水』がうまく作り出せない場合にはまず、スタンダードプログラムのレシピから重点的に実施しましょう。

そして、不摂生から体を守るのが〝体力強化食品〟です。調理には蒸し料理を活用します。

料理の定番といえば、炒める・焼くといった調理法だと思います。実はこれらの方法よりも簡単で、放置しておくだけでできて、より健康的な調理方法が蒸し料理です。高温になる調理方法は、体の糖化を促進し、老化や病気の原因となることがあります。蒸し料理は、この中では一番高温にならな

い調理法です。この章は疲労感を取り除き体力を補う食材を蒸し料理で作っています。かなりシンプルな料理ですが、その分ドレッシングのバリエーションをつけるのが食卓を豊かにするポイントです。一般的にドレッシングは購入することが当たり前となっていますが、作ってみると驚くほど簡単です。体力強化のためには、抗炎症食品で使ったドレッシングのアレンジがおすすめです。オイルを炎症を抑えるアマニ油（オメガ3脂肪酸）から、すぐにエネルギーとなるMCTオイルに変更するだけです。

ベース料理の効果

蒸し料理

すぐ炒め物にしてしまう人は、蒸し料理の簡単さを体感して。タンパク質を高温調理すると老化や不調を招くAGEが増えるので調理法が大事。すぐにエネルギーになる中鎖脂肪酸を使った、混ぜるだけの3種の簡単ドレッシングを活用するとさらに効果的。

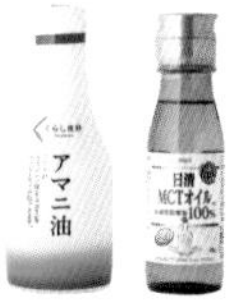

抗炎症食品のドレッシング（93ページ）を作る。その際にアマニ油をMCTオイル（中鎖脂肪酸）に変更するだけでよい。日清のMCTオイルなど簡単にスーパーで購入できる。

蒸し器がなくてもOK！

より健康的な調理をしたい人には、電子レンジ調理はAGEが増加することがあるのでおすすめしません。蒸し器のない方は電子レンジを使うのではなく、こちらを参考にしてください。

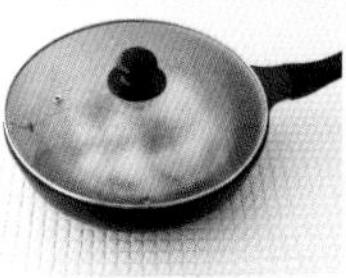

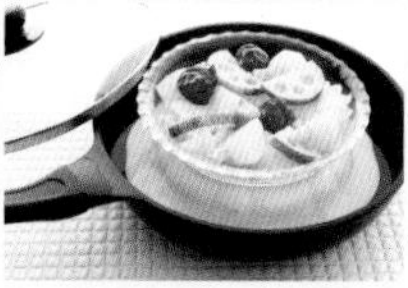

耐熱のお皿を２枚用意し、フライパンに１枚のお皿を下に向けて置き、その上に盛り付け用のお皿に具材を盛りつけてのせる。
フライパンに３㎝程度の水を注ぎ、沸騰したらフライパンに蓋をして蒸す。

慢性疲労

副腎を元気にして腸内環境を整える

きくらげ

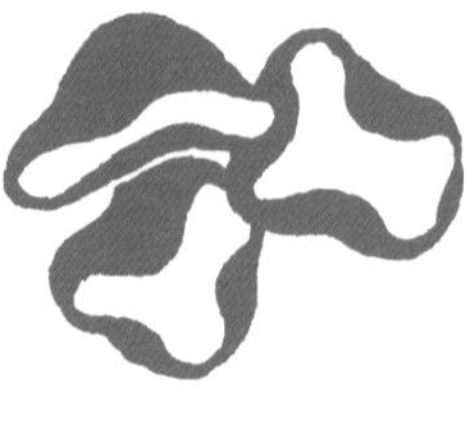

何もやる気がしない、休日は家で昼過ぎまでゴロゴロしていたいなどと感じる人は、副腎が疲れているかもしれません。体の中に糖化や酸化、腸内環境の悪化などによる炎症が生じていると、その炎症を抑えるために副腎が働きすぎ、副腎の機能が低下してしまうことがあります。その結果、取り除くことが困難な疲労感を感じることがあります。

　そんなときの食薬は、『きくらげ』です。まず、副腎の元気を取り戻すためには、ビタミンC、亜鉛、マグネシウム、ビタミンDなどが必要です。きくらげには、マグネシウム、ビタミンDが含まれています。また、腸内環境を整えて炎症の原因を減らす食物繊維も豊富に含まれています。さらに、茶わん蒸しにすることで、『気』を補うのに最も効果的な卵も一緒に摂取できるのでおすすめです。

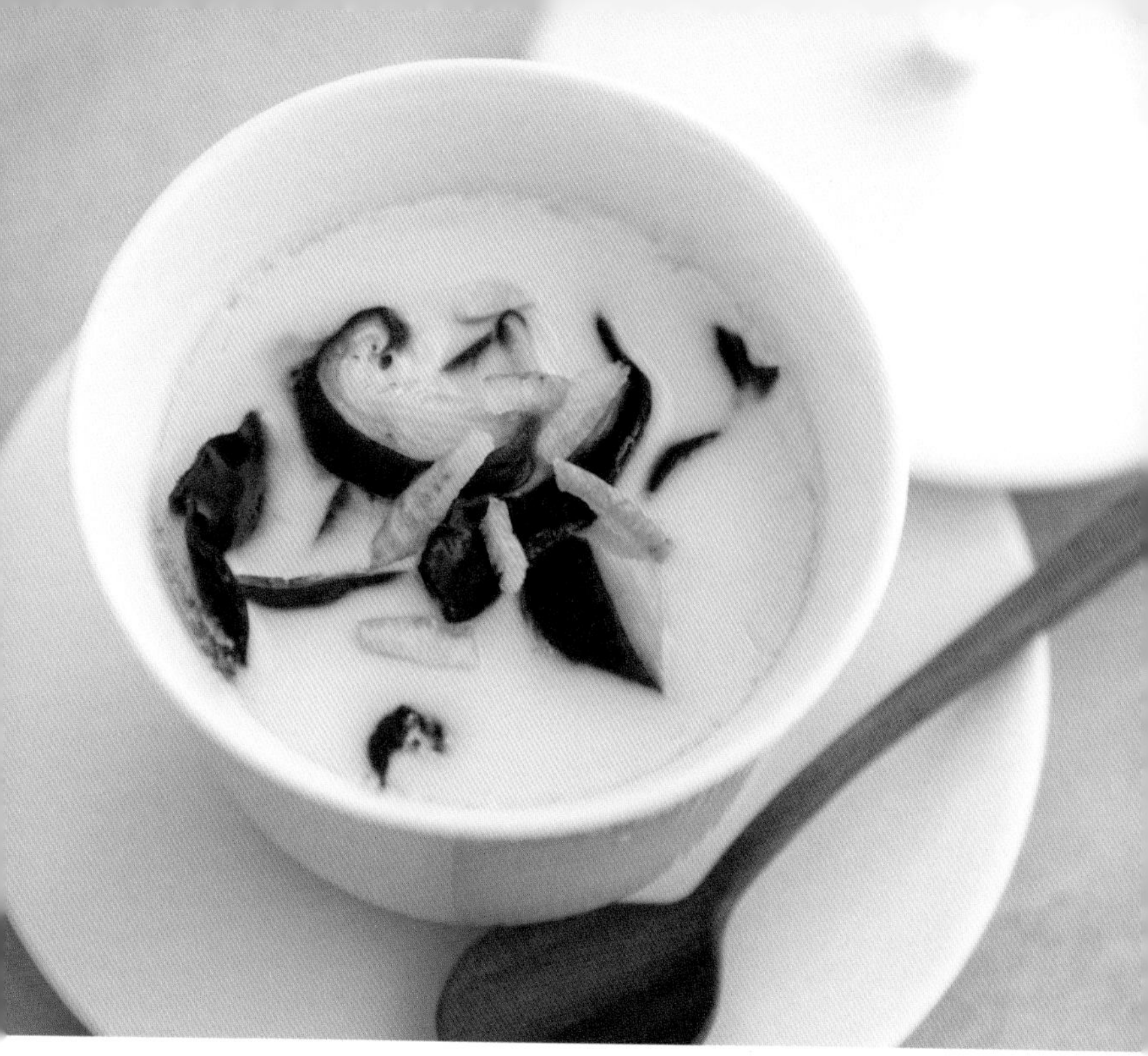

きくらげの茶わん蒸し

材料

干し椎茸 __ 1つまみ
きくらげ __ 2つ
戻し汁 __ 100ml
豆乳 __ 50ml
醬油 __ 小さじ1
みりん __ 小さじ1
塩 __ 少々
卵 __ 1個
ゆずの皮 __ 少々

作り方

1 干し椎茸ときくらげをたっぷりの水で戻す。
2 **1**の戻し汁に豆乳、醬油、みりん、塩少々を加える。
3 溶き卵を**2**に混ぜて蒸す。
4 お好みでゆずの皮をのせる。

太りやすい・筋トレの効率を上げたい

ささみ

炒めたり焼いたりはAGEが増えるのでNG！

　太りやすい人や筋トレの効率を上げるには、まず基礎代謝を上げることが必要ですよね。そのため、高タンパク低糖質な食事を選ぶかたが多いと思います。同時に、摂取カロリーよりも消費カロリーを上げていかないとやせていきません。

　高タンパク低脂質な食材の代表であるのが『ささみ』です。ただし、揚げたり、炒めたり、カリッと焦げ目をつけて焼いたりという高温調理をすると、体の糖化を促進するAGEが増えてしまうので注意が必要です。AGEは脂肪細胞の肥大化をしたり、内臓脂肪を増やしてしまいます。鶏肉は、唐揚げや皮目をカリッと焼くことが多いと思いますが、カロリーの問題だけではなく、このような理由で、蒸したりスープにするのがおすすめです。

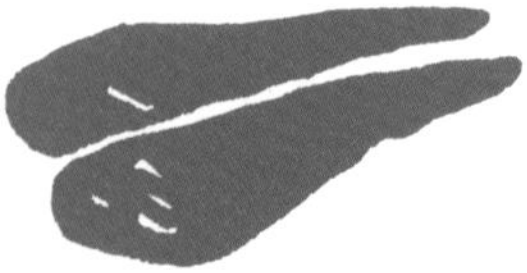

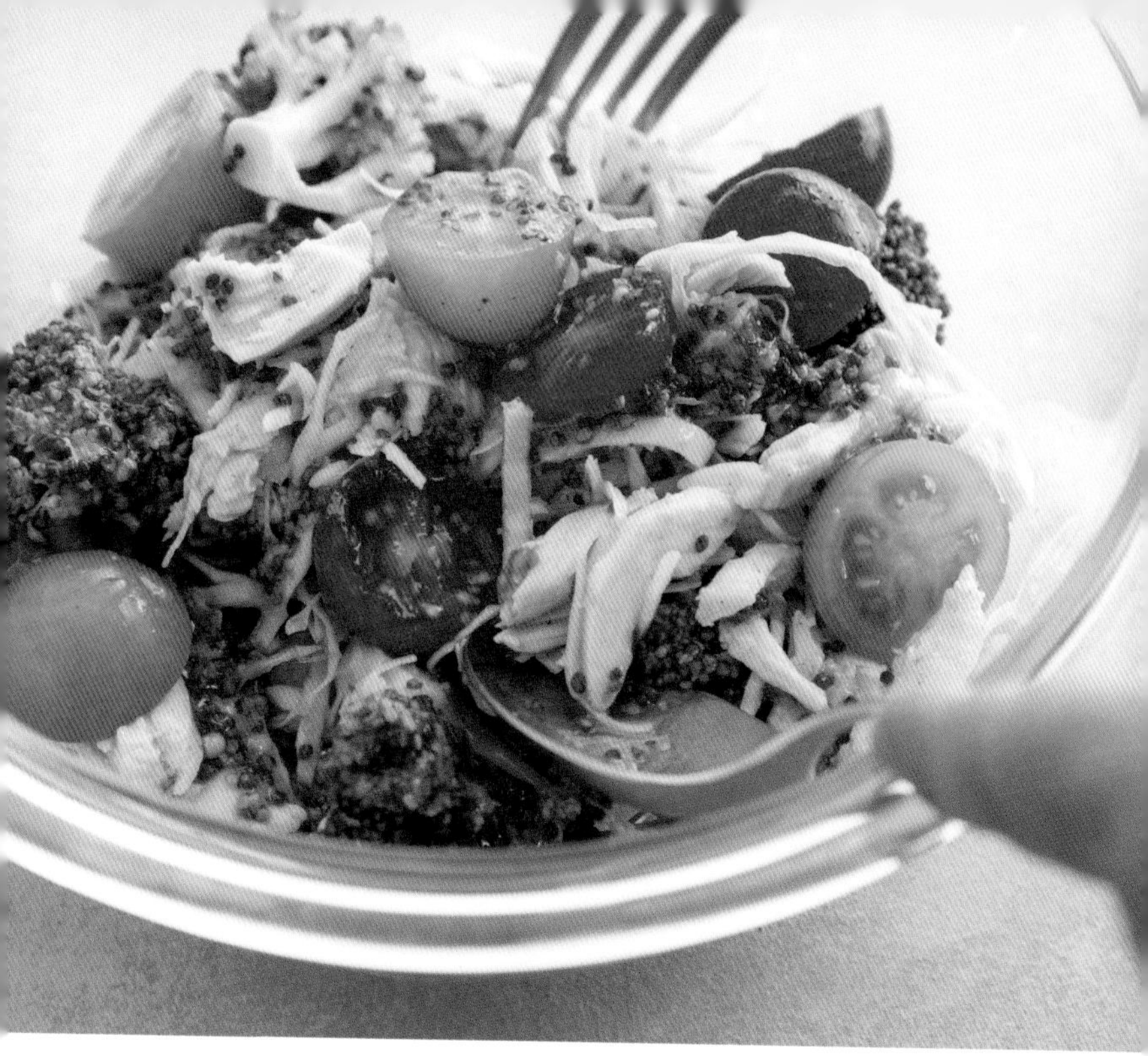

ささみのサラダ　マスタード和え

材料

ささみ＿2本

　下味：塩少々、酒小さじ1

ブロッコリー＿7〜8個

キャベツ＿4枚

ミニトマト＿4〜5個

ベース③のドレッシング（→ p.93）

作り方

1　ささみに下味をつけて蒸す。

2　**1**をほぐして、ブロッコリー、キャベツ、ミニトマトとベース③のドレッシングであえる。

夏バテを解消したい

糖代謝や脂質代謝を上げて疲労回復

夏には、バテる原因がたっぷりあるので、バテないほうが不思議なくらいの季節です。強い紫外線により、活性酵素が増え、室内と屋外の気温差で自律神経が乱れ不眠ぎみに。高温多湿で体温調節ができず、食欲も落ち、胃腸の働きの低下。冷たい飲食物と冷房で体は冷え……など健康を害することがたくさんです。

そんなときの食薬は、『豚肉』です。ビタミンB群を豊富に含み、糖代謝や脂質の代謝などを上げ疲労を取り除いてくれます。また、肉類全般に言えますが、肉類には、ナイアシンが多く含まれているため、不眠や不安感などの神経症状を抑えたり、血行を促進し、末端の冷えの解消にもつながるため、夏だけではなく、バテているときには、肉食がおすすめです。部位的には、レバーに多く含まれるのでピンチのときは、レバーをチョイスしてみてください。

豚肉

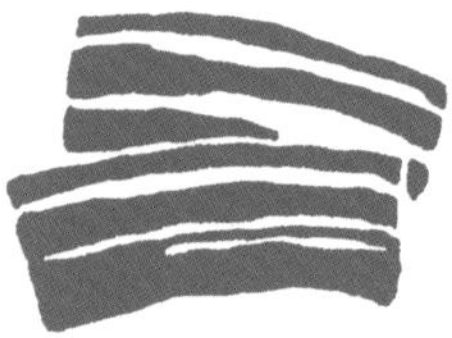

持久力をつけたい

脳の働きを活性化させ疲労回復にもテキメン

ホタテ

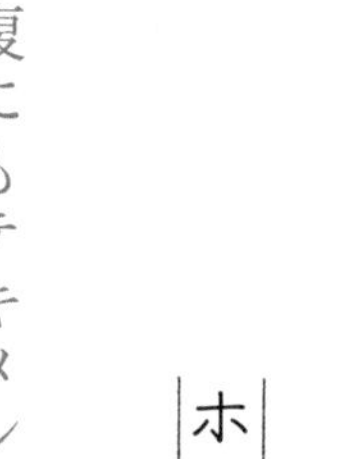

あと一歩で電車に乗り遅れたり、あと少し時間があれば書類が完成したのに、あと少し体力があればこんなこともできたのに！　と自分の行動範囲の決め手となるのが持久力だと思います。日頃からの運動が、とても大切になります。とは言え、わかっていてもなかなか実践できないものです。そこでせめて食事でできることから始めましょう。

そんな悩みを抱えるときに心身ともに支える食薬は、『ホタテ』です。体を動かすエネルギーは、ミトコンドリアが主に作っているので、ミトコンドリアを活性化させることも大切です。ホタテには、ミトコンドリアに必要なタンパク質、鉄、マグネシウム、ビタミンB軍も含まれています。また、ホタテには、年齢とともに減少する脳の働きを活性化させるプラズマローゲンや、疲労回復に役立つタウリンが豊富に含まれています。

夏バテを解消したい

豚バラとズッキーニ蒸し

材料

豚バラしゃぶしゃぶ用＿250g
赤パプリカ＿1/2個
黄パプリカ＿1/2個
ズッキーニ＿１本
ベース①のドレッシング
(→ p.93)

作り方

1 パプリカ、ズッキーニを食べやすい大きさにカットする。
2 材料をすべて蒸す。
3 ベース①のドレッシングをかける。

持久力をつけたい

ホタテとアスパラ蒸し

材料

ホタテ＿10個
アスパラ＿４～５本
ベース②のドレッシング
(→ p.93)

作り方

1 アスパラは4㎝くらいに斜め切りする。
2 材料をすべて蒸す。
3 ベース②のドレッシングを添える。

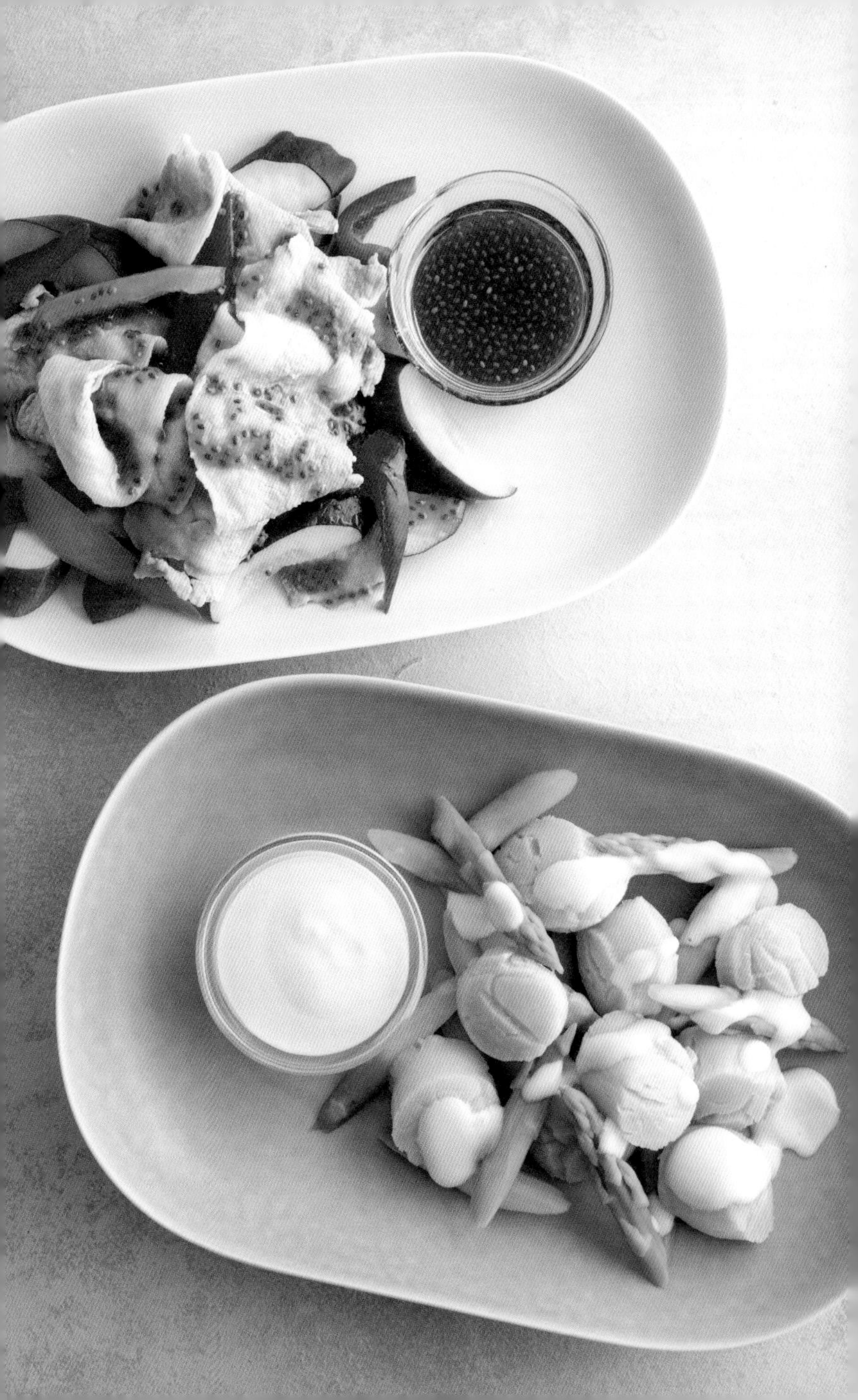

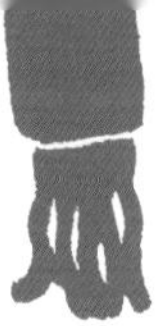

慢性疲労

精神的疲労にも体力的疲労にも効く

朝から元気ハツラッとは言えず、夕方になるにつれてどんどん疲労が増す。夕飯を食べるころにはウトウトとして、お風呂に入ろうにも時間がかかる。夜がふけるにつれて行動がスローモーションになり、早く眠りたいはずなのにグタグタしてうたた寝をして、結局就寝時間は日付を越えてしまう。などという話をよく耳にします。そんな毎日では、疲れが増していく一方です。

そんなときの食薬は、『イカ』です。

イカ

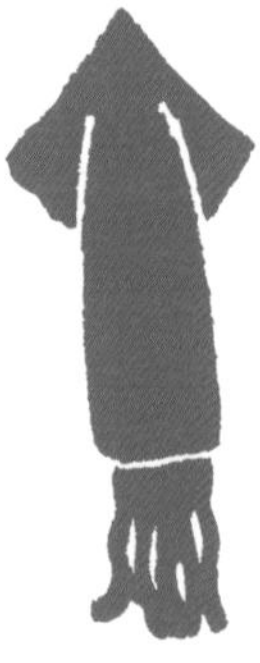

イカには様々な種類がありますが、どれも共通して亜鉛、タンパク質、タウリンが豊富で低脂質です。亜鉛はストレスによる精神的な副腎の疲労にもよく、タンパク質、タウリンは肉体的な疲労の改善にも役立ちます。疲労困憊なときは、あたりめ、お刺身、ホタルイカのボイルや沖漬けなど調理しないで食べるのもよいでしょう。

イカと空心菜蒸し

材料

イカ＿1ぱい
空心菜＿一束
ベース①のドレッシング（→ p.93）

作り方

1 イカは胴を輪切りにし、足は食べやすい大きさに切る。空心菜は4cm程度に切る。
2 **1**を蒸す。
3 ベース①のドレッシングを添える。

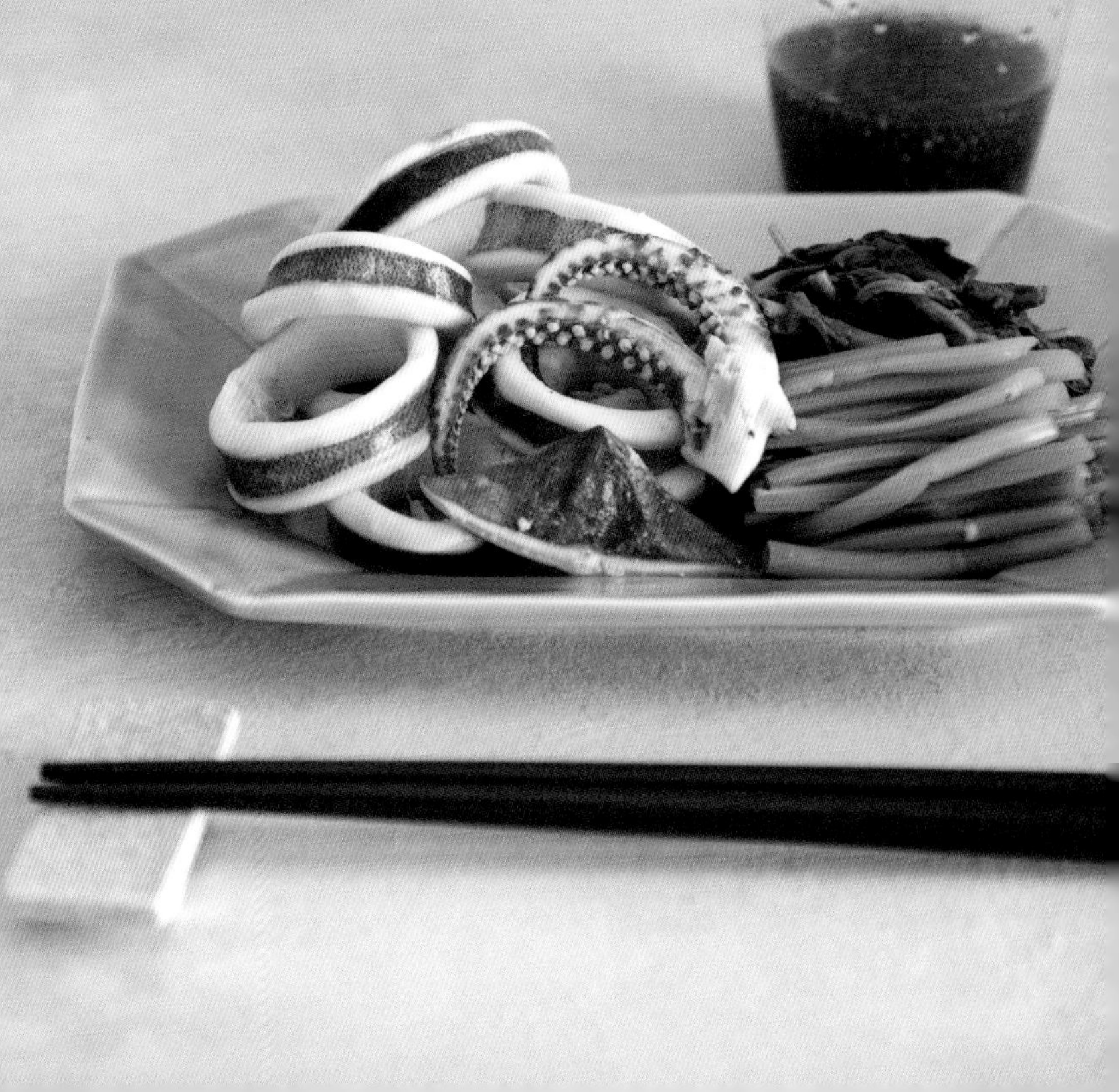

朝スッキリ起きれるようになりたい

鮭・サーモン

体をトータル的に健康にする万能魚

できれば朝はあまり予定を入れたくないし、二度寝もしたいと思っている人は多いと思います。目覚ましをかけ、ウトウトした状態で1時間くらいしないと布団から抜け出せないくらい朝が苦手な人もいると思います。漢方では朝弱い人のことを『陽虚』と呼んでいます。代謝が落ち、冷えやすく疲れやすい人を表します。これは、とにかく早く改善する必要がある状況です。

そんなときに役立つ食薬は、『鮭・サーモン』です。鮭やサーモンに含まれるタンパク質は消化や吸収にも負担が少なく、オメガ3脂肪酸も豊富に含むため、体力を補いながら、脳の働きのサポートにも役立ちます。さらに、お昼まで寝ていて太陽の光を浴びないでいると不足するビタミンDも豊富です。他にも代謝を上げるビタミンB群、血流を改善するビタミンE、抗酸化作用の高いアスタキサンチンなども含み、体をトータル的に健康にしてくれます。

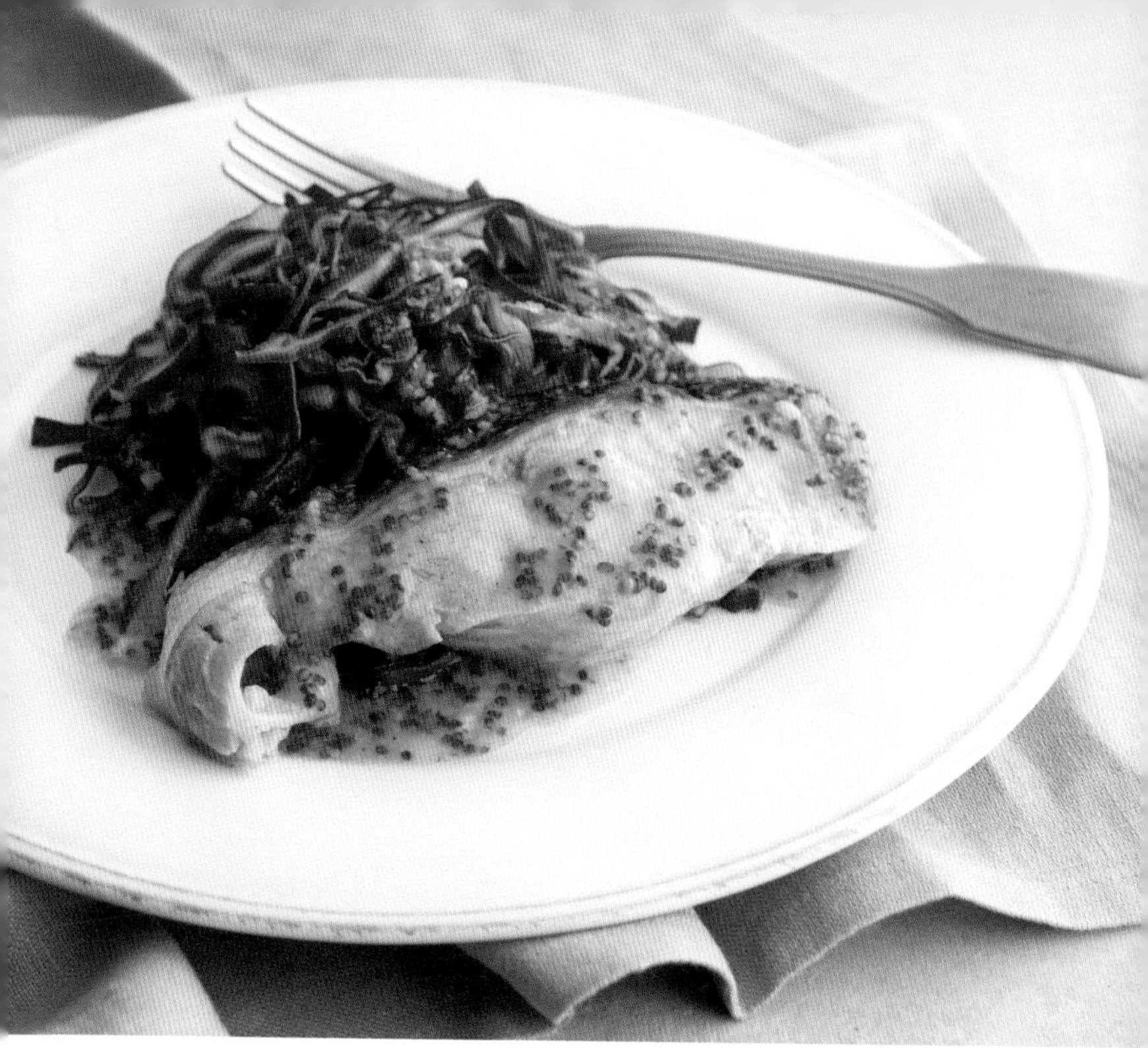

鮭とキャベツ蒸し

材料
鮭＿ 2切れ
紫キャベツ＿ 200g
ベース③のドレッシング
（p.93）

作り方
1 紫キャベツを千切りにする。
2 1と鮭を蒸す。
3 ベース③のドレッシングをかける。

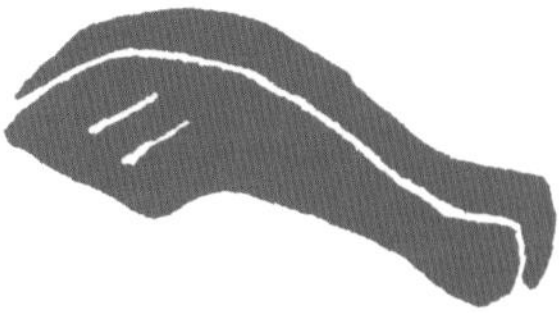

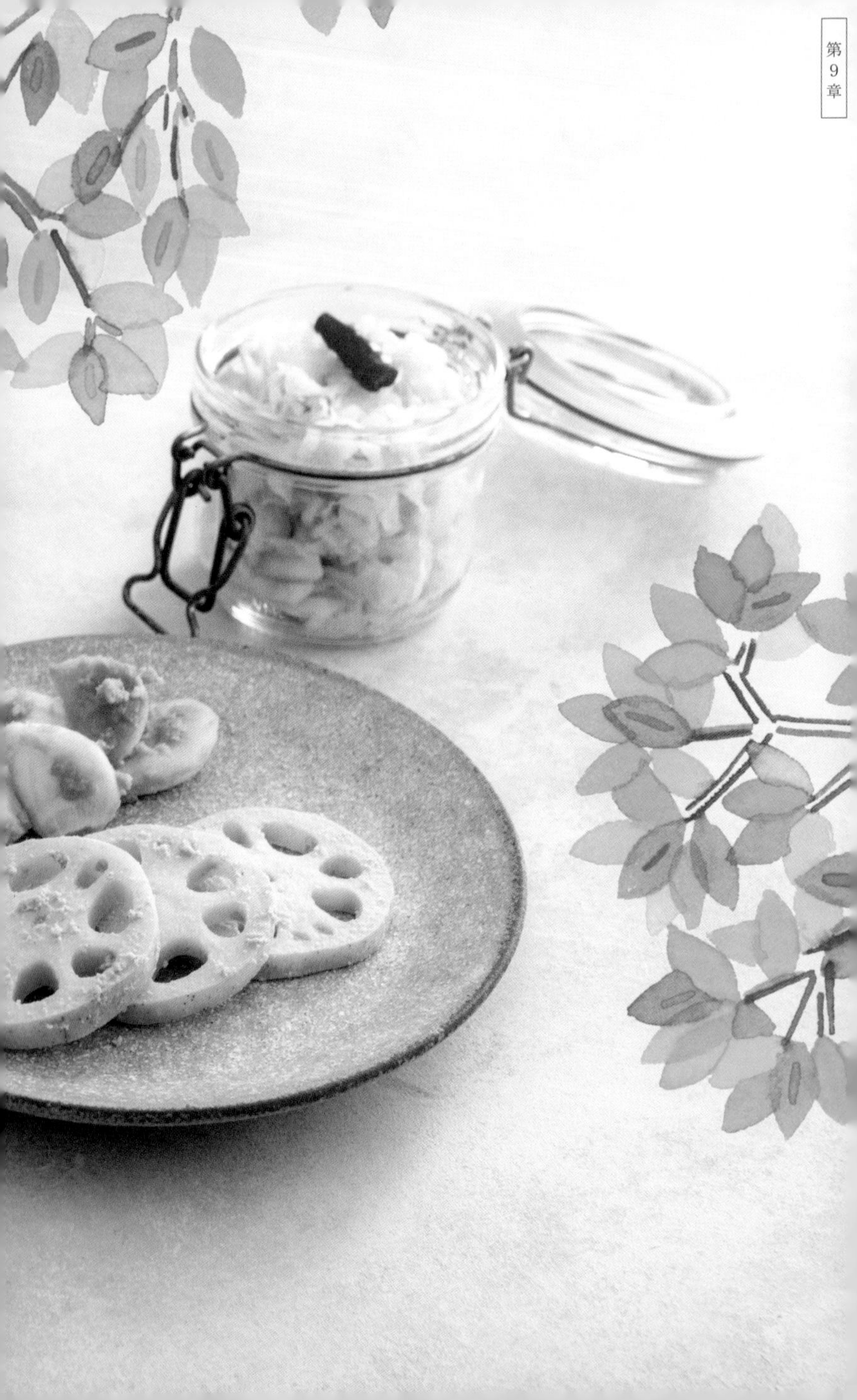

免疫向上食品

〈ワンランク上の食薬〉腸には、免疫の働きの7割の機能が存在すると言われています。そのため、免疫を高めるために腸内環境を整えることは今や常識となってきています。今まで紹介した食物繊維、オリゴ糖だけではなく、発酵調味料を使って善玉菌もとりいれていきましょう。発酵調味料を利用した食品は、栄養の吸収が高まり、さらに旨味も高まる免疫向上食品となります。ここでは、発酵調味料に漬け込むことにチャレンジ!

■ 不足を補うと・・・ ■

- 感染症にかかりにくくなる
- 風邪を引いても長引かなくなる
- 歯茎が腫れにくくなる
- 喉が強くなる

ステップ 9

免疫向上食品

『気陰』を補う&粘膜全般の強化

バリア機能を担う「気陰」は、皮膚全体、口腔内、鼻腔内、腸内の粘膜などからの病原菌・アレルギー物質・有害物質など外敵が侵入しないよう守ってくれます。ただ、胃腸の働きが低下すると「気陰」が不足し、逆に「痰湿」「湿熱」が体にたまるようになり、免疫の低下や不調を感じやすくなります。免疫向上のためには、消化補助や整腸が大切です。

東：「気陰」を補って皮膚全体、粘膜など外敵が侵入する部分を強化する。
漢：玉屏風散《ギョクヘイフウサン》
西：粘膜を強化し体の細菌叢を整える。
栄：栄養素　発酵食品、食物繊維・ビタミンA・ビタミンD・スルフォラファン

腸の粘膜には免疫機能の7割以上が存在し細菌叢《さいきんそう》が体に大きな影響を与えています。その他の喉や鼻、口の中の粘膜にも細菌叢があり、バリア機能として働くことで体を守るので、全身の細菌叢と粘膜の状態を整えておくことも大切です。

免疫向上には発酵調味料

これを解決するのが「免疫向上食品」です。発酵調味料を活用した料理です。発酵調味料を使った料理のアレンジを身

に着けると腸活が生活に違和感なく浸透していきます。アレンジは無限大。発酵調味料と免疫向上に役立つ食物繊維・ビタミンA・ビタミンD・スルフォラファンなどを取り入れ、粘膜の強化と細菌叢の調整をしましょう。また免疫細胞は骨髄・胸腺で生まれますが、それには亜鉛も不可欠。免疫向上食品を冷蔵庫の中にストックしておくと食べる抗生剤となり体調管理に便利です。

塩麴を作るのが面倒なら

時間がないときは出来上がったものを利用しましょう。塩麴本来の味わいを楽しみたい、酵素の活動を保ったまま使うには非加熱の商品を選びましょう。

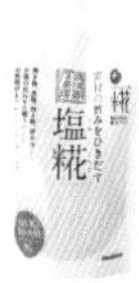

ベース料理の効果

発酵調味料（塩麴、ナンプラー、甘酒、味噌、ぬか漬け）

整腸作用のある発酵食品に粘膜を強化するビタミンA、免疫を整えるビタミンD、ファイトケミカルを多く含む食材などを組み合わせ、免疫の向上を目指します。また、発酵調味料を使った料理は日持ちするものが多いので、食べる抗生剤として常備して。

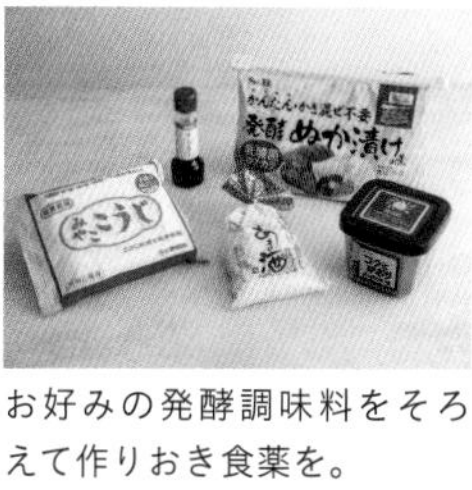

お好みの発酵調味料をそろえて作りおき食薬を。

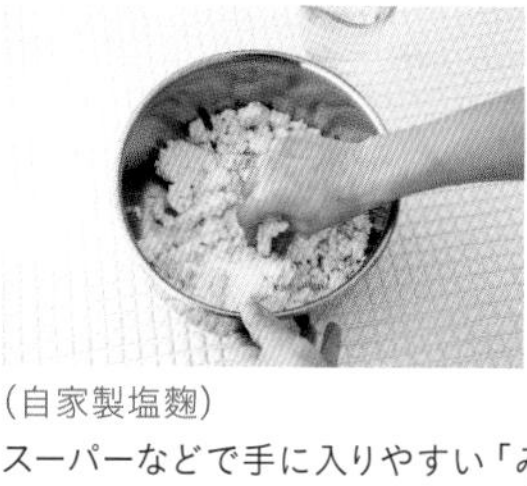
(自家製塩麴)
スーパーなどで手に入りやすい「みやここうじ」を袋の上からほぐし、塩60gと水300ml程度を入れてよく混ぜる。塩麴は発酵するのでタッパーのふたを1カ所あけておき、そのまま常温で置く。2日目から1日1回混ぜて1週間でできあがり。

喉が弱い

丸ごと食べて免疫細胞の活性化

長時間話し続けたり、大きな声を出したり、飛行機やホテルなど乾燥した部屋で長時間過ごしたりすることで、喉がガラガラになったり、そのまま悪化して咳が止まらなくなってしまったり、風邪を引くときには必ず喉からなどという人は多いと思います。こういった場合には、口腔内や鼻腔内の粘膜が乾燥し、免疫が低下していると考えられます。

そこで、免疫の低下を防ぎバリア機能を高めるための食薬は、『レンコン』です。

レンコン

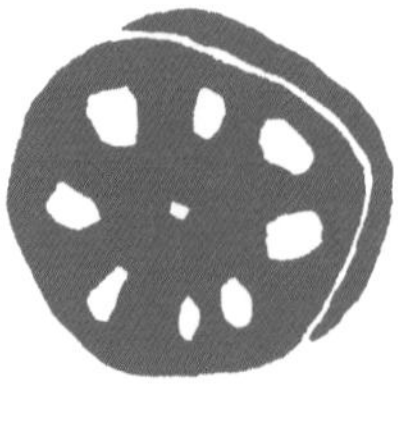

レンコンには、粘り気を感じさせるリポポリサッカライド（ＬＰＳ）という成分が多く含まれます。ＬＰＳは、免疫細胞の活性化に働いてくれます。特にレンコンの皮や節の部分に多く含まれているので、取り除かず食べるようにしましょう。

さらに、ぬか漬けにすることで、ぬか床から生きたまま腸まで届く強い乳酸菌も一緒に摂取できるため、バリア機能を高めるためにより効果的です。

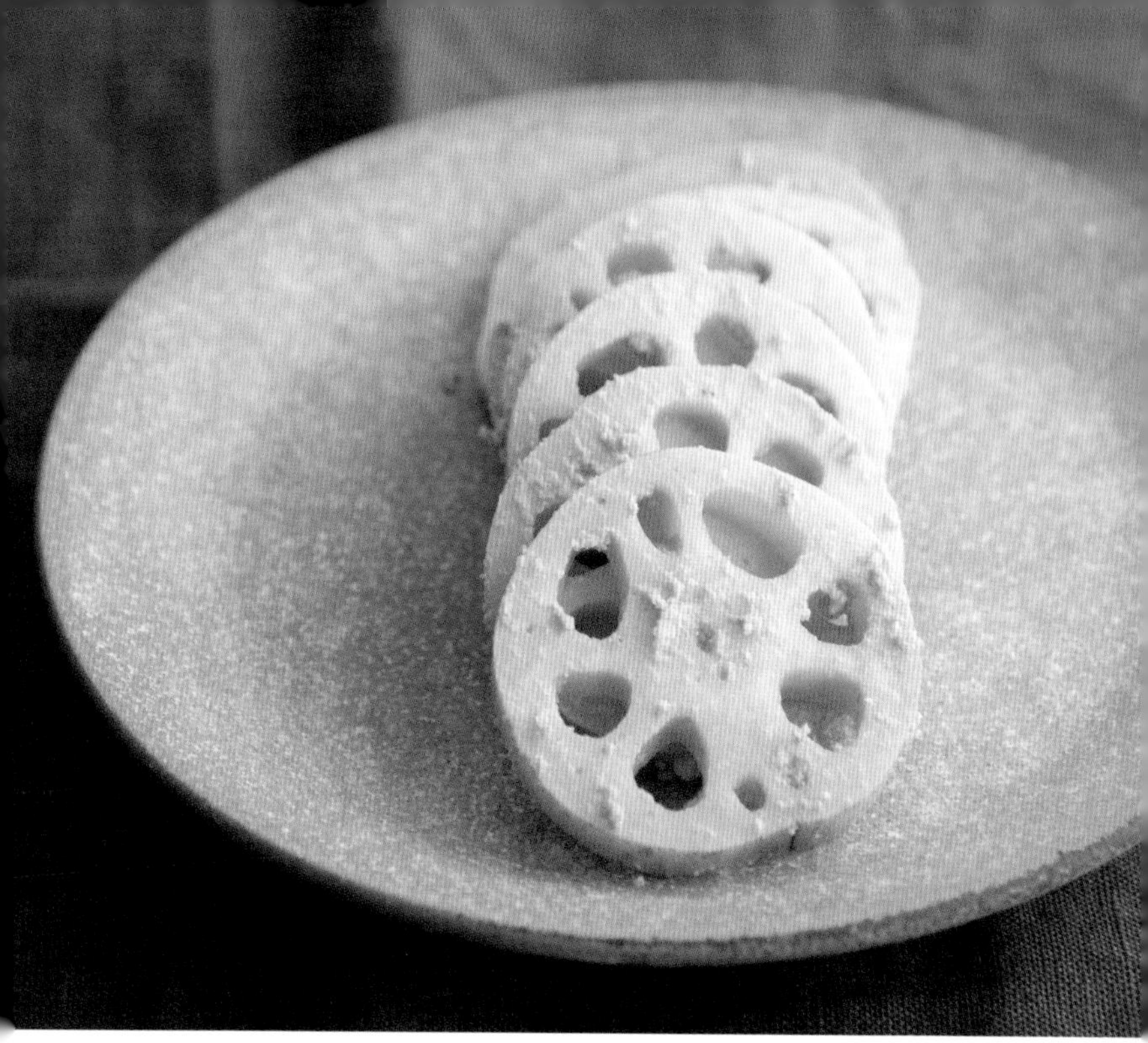

レンコンのぬか漬け

材料

レンコン＿1本

ぬか床＿300g

作り方

1 レンコンは皮をむかないで5㎜程度にスライスし、3分ほどゆでたら、冷水にさらして冷まします。

2 保存容器に入れたぬかに**1**を入れ、常温で一晩漬けたら完成。

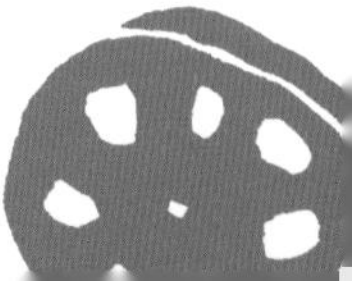

口唇ヘルペスができやすい

炎症をしずめて腸から免疫アップ

ヘルペスウイルスは、唇や角膜など顔や上半身に多く増殖します。そして一度感染すると体内にずっと保有することになるため、ほとんどの人が保有しています。ストレスや疲労、紫外線による刺激などによって免疫が低下しているときに悪さをします。そのため、ヘルペスは免疫の低下の合図です。発症したときには早めの治療が必要ですが、免疫を低下させないように日頃から気をつけていくことが必要です。

ローリエ

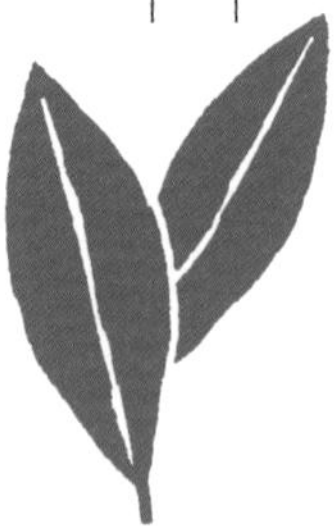

そのための食薬は、『ローリエ』です。ローリエに含まれるオイゲノール、リナロールなどには抗酸化作用や抗炎症作用があります。また、シネオールも含み、胃腸や肝臓、腎臓の働きを整え、腸から免疫アップをしたり、肝臓や腎臓からの解毒を促してくれます。また、乳酸発酵したキャベツは、腸環境を整え、免疫向上に働きます。ローリエや鷹の爪を入れることは、キャベツに雑菌が繁殖しないようにするためにも役立ちます。

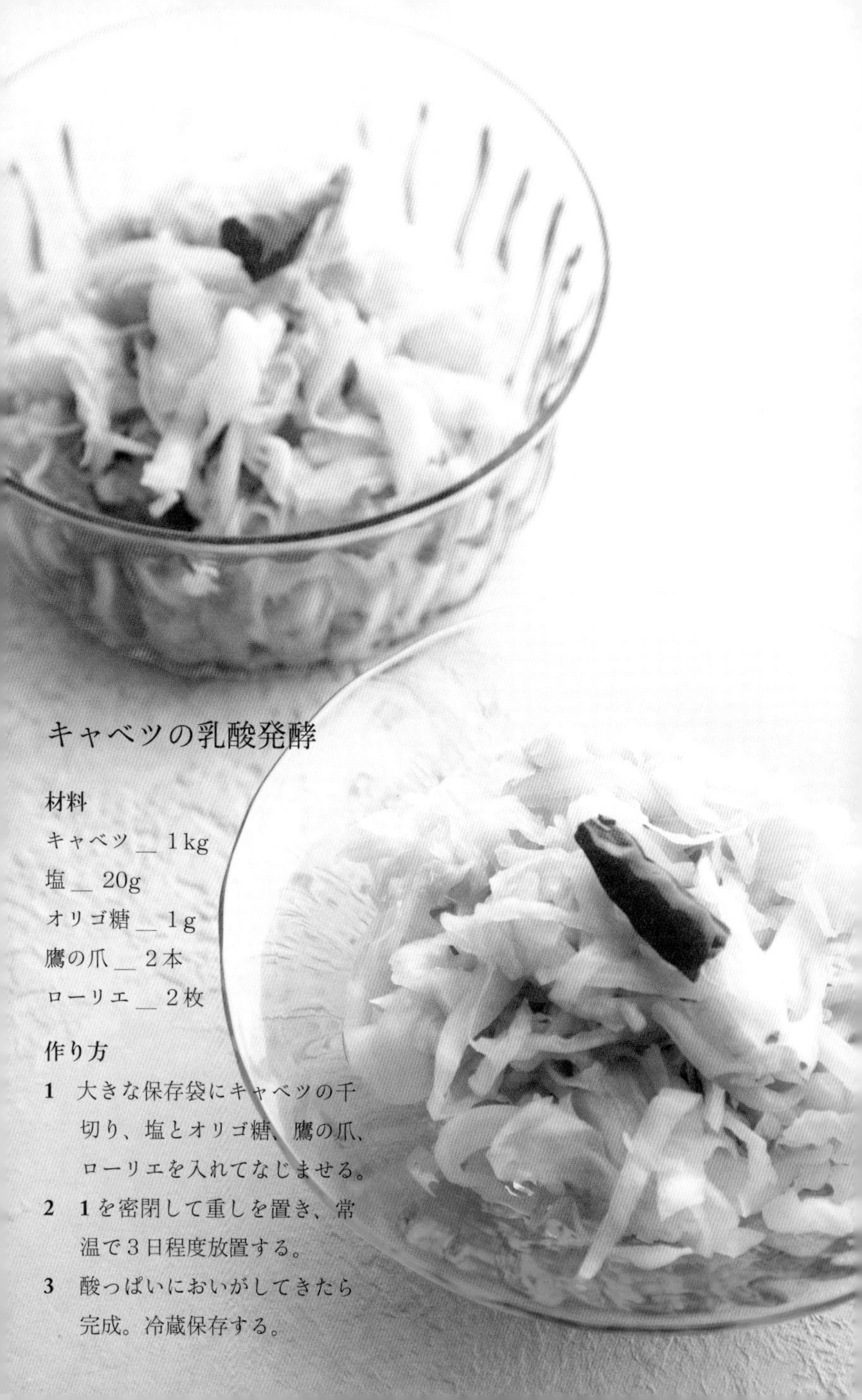

キャベツの乳酸発酵

材料

キャベツ＿1kg
塩＿20g
オリゴ糖＿1g
鷹の爪＿2本
ローリエ＿2枚

作り方

1 大きな保存袋にキャベツの千切り、塩とオリゴ糖、鷹の爪、ローリエを入れてなじませる。

2 **1**を密閉して重しを置き、常温で3日程度放置する。

3 酸っぱいにおいがしてきたら完成。冷蔵保存する。

膀胱炎になりやすい

ストレスを軽減してウイルスの侵入を防御

体が冷えたり、トイレを我慢したときなどによく起こりますが、細菌が尿道から膀胱に侵入することで起こる感染症です。大腸菌やブドウ球菌、連鎖球菌などが原因菌となり、膀胱内で増殖し炎症を起こし、痛みを感じさせます。水分を多くとり、体を休めることで自然治癒することもあるので、自然治癒力がもともとあれば、細菌の増殖が起きず、発症しないということです。膀胱炎を繰り返しやすい人は、日常の見直しがマストです。

大葉

そんな人のための食薬は、『大葉』です。大葉は抗菌作用が非常に高く、免疫低下の大敵ストレスを軽減してくれるペリルアルデヒドが含まれます。また、粘膜を強化し細菌やウイルスの侵入を防ぐβカロテンも非常に多く含まれています。また、鶏肉を合わせて食べるのがおすすめです。特にむね肉には、ビタミンAが豊富で粘膜の強化や抗酸化作用が期待できます。さらに鶏ハムは、しっとり仕上がるのでささみでもOKです。

塩麹鶏ハム

材料

鶏のむね肉＿300g
塩麹＿大さじ2
オリーブオイル＿大さじ1
おろし生姜＿大さじ1弱
コショウ＿少々
くるみ＿少々
大葉＿適量

作り方

1 鶏むね肉の脂身を取り、フォークでまんべんなく刺す。
2 塩麹、オリーブオイル、おろし生姜、コショウを混ぜ**1**と一緒に保存袋に入れる。
3 **2**を密閉して重しを置き、常温で3日程度放置する。
4 沸騰したお湯に袋ごと入れ、3分間湯煎し、火を止めて30分以上放置する。
5 くるみとちぎった大葉を散らして完成。

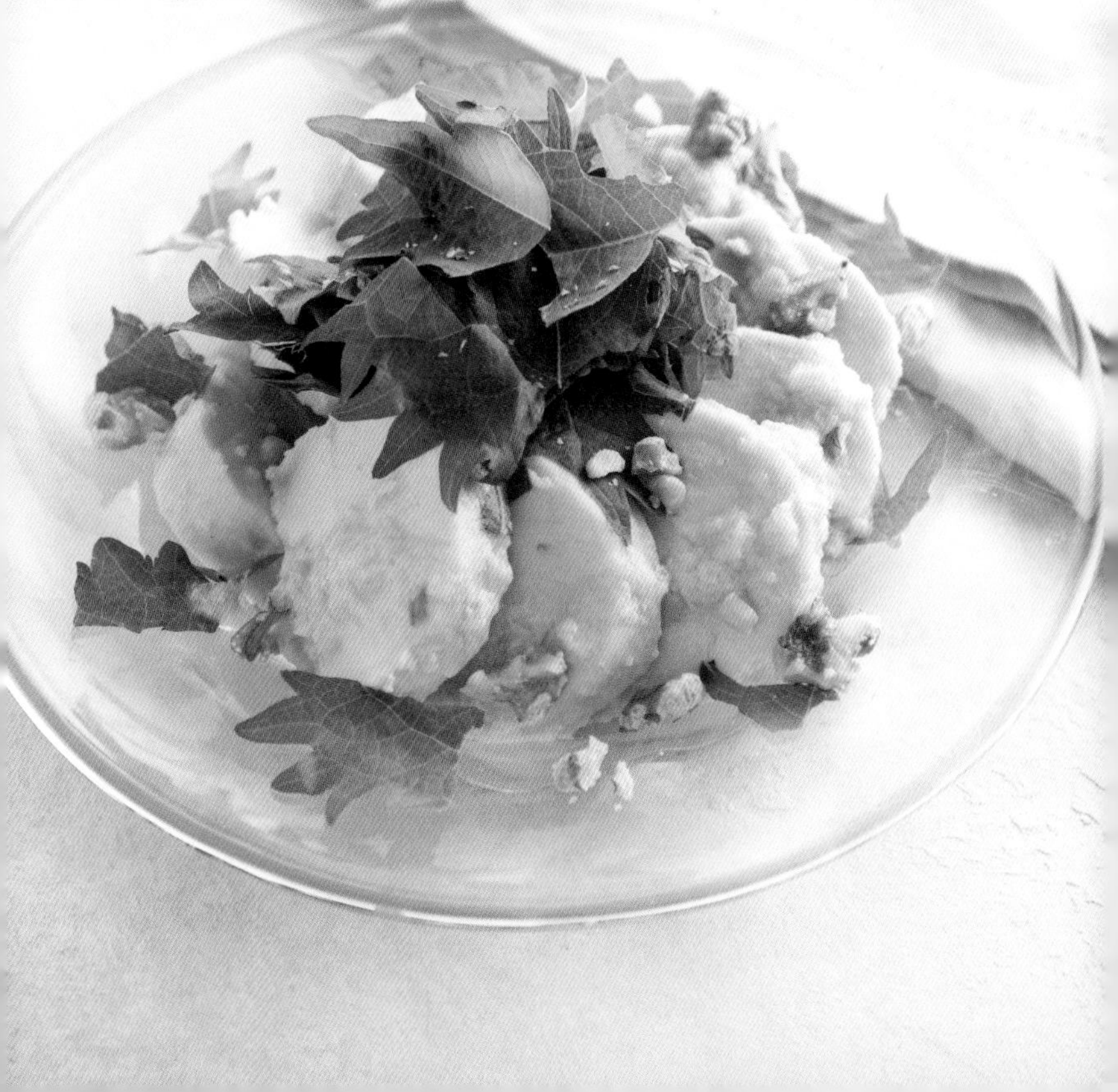

すぐに風邪を引く・風邪が長引く

かつお節

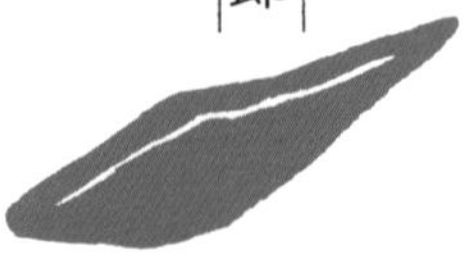

腸内環境を整えて体を強くする栄養たっぷり

　ワンシーズンに1回は風邪を引いたり、身近に風邪を引いている人がいると必ずうつってしまったり、一度風邪を引いたら長引いてしまったり、そのまま次の風邪を引いてしまい、いつも風邪っぽい人っていますよね。よほど免疫が低下してしまっている状態だと考えられるため、すぐに対策をとる必要があります。

　そんなときの食薬は、『かつお節』です。まず、前提として乾物全般がよいのですが、免疫機能の7割以上は腸が関わっているとも言われているため、食物繊維を豊富に含み、腸内環境を整える乾物のチョイスが有効です。切り干し大根や干し椎茸なども活用するとよいでしょう。そして、世界で一番硬い発酵食品であり、乾物なのが、かつお節です。体を強くする必須アミノ酸やビタミン、ミネラルなどもバランスよく取り入れることができるので、どんな料理にもちょい足しがおすすめです。

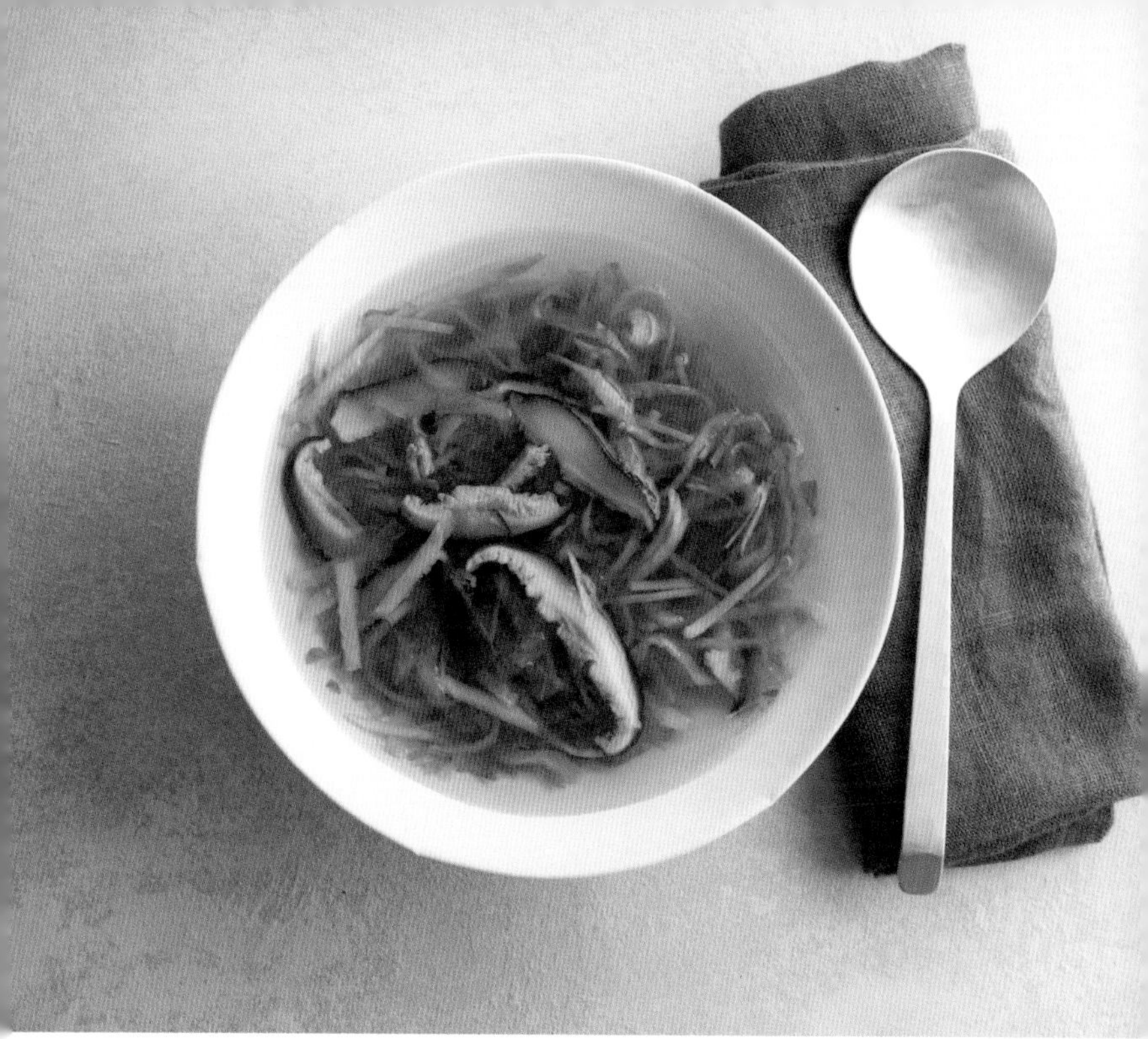

乾物スープ

材料

干し椎茸＿1つまみ（6g）
切り干し大根＿5g
生姜＿1かけ
かつお節＿2つまみ
水＿500ml
ナンプラー＿小さじ2
塩・コショウ＿各少々

作り方

1 水にスライスした干し椎茸、切り干し大根、生姜の千切り、かつお節を入れ10分程度煮込む。

2 ナンプラーと塩・コショウで味を調えたら完成。

歯茎が弱い

芯の部分に抗酸化作用の高いビタミンC

疲れると歯茎が腫れたり、血が出たりすることってありますよね。粘膜が弱く、免疫が低下したり、胃腸の働きが低下していることが考えられます。また、口腔内の細菌叢が乱れているときには、歯肉に炎症を起こしやすくなります。特に歯周病による炎症は、放置しておくと糖尿病や心疾患、肺炎など全身的に炎症を起こし、取り返しのつかない病気につながるので、定期的な歯科検診は必ず行いましょう。よくあることのように考える人もいるかもしれませんが、実は軽視できない症状です。

そこで炎症を抑える食薬といえば、『白菜』です。アブラナ科の野菜には共通して抗炎症作用や解毒作用の高いスルフォラファンという成分が含まれています。また、白菜の芯の部分には抗酸化作用の高いビタミンCが多く含まれるので、芯の部分も食べましょう。

白菜

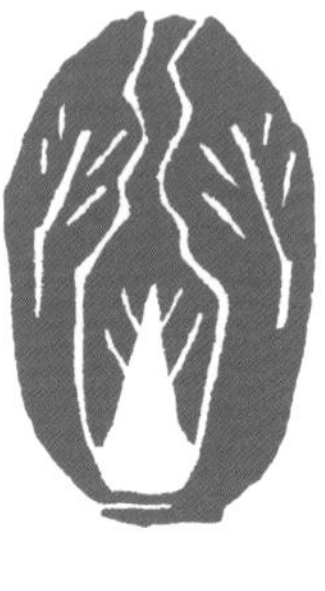

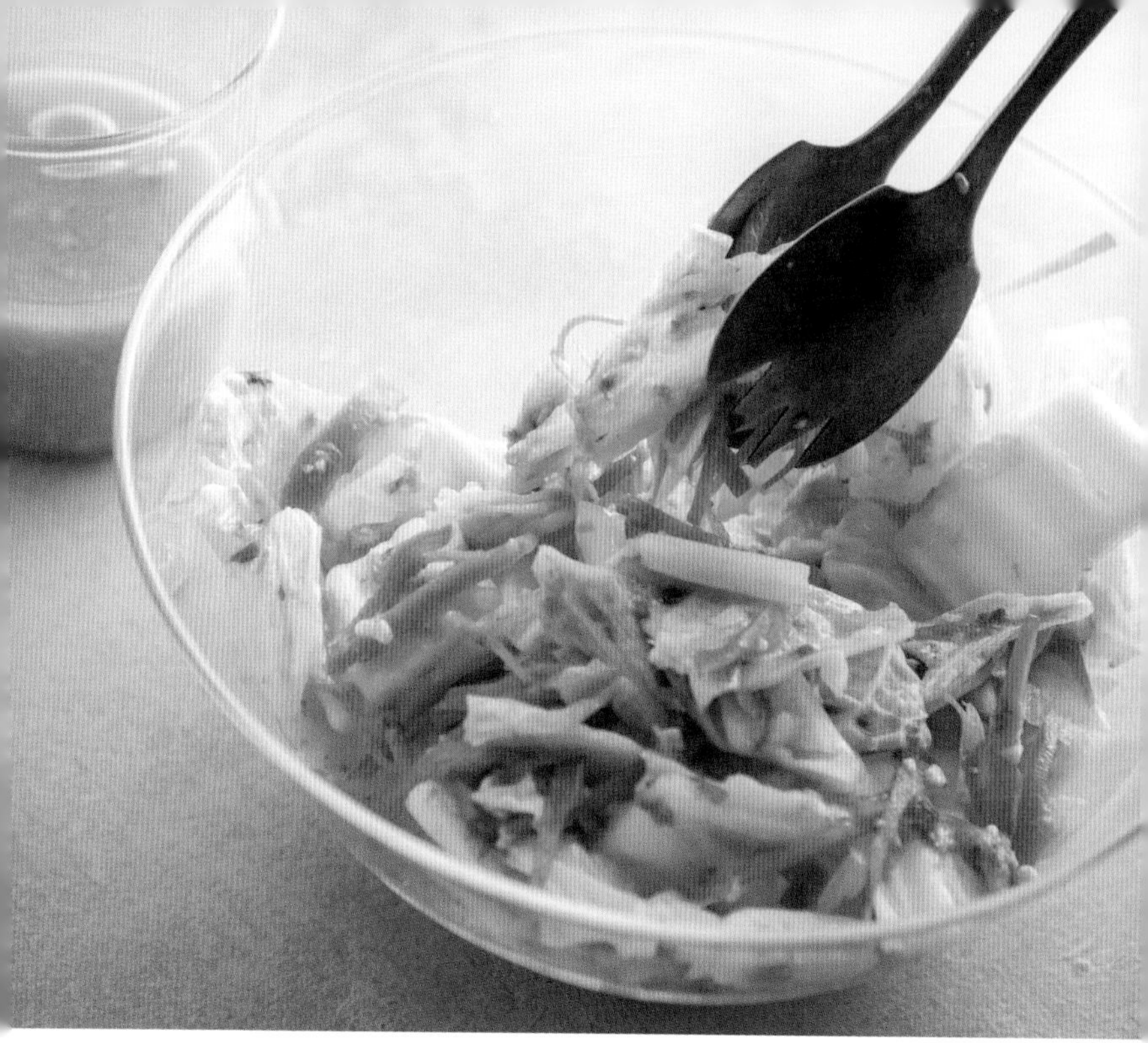

白菜の甘酒ドレッシングあえ

材料

甘酒＿大さじ3
味噌＿大さじ1/2
かつお節＿２つかみ
アマニ油＿大さじ１
酢＿大さじ２
塩・コショウ＿各少々
白菜＿２枚程度
ニンジン＿1/4本

作り方

1　白菜は食べやすい大きさに、ニンジンは千切りにする。

2　調味料をすべて混ぜてドレッシングを作り、**1**にあえる。

すぐ食当たりする

疲労回復と強烈な殺菌作用

同じものを食べた全員が食当たりをしているというなら納得がいきますが、同じものを食べて自分ひとりだけがいつも食当たりを起こすという人がいます。これは、免疫力の低下が考えられます。

そんなときの食薬は、『ニンニク』です。ニンニクといえば、アリシンとビタミンB_1の働きにより疲労回復と強烈な殺菌作用があることで有名な食材です。抵抗力の弱い人は、様々な料理に使うようにすると食当たりの防止になります。また、歯周病、皮膚炎、扁桃炎《へんとうえん》、関節炎など全身に起こる炎症を抑える働きもあります。ただ、刺激が強い食材でもあるので自分にあった量というのは把握しておく必要があります。生のものは一日1片、加熱は2から3片が限度とされています。ビタミンB群を多く含む味噌とニンニクは、相性抜群です。味噌漬けにしてごはんにのせたり、お鍋やお味噌汁にアレンジしたり、そのまま食べたり、バリエーションも豊富にできます。

ニンニク

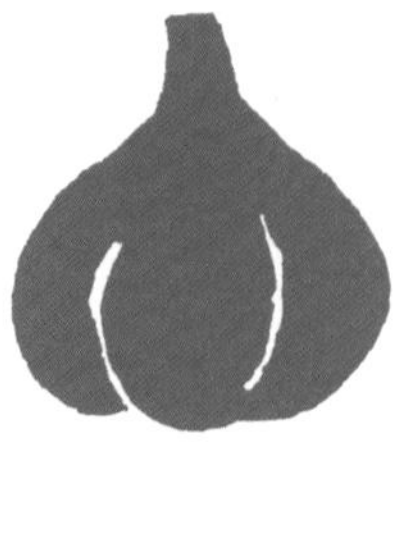

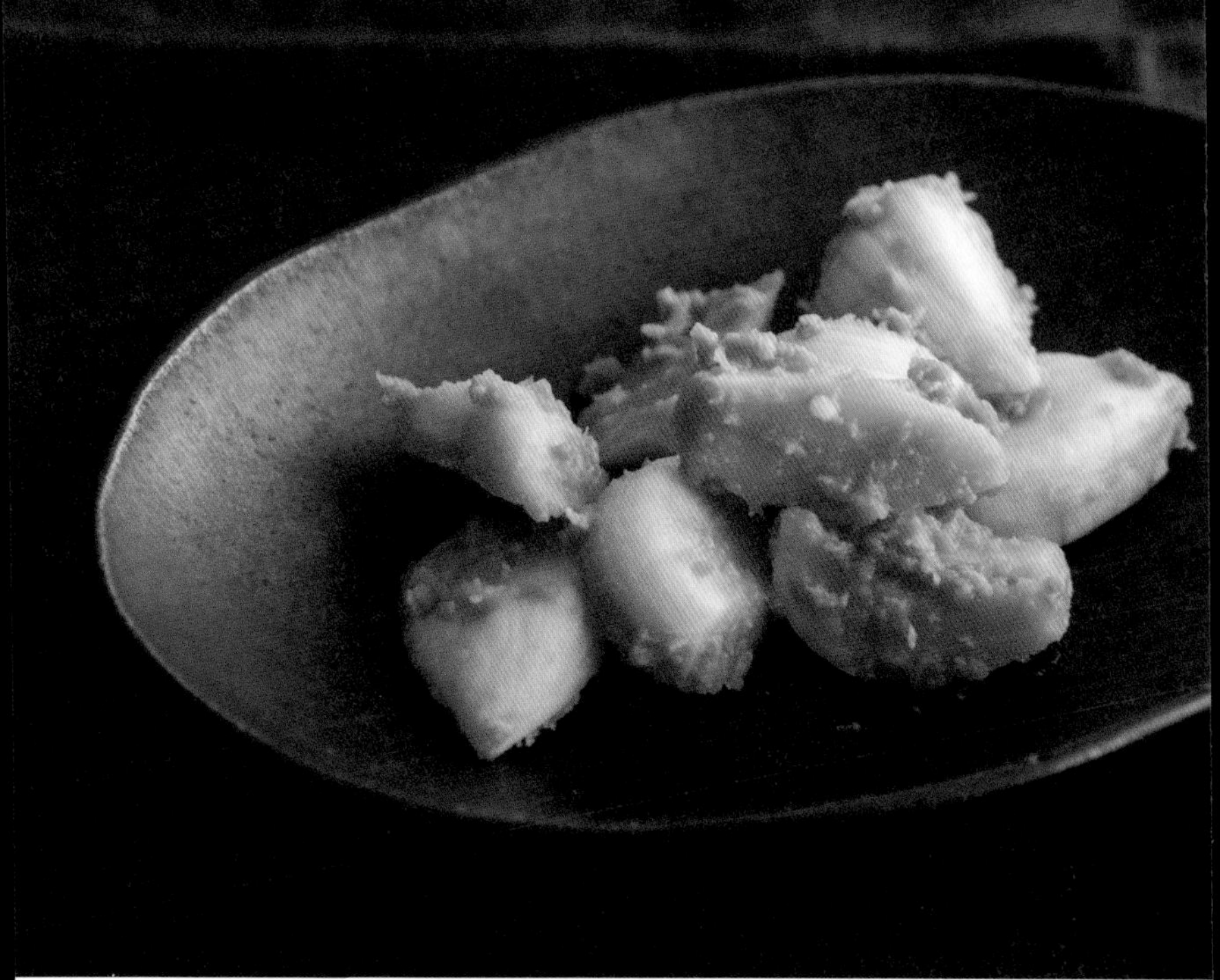

ニンニクの味噌漬け

材料

味噌 ＿ 500g
生ニンニク ＿ 5個から10個

作り方

1 味噌（硬ければみりんでのばす）に生のニンニク5個から10個を漬けこむ。
2 冷蔵庫で1週間ぐらいおいたら完成。様々な料理に活用できる。3週間くらい漬けるとそのままでも美味しく食べられる。

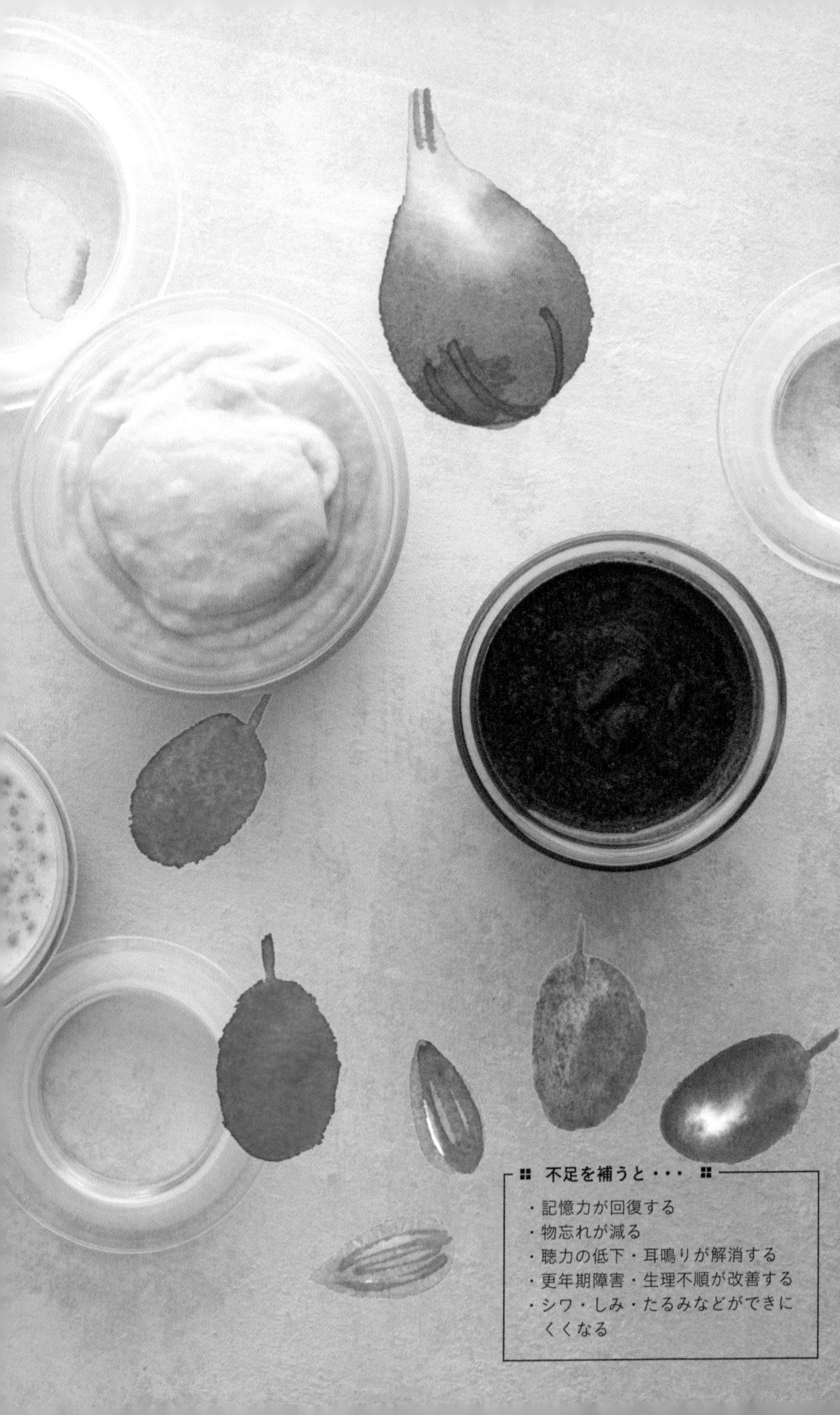

第10章

不足を補うと・・・

- 記憶力が回復する
- 物忘れが減る
- 聴力の低下・耳鳴りが解消する
- 更年期障害・生理不順が改善する
- シワ・しみ・たるみなどができにくくなる

エイジングケア食品

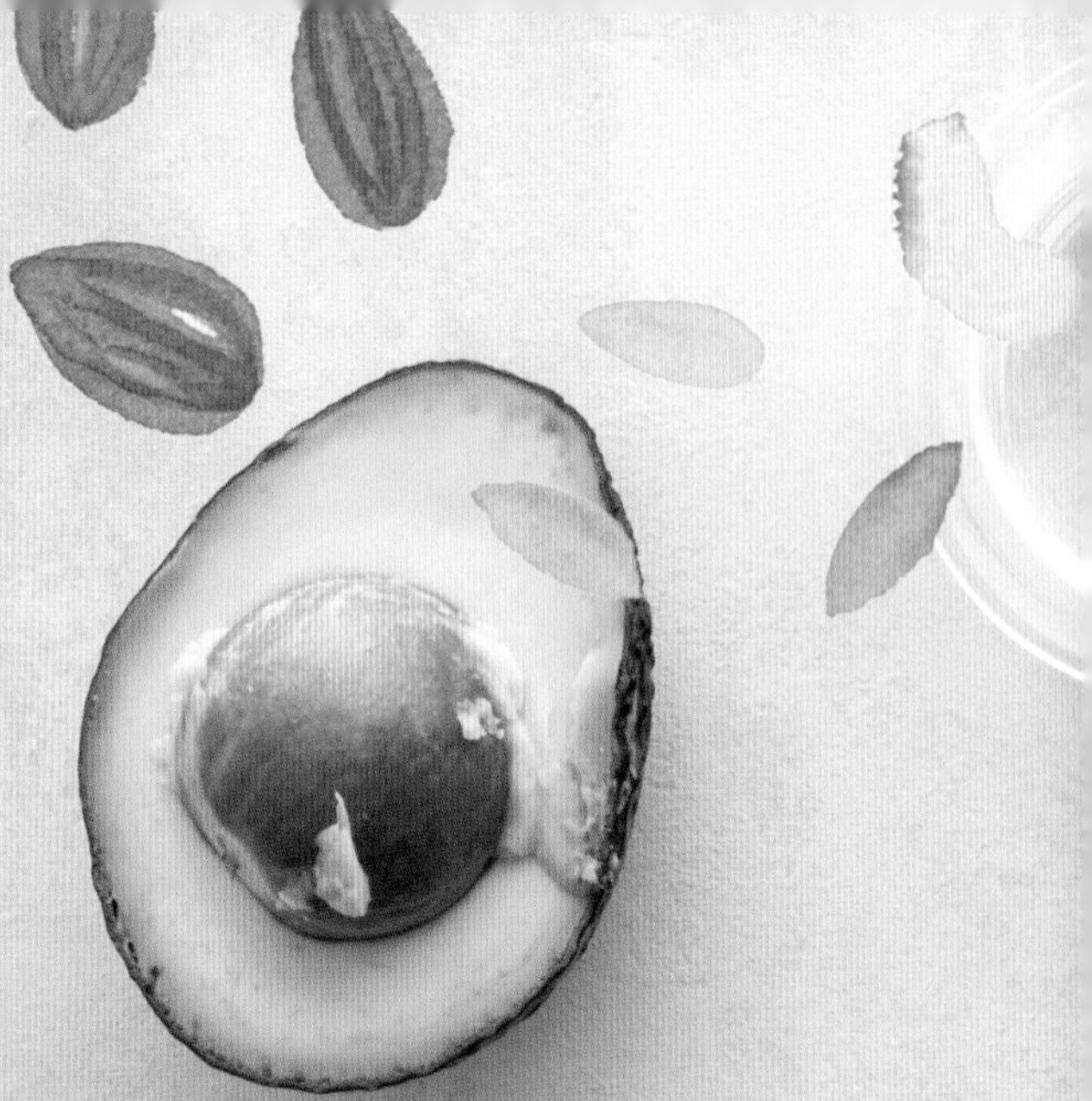

〈ワンランク上の食薬〉体の基本ができ、ストレスに強く、冷えに強く、免疫が強化され外敵に強くなったら目指すのは、エイジングケアです。見た目の若さだけではなく、骨が丈夫で、内臓も若々しく生活の質を下げないで年を重ねることが理想です。今までの食薬はベースとして、欠かせないものですが、そこに加えワンランク上の食薬が漢方で考える「補腎」といって、老化防止の働きをもつ実や種を取り入れることです。実や種は、生命力の塊でもあり、アンチエイジングに欠かせないミネラルが共通して豊富です。

ステップ10

エイジングケア食品

東：「腎陰」を補い体内年齢を決める臓器「腎」を整える。
漢：六《ろく》味《み》地《じ》黄丸《おうがん》
西：内分泌系を整える、老化防止。
栄：亜鉛、マグネシウム、カルシウム、鉄、セレン、ビタミンACE、オメガ3脂肪

補腎＆内分泌系を整えエイジングケア

老化から心と体を守ります。

漢方で老化防止のことを「補腎」と呼びます。体内年齢を決める臓器が「腎」だからです。

『腎』の働きは、水分代謝とホルモンの分泌に関わる働きをもっています。そのため『腎』の働きが低下すると、更年期障害・生理不順などホルモンの乱れ、抜け毛、白髪、耳鳴り、肝斑《かんぱん》などシミ、頻尿、骨密度の低下、記憶力の低下などを感じることになります。

これらの症状は、慌ただしく生活する現代人にとっては、必ずしも実年齢と一致するとは限りません。年齢にかかわらず症状を感じることが多いので、現在上記の症状を感じる場合には早急に対応するのがベターです。

そして、これを解決するのが〝エイジングケア食品〟です。万能ドレッシングを活用します。

エイジングケアには、『補腎』に加え抗酸化・抗糖化・整腸作用・活血作用などの要素が必要です。それをかなえるのが、玉ねぎとアマニ油をベースにした万能ドレッシングです。ベースとなるドレッシングを常備しておき、トッピングする食材をその都度加えると様々な種類のドレッシングにアレンジしながら楽しむことができます。

トッピングする食材は、ミネラル、ビタミンB群、良質な脂質が豊富に含まれる木の実や種をチョイスします。

サラダや蒸し料理など様々な料理に添えるとおしゃれなレストランで食事をしているような食卓になります。

ベース料理の効果

玉ねぎドレッシング

糖化・酸化を抑え腸内環境を整えるオニオンドレッシングをベースにします。ベース自体にアンチエイジングが期待できますが、さらにトッピングする食材にはアンチエイジングに欠かせないミネラルが豊富な実や種をチョイスしています。

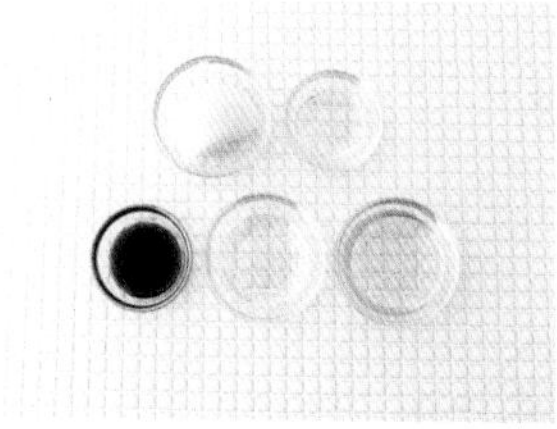

玉ねぎ50g・お酢50ml・醤油大さじ1・オリゴ糖大さじ1・アマニ油orオリーブオイル大さじ2をミキサーでかくはんする。

しわ・たるみ・ほうれい線

アボカド

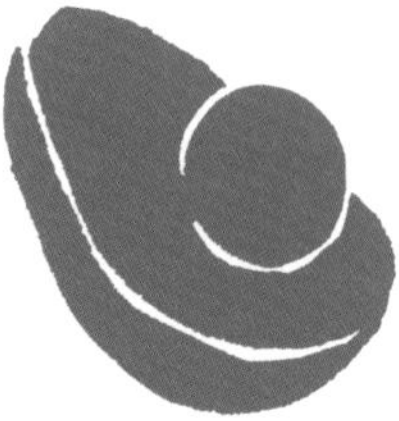

ギネス認定の最も栄養価が高い果物

老け顔の特徴といえば、重力に負けてしまっているしわ、たるみ、ほうれい線だと思います。今更どうにもならないと諦めたら老化は加速する一方です。体の中が糖化している人ほど、しみ、たるみ・ほうれい線が増える仕組みとなっています。体内の老化は、体の表面に現れてくるからです。逆に体内年齢が若い人は、糖化が進んでおらず、いつまでも若々しい見た目をしている特徴があります。

改善したいと感じたときがチャンスです。体の中から見た目までも老化を加速させないように食薬をとりましょう。その食材は、『アボカド』です。アボカドは、ギネスに最も栄養価が高い果物として登録されているほどの食材です。さらに、老化を加速する酸化、糖化を抑え、豊富な食物繊維が腸内環境を整えることで体の内側からのアンチエイジングを助けてくれます。

しみ・黒ずみ

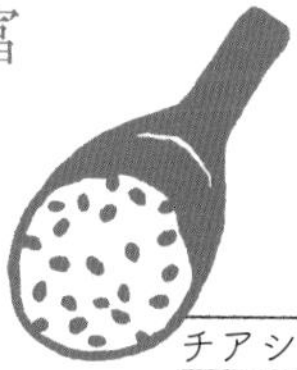
チアシード

血行促進のオメガ3脂肪酸が豊富

シミや黒ずみは、ファンデーションで隠すことができるとはいえ、毎朝鏡を見ると確認できてしまう煩《わずら》わしい存在ですよね。漢方では、人の顔色を見て体質を診断する方法がありますが、顔色が黒っぽい状態は『瘀血』や『腎虚』といって血行が悪く老化している状態を表します。そんなときの食薬は『チアシード』。血行を促進するオメガ3脂肪酸が豊富に含まれています。

白髪・抜け毛

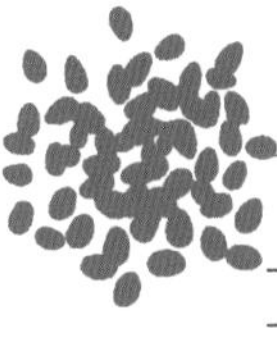
黒ごま

髪に必要な機能がすべてそろった食薬

白髪が増えたり、髪のボリュームが落ちたりすると老けた印象を与えます。白髪や抜け毛が増えることを漢方では、老化している『腎虚』や新陳代謝を低下させる『血虚』の状態と考えます。髪を黒くするメラノサイトが減少したり、新陳代謝や血流が悪くなり髪に症状が出ます。そんなときの食薬は、『黒ごま』です。髪に必要な抗酸化作用・血行促進・栄養補給のすべての機能を含まれています。

しわ・たるみ・ほうれい線

アボカドドレッシング

材料

アボカド＿1/2個

ベースの玉ねぎドレッシング

（→ p.205）

作り方

1 ベースのドレッシングの材料にアボカドを加えて一緒に攪拌する。

しみ・黒ずみ

チアシードドレッシング

材料

チアシード＿大さじ3

ベースの玉ねぎドレッシング

（→ p.205）

作り方

1 チアシードを水に戻す。

2 ベースのドレッシングにまぜる。

白髪・抜け毛

黒ごまドレッシング

材料

黒練りごま＿大さじ3

ベースの玉ねぎドレッシング

（→ p.205）

作り方

1 黒練りごまとベースのドレッシングを一対一で混ぜる。

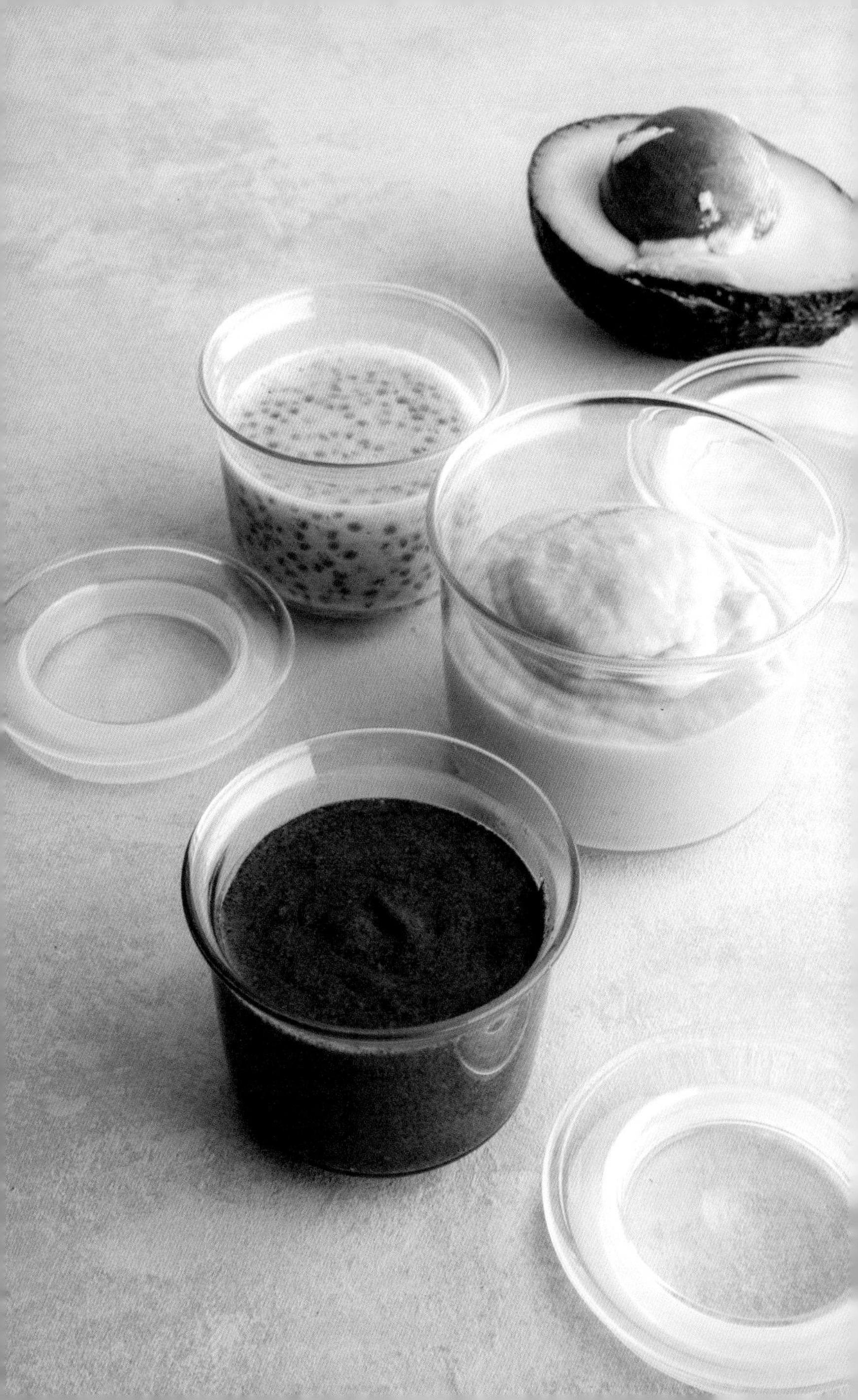

生理不順・性欲低下 更年期障害

ホルモンの分泌と働きを助ける女性の味方

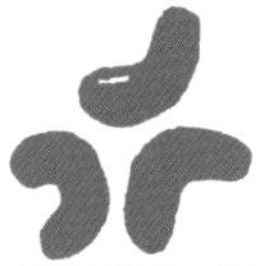
カシューナッツ

ホルモンバランスが乱れていると生理が乱れたり、情緒不安定になったり、湿疹ができたり、骨が弱くなったりとさまざまなことが起こります。漢方では『腎虚』と呼びます。そんなときの食薬は、『カシューナッツ』です。ナッツ類には、ホルモンの分泌に必要なミネラルやビタミンが豊富だけではなく、女性ホルモンの働きを助けるホウ素（ボロン）も含まれています。

耳鳴り・耳の閉塞感

つらい耳の不調に多角的にアプローチ

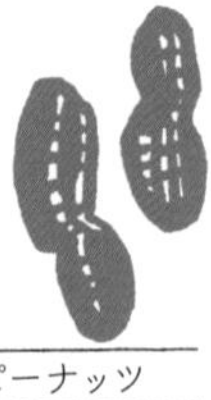
ピーナッツ

耳鳴りや耳が詰まった感じは、メニエールや中耳炎、突発性難聴の可能性もありますが、睡眠不足、ストレス、疲労、爆音の聞きすぎなどが原因の場合も多いです。そんなときの食薬が『ピーナッツ』です。耳鳴りがするときに不足しがちな亜鉛、皮に含まれる抗酸化作用の高いレスベラトロール、血行を促進するビタミンE、脳の働きを助けるレシチン、疲労を取り除くビタミンB群を含みます。

記憶力の低下

脳の神経細胞の細胞膜を作る救世主

くるみ

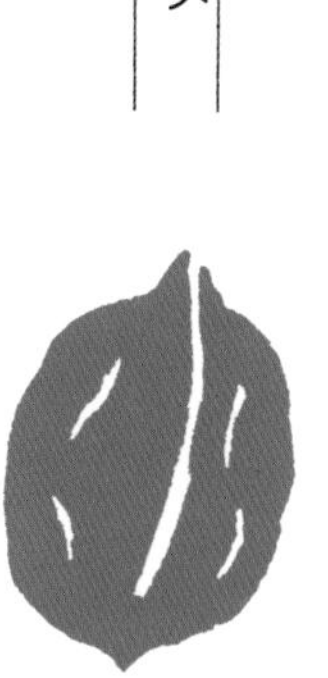

若いころは何でもすぐに覚えられて長期記憶もできたのに、最近では覚えたそばから忘れていってしまうということはないでしょうか。その記憶力の低下は、単に年齢のせいとは言い切れないかもしれません。脳の働きを保つには脳の老廃物を取り除き、委縮させないように良質な睡眠をとること、糖質過多により糖化させないこと、トランス脂肪酸などの脳の炎症を後押しするものを摂らないことなどがしっかりできていないと、年齢問わず脳にダメージが加わってしまいます。

そこで、救世主となるのが炎症を抑え、脳の神経細胞の細胞膜を作る材料となるオメガ3脂肪酸です。オメガ3脂肪酸を含む食薬は、『くるみ』です。また、アンチエイジングには欠かせない抗酸化作用の高いポリフェノールやビタミンE、マグネシウムや亜鉛などのミネラル、ビタミンB群、食物繊維など、とにかく栄養が豊富です。ドレッシングにして何にでもかけてほしい食材のです。

耳鳴り・耳の閉塞感

ピーナッツドレッシング

材料

ピーナッツ＿50g
ベースのドレッシング

作り方

1 ピーナッツを加えたベースのドレッシングをブレンダーで撹拌する。

生理不順・性欲低下・更年期障害

カシューナッツドレッシング

材料

カシューナッツ＿50g
ベースのドレッシング

作り方

1 カシューナッツを袋に入れて口を閉め、めん棒で叩いて砕く。
2 ベースのドレッシングと混ぜる。

記憶力の低下

くるみドレッシング

材料

くるみ＿50g
ベースのドレッシング

作り方

1 くるみを袋に入れて口を閉め、めん棒で叩いて砕く。
2 ベースのドレッシングに**1**を混ぜる。

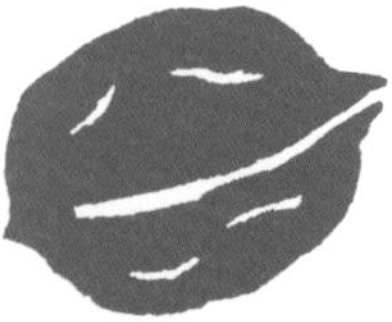

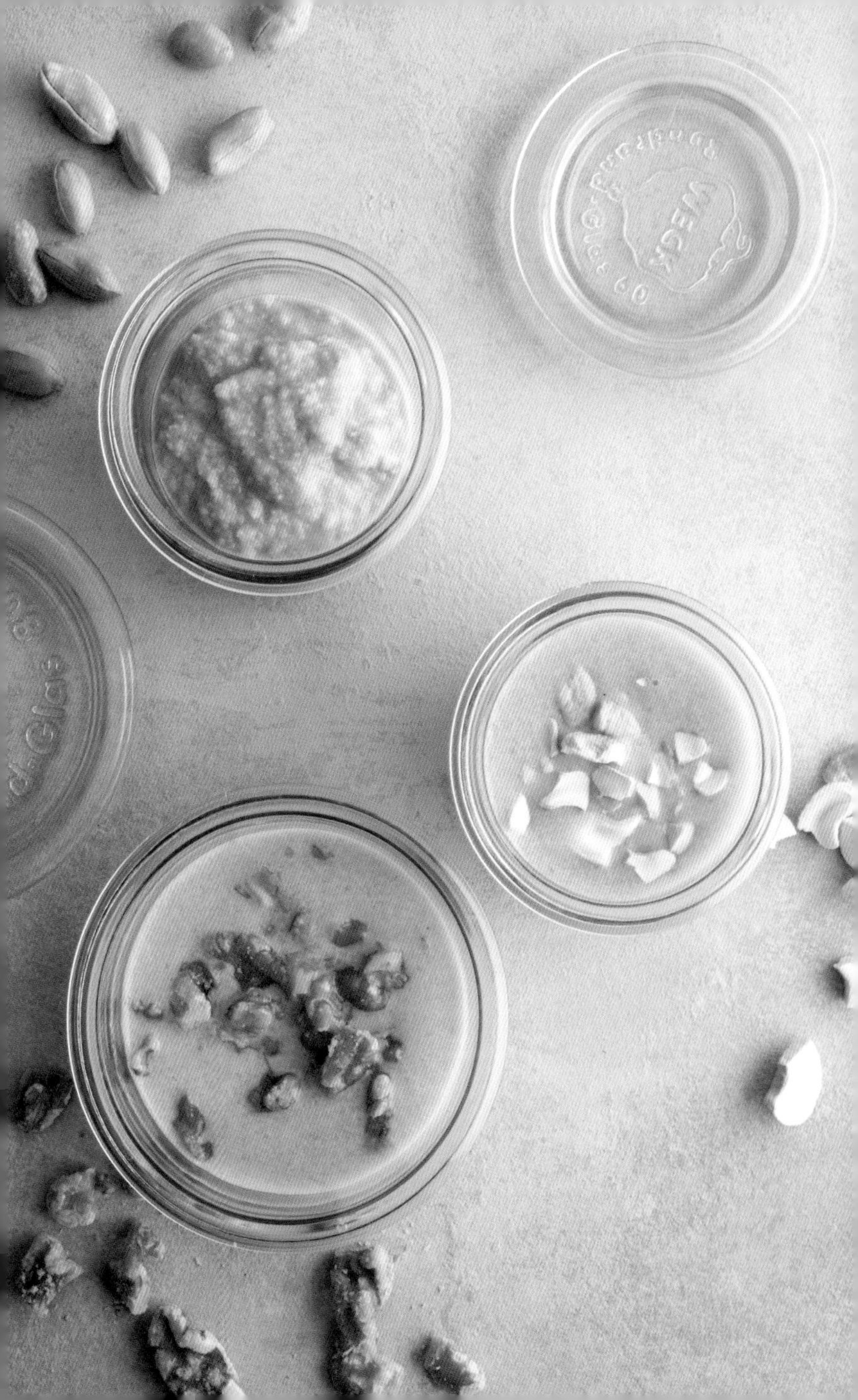

おすすめの食薬茶

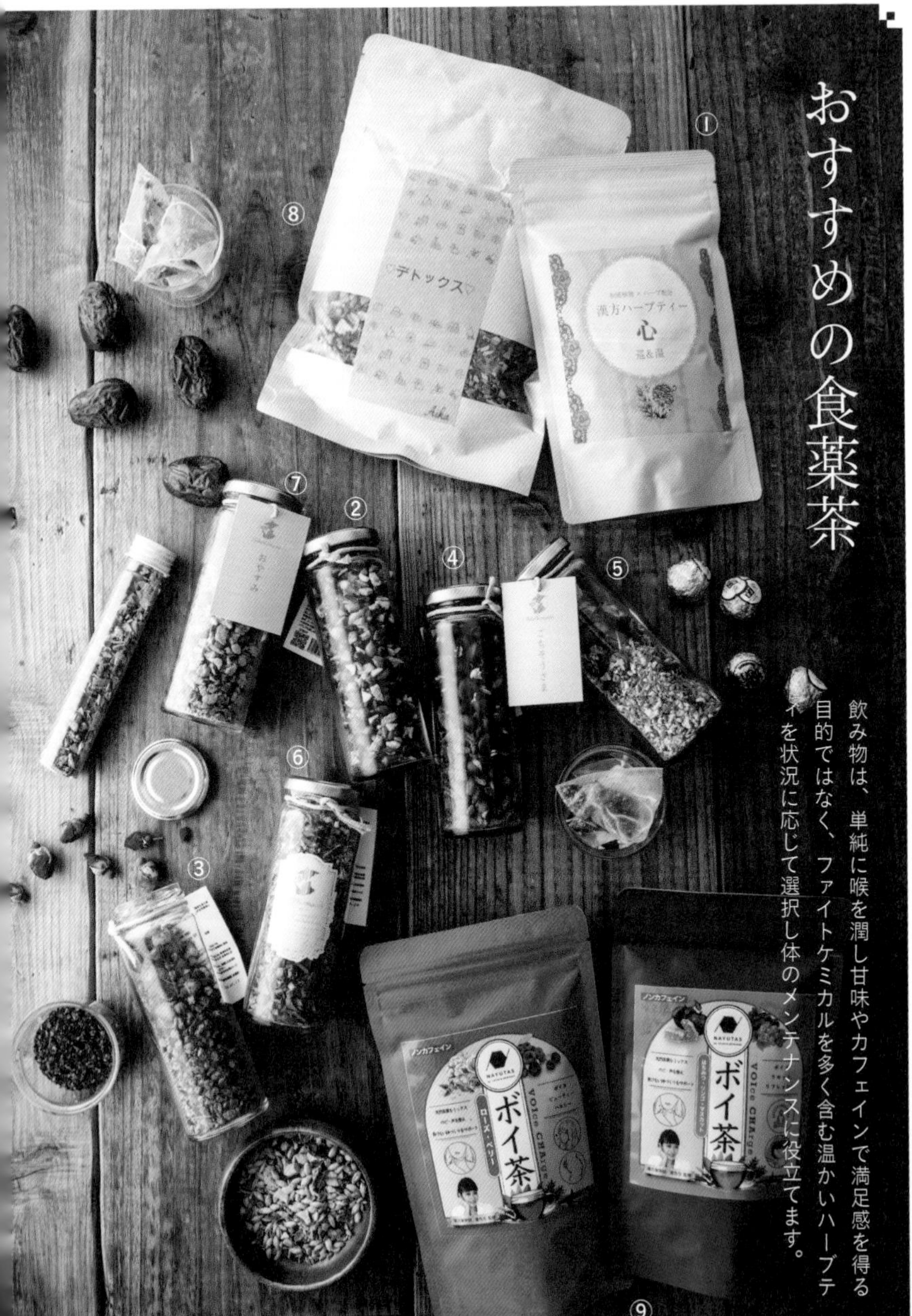

飲み物は、単純に喉を潤し甘味やカフェインで満足感を得る目的ではなく、ファイトケミカルを多く含む温かいハーブティを状況に応じて選択し体のメンテナンスに役立てます。

①あいかこまちシリーズ

和漢ハーブティ「心」

シナモン・ルイボスティ・クローブ・紅花・フェンネル・ブラックペッパーなどを含むスパイシーなブレンドです。巡り・血管や腸内環境の健康を保ちたい人に。

②食べる和漢茶

ナツメ・枸杞の実・山査子・竜眼肉など食べることができる素材だけがブレンドされています。どんなお茶が体に良いのかわからない人のファーストチョイスに。

③おはようブレンド

マイカイカ＆菊花

バラの蕾と菊の花びらを詰め込んだ爽やかな朝のための気巡りブレンド。バラの蕾一粒を好きなハーブティに浮かべるとローズフレーバーになります。

④ありがとうブレンド

枸杞と黒豆

お茶にしても、茶粥にしても、炊き込みごはんにしてもなんにでもあうエイジングブレンド。そのまま食べることができるのも良いところ。

⑤ごちそうさまブレンド

山査子と陳皮

食事との相性抜群で甘酸っぱさが胃腸を爽やかにしてくれます。食欲がない日や食べ過ぎた日などおともに。

⑥おつかれさまブレンド

甘草とシナモン

独特の甘みをもつ2種類の素材をあわせています。こってりとした甘みは、ほかのハーブティとの相性もGOOD。季節の変わり目や疲れたときに使えるブレンド。

⑦おやすみブレンド

竜眼肉とナツメ

女性のリラックスタイムにおすすめ。そのまま食べることもできるので、飲み終わったらそのままおやつにもできます。

⑧デトックス

痰湿・湿熱が気になるタイプに。季節の変わり目などに爆売れする板藍根をはじめとした強い自分を取り戻す素材が複数ブレンドされています。

⑨ボイ茶シリーズ（塾東進と共同開発商品）

ブルー

濃いブルーが印象的なハーブティ。レモングラスがベースになっています。塾東進のボイトレスクールのナユタスと共同開発。アナウンサー、アーティストなどに協力いただき喉に特化しています。

レッド

アロマティックハーブティです。甘いものしか飲めない人からお茶や水が飲めない人にも美味しくいただけると思います。ルイボスベースで、ハイビスカスやドクダミが特徴。喉のケア・風邪の予防に。

索引

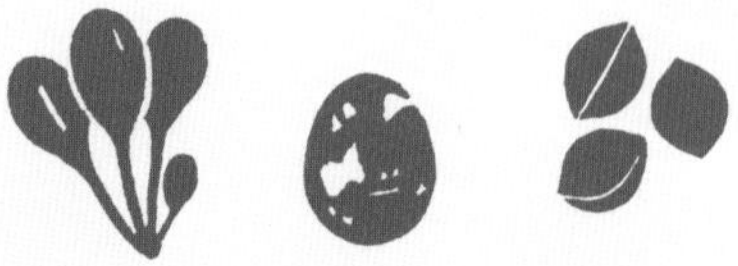

●東洋医学インデックス

●腸活×栄養学インデックス

●旬がわかる食材インデックス

掲載した季節は日本における旬の一般的な目安です（乾物を除く）。地域・品種・気候・栽培方法により旬の時期が異なる場合があります。

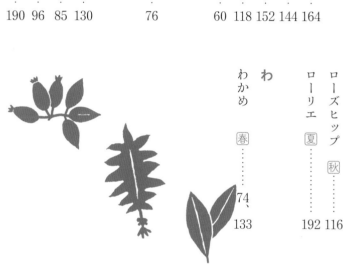

参考文献
『〈糖化〉ストップで糖尿が解消、肌も頭脳も若返る』栗原毅（主婦の友インフォス）
『ミトコンドリア〝腸〟健康法』長沼敬憲（日貿出版社）
『体が若くなる技術』太田成男（サンマーク出版）

大久保愛（おおくぼ・あい）

薬剤師、国際中医師、国際中医美容師、漢方カウンセラー。アイカ製薬株式会社代表取締役。秋田県出身。昭和大学薬学部生薬学・植物薬品化学研究室卒業。秋田の豊かな自然の中で、薬草や山菜を採りながら暮らす幼少期を過ごし、漢方や食に興味を持つ。薬剤師になり、北京中医薬大学で漢方・薬膳・東洋の美容などを学び、日本人で初めて国際中医美容師資格を取得。漢方薬局、調剤薬局、エステなどの経営を経て、漢方・薬膳をはじめとした医療と美容の専門家として活躍。漢方カウンセラーとして、年間2000人以上の悩みに応えてきた実績を持つ。

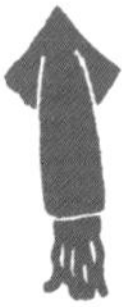

STAFF

ブックデザイン
高市美佳

イラスト
スエマツアヤコ

撮影
宗野歩

調理・フードスタイリング
宮沢史絵

調理協力
中嶋美穂　佐藤絵里

調理アシスタント
温水由利子

リース協力
UTUWA　株式会社キントー

編集協力
肥後晴奈

校正
株式会社円水社

編集
江種美奈子（世界文化社）

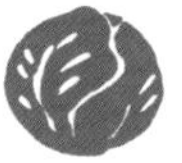

不調がどんどん消えてゆく
お悩み別　食薬ごはん便利帖

発行日　2020年11月20日　初版第1刷発行
　　　　2023年10月15日　第3刷発行

著　者　大久保愛
発行者　竹間勉
発　行　株式会社世界文化ブックス
発行・発売　株式会社世界文化社
〒102-8195 東京都千代田区九段北4－2－29
電話　03-3262-5118（編集部）
電話　03-3262-5115（販売部）
印刷・製本　中央精版印刷株式会社

ISBN978-4-418-20320-8